T0380545

Medizin und Krankheit im frühen Kino

Dennis Henkel

Medizin und Krankheit im frühen Kino

Eine Erschließung des Stummfilms als primär-medizinhistorische Quelle

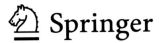

Dennis Henkel
Institut für Geschichte & Ethik der Medizin
Universität zu Köln
Köln, Deutschland

ISBN 978-3-662-70239-0   ISBN 978-3-662-70240-6   (eBook)
https://doi.org/10.1007/978-3-662-70240-6

Die Deutsche Nationalbibliothek verzeichnet diese Publikation in der Deutschen Nationalbibliografie; detaillierte bibliografische Daten sind im Internet über https://portal.dnb.de abrufbar.

Einbandabbildung: *Das Cabinet des Dr. Caligari*: © Universum Film / Quelle: Filmbild Fundus Herbert Klemens, mit freundlicher Genehmigung.

Planung/Lektorat: Katrin Lenhart
Springer ist ein Imprint der eingetragenen Gesellschaft Springer-Verlag GmbH, DE und ist ein Teil von Springer Nature.
Die Anschrift der Gesellschaft ist: Heidelberger Platz 3, 14197 Berlin, Germany

Wenn Sie dieses Produkt entsorgen, geben Sie das Papier bitte zum Recycling.

Geleitwort

Um den Wert des vorliegenden Buches einordnen zu können, erscheint ein Blick auf den Stand der internationalen Forschung hilfreich. Es gibt zahllose Bände zu Darstellungen der Medizin im Tonfilm (also nach etwa 1930), und natürlich existieren auch zusammenfassende Werke zur Epoche der „silent movies" (1895–1930). Allerdings wird es „dünn", wenn man filmgeschichtliche Arbeiten mit medizinhistorischem Fokus oder Publikationen von Ärzten zum frühen Kino sucht. Dazu findet man nicht mehr als eine Handvoll Kurzpublikationen, in der Regel zu einzelnen Filmen oder eng gefassten Problemstellungen. Was somit fehlte, war eine ebenso materialreiche wie methodisch anspruchsvolle und von begrifflicher Schärfe geprägte Analyse, die sowohl die gesamte Stummfilmzeit als auch die alle Medizinfelder jener Zeit umfassend in den Blick nimmt. Nun liegt ein solches Werk erstmals vor. Damit hat der Autor – dies lässt sich mit Fug und Recht behaupten – ein neues Forschungsgebiet systematisch erschlossen und begründet.

Eigentlich sollten Leserinnen und Leser die Lektüre mit der Filmographie beginnen, denn sie offenbart, dass der Untertitel „Eine Erschließung des Stummfilms als primär-medizinhistorische Quelle" seine volle Berechtigung hat. Mehr als 450 weltweit entstandene Produktionen zum Thema hat Herr Henkel in jahrelanger Sammeltätigkeit ermitteln können, mehr als 300 davon fließen, allesamt von ihm geprüft, in die Untersuchung ein. Damit offenbart der Autor die Bereitschaft und die Fähigkeit zur historischen Kärrnerarbeit, die sich nach dem „iconic turn" der historischen Wissenschaften nicht mehr allein auf Schriftquellen und Archivalien, sondern auch auf (in diesem Fall sogar bewegte) Bilder bezieht.

Insgesamt ist festzustellen, dass Herr Henkel eine auf vielen Ebenen innovative, auf einer vermutlich weltweit einmaligen Materialsammlung aufbauende, methodisch schlüssige und exzellent geschriebene Studie vorlegt, deren Erkenntnisgewinn immens ist. Das Buch wird ohne Zweifel als Basis und Richtschnur für weitere Forschungen auf diesem Gebiet gelten. Ich hoffe, dass es als Brückenschlag zwischen Medizin- und Filmgeschichte die Aufmerksamkeit erfährt, die ihm gebührt.

Köln
Juli 2024

Prof. Dr. med. Axel Karenberg

Danksagung

Mein Dank gilt in besonderem Maße meinem Doktorvater und Mentor Prof. Axel Karenberg, der mich in all den Jahren über jedes zu erwartende Maß hinaus unterstützt, gefördert, beraten und zutiefst beeinflusst hat. Des Weiteren sei Dank an die Professoren Martin Poltrum, Hans Jürgen Wulff und Eelco F.M. Wijdicks gerichtet, die mir viele Möglichkeiten eröffnet haben und stets an mein „Nischenthema" geglaubt haben. Ebenfalls von unschätzbarem Wert war Herbert Klemens, dessen Hingabe zum Thema Film und Bereitstellung unzähliger Bilder aus seinem Filmbildarchiv diesen Band und viele andere meiner Schriften mit „visuellem Leben" erfüllt hat. Last but not least verdient größte Anerkennung meine Familie, meine Frau Havva sowie Nils-Thorsten Rohrmann, die in den nicht immer einfachen Phasen einer Forschungskarriere stets mit Nachsicht, Unterstützung und Geduld meine Texte korrigiert, bereichert und geschliffen haben.

D. H.

Inhaltsverzeichnis

Abbildungsverzeichnis

Einleitung – Historische Kontextualisierung und wissenschaftliche Signifikanz des frühen Kinos

„Eine Analyse des Kinoweltbildes unter dem Gesichtspunkt, daß hier die Welt so aussieht, wie sie sich das Volk in seinen Träumen vorstellt, daß hier die Masse ihre moralischen Forderungen, ihre Liebe und ihren Haß, wie auch ihre Eitelkeit bestätigt findet, würde die naivste Märchenwelt ergeben ... Das Kino ist nur Bild und Märchen." Hermann Herrigel (1888–1973) [Herrigel (1919), S. 1314]

Das frühe Kino – der Stummfilm (ca. 1895–1927) – erscheint vielen Zuschauern selbst heute noch in einem zweifelhaften, wenig schmeichelhaften Licht. Oft wird es als eine Art unfertiger Vorläufer des Ton-Kinos, des „richtigen Films", wahrgenommen, welcher neben der vermeintlichen Stummheit auch noch zu theatralischem Schauspiel, Schwarz-Weiß-Optik und hektisch-beschleunigter Wiedergabegeschwindigkeit neigt – „Opas Kino", sagt der Volksmund.

1.1 Die Limitationen des frühen Films

„Die Stummheit des Films ist also nicht etwa das Fehlen einer Ausdrucksmöglichkeit, sondern gerade seine besondere und reichste Ausdrucksmöglichkeit selbst" Béla Balázs (1884–1949)[1]

Dieser despektierliche Eindruck befindet sich zweifelsohne im Wandel. Der Stummfilm wird mehr und mehr als autonome Kunstform wahrgenommen, in Retrospektiven[2] und mit festen monatlichen Sendeterminen im Programm des

---

[1] Zit. n. Kaes 2004, S. 83.
[2] Uni Weimar 2024.

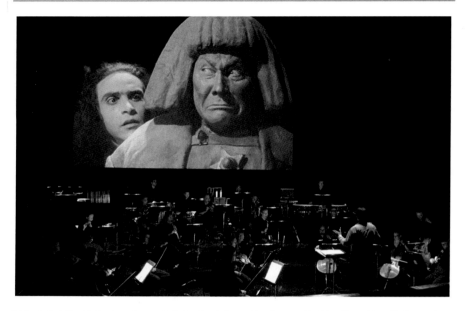

Abb. 1.1 Ein Sinfonieorchester bei der Begleitung des Stummfilmklassikers *Der Golem, wie er in die Welt kam* (D 1920, Paul Wegener und Carl Boese)

kunst- und kulturorientierten Fernsehsenders Arte[3] gewürdigt. Vor einigen Jahrzehnten wäre dies kaum denkbar gewesen: Zwar sah man regelmäßig das stumme Lichtspiel in Klamauk-Sendereihen wie *Väter der Klamotte* (ZDF, 1973–1986) über die Fernsehschirme flimmern, aber auch hier wurden meist frei erfundene, höchst alberne Dialoge von Synchronsprechern nachgesprochen[4] – stummes Kino, das wollte man den modernen Rezipientinnen und Rezipienten nicht zumuten.

Die Vorurteile, in denen diese Perzeption gründet, sind nicht gänzlich frei erfunden, können bei genauerer Betrachtung aber als Zerrbild entlarvt werden. Das Filmmaterial der Zeit konnte zwar keinen Ton (mit-)aufzeichnen, dennoch wurden die Vorführungen musikalisch oder sprachlich begleitet. Die Varianten akustischer Untermalung reichten von Stummfilmbegleitern am Klavier über Kammerensembles bis hin zu ganzen Sinfonieorchestern im Kinosaal (siehe Abb. 1.1) – in Japan wurde die Handlung sogar von professionellen Erzählern (den Benshi[5]) verbalisiert. Von Stummheit kann also kaum die Rede sein. Auch ohne Erzähler wurden Monologe, Dialoge, Geräusche und Handlungsdetails dem Publikum in Schriftform – den sogenannten Zwischentiteln – präsentiert. Diese wurden in be-

---

[3] Association Relative à la Télévision Européenne 2023.

[4] Pruys 1997, S. 111.

[5] Scherer 2011, S. 132.

Abb. 1.2 Close-up (Nahaufnahme) von Falconettis Gesichts zur Akzentuierung der Mimik. (Aus *La Passion de Jeanne d'Arc*)

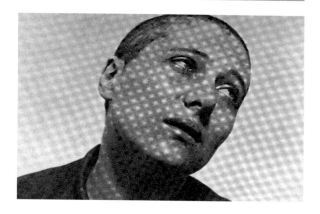

sonders ambitionierten Produktionen sogar von namhaften Literaten verfasst, wie z. B. Gabriele D'Annunzio (1863–1938) für den Monumentalfilm *Cabiria* (IT 1914, Giovanni Pastrone)[6]. Die Poesie des geschriebenen Wortes, die im Tonfilm allenfalls noch sporadisch einen Platz findet, wird so zu einem weiteren essenziellen Gestaltungsmittel des Stummfilms.

Theatralisches Schauspiel war insbesondere in den früheren Produktionen des Stummfilms anzutreffen. Viele Darsteller waren Laien oder der Theaterbühne entliehen, auf der pathetische Gesten und demonstrative Mimik erwünscht waren. Allerdings emanzipierte sich das Filmschauspiel rasch vom Bühnenspiel und gewöhnte sich an die Nähe der Kameralinse – große Gesten wurden obsolet. Diese Entwicklung kann schon in frühen Werken – man denke an *The Country Doctor* (USA, D.W. Griffith) von 1908 – nachvollzogen werden und kumulierte zum Ende der Stummfilmzeit in Darbietungen, die allein von subtiler Mimik lebten (hierfür sei das eindringliche Schauspiel Maria Falconettis [1892–1942] in Carl Theodor Dreyers [1889–1968] *La Passion de Jeanne d'Arc* [FR, 1928] beispielhaft angeführt [siehe Abb. 1.2]). Für den dritten Punkt, die beschleunigte Abspielgeschwindigkeit, kann der unvorteilhafte Eindruck allerdings kaum relativiert werden: Eine als flüssig wahrgenommene Wiedergabegeschwindigkeit (heute i. d. R. 24 Bilder pro Sekunde) konnte von Kameraleuten der Zeit in den seltensten Fällen eingehalten werden. Besonders im Genre der Slapstickkomödie wurden „zu schnelle" Sequenzen (wie auch die Zeitlupe) sogar gern genutzt, um komische Momente zu akzentuieren. Kameras jener Zeit wurden per Hand „gekurbelt" und es ist leicht vorstellbar, welche Präzision nötig war, um realistische Szenen einzufangen. Der Kameramann hatte also eine gewisse kreative Freiheit und Möglichkeit zur Einflussnahme, die bei modernen automatischen Kameras wegfällt. Zugleich

---

[6]Celli et al. 2007, S. 11.

musste er aber ein händisches Geschick aufweisen, um überhaupt realistische Bildwiederholungsfrequenzen einzufangen und konstant zu halten. Was demnach als zusätzliches Gestaltungsmittel verstanden werden kann, wurde in der späteren Aufführungs- und Archivierungsgeschichte allerdings sinnentfremdet: Filme, die nie mit einer unrealistisch hohen Geschwindigkeit abgespielt werden sollten – Dramen oder Tragödien z. B. – wurden dennoch in dieser Form kopiert, aufgeführt und in Archiven gelagert. Filmrestauratoren sind sich dieser Problematik bewusst und korrigieren die „Framerate" in aufwendigen Restaurationen, nicht ohne Debatten über die „richtige" Framerate zu entfachen – aktuelle Beispiele wären neben Dreyers Passionsspiel auch Sergei M. Eisensteins (1898–1948) 1925 entstandener Klassiker des russischen Montagekinos *Bronenossez Potjomkin*[7]. Eine kostspielige Behandlung, die zumeist den großen Werken des Films vorbehalten ist.

Doch wieso werden nicht einfach die originalen Filmrollen verwendet, weshalb muss man sich mit geschwindigkeitsverfremdeten Kopien teils unklarer Herkunft zufriedengeben? Um dies zu verstehen, ist ein Blick auf den Überlieferungsstatus des frühen Kinos aufschlussreich: Das frühe Filmmaterial – Nitratfilm – ist hochentzündlich, neigt bei falscher Lagerung gar zu Selbstentzündung und erodiert zusehends, wenn nicht aufwendig gelagert[8]. Dies führte oft zu verheerenden Bränden, die Archive mit Tausenden von Filmkopien in Flammen aufgehen ließen. Selbst wenn das Feuer die Filmmaterialien verschonte, wurden aufgrund von Platzmangel alte Rollen oft schlicht zerstört (oder wiederverwendet), da man sich des kulturellen Wertes nicht bewusst war. Vergegenwärtigt man sich, dass 80 % aller stummen Filme heute als verschollen gelten[9] – darunter auch bedeutsame Werke wie der Oscargewinner *The Patriot* (USA 1928, Ernst Lubitsch) – wird deutlich, weshalb selbst Kopien aus fragwürdigsten Quellen, in kaum zu ertragender Bild- und Tonqualität, falscher Abspielgeschwindigkeit und Kolorierung als zu feiernde Wiederentdeckungen sonst verschollenen Filmmaterials aufgenommen werden.

Verschiedene Techniken der Kolorierung können auch das Vorurteil, das frühe Kino sei farblos gewesen, entkräften. Seit den frühesten Produktionen nutzten Filmemacher unterschiedlichste Möglichkeiten, um die Filmrollen einzufärben. Am gängigsten war das sogenannte „Tinting" bzw. „Toning" (Viragierung), wodurch ganze Szenen in eine Farbe „getaucht" wurden, was die eingefärbte Sequenz mit einer Grundfarbe unterlegte. So entstand im Verlauf ein dramaturgischer Farbcode, der z. B. Liebesszenen in Rot, Nachtszenen in Blau schimmern ließ und dem Publikum signalisierte, welcher Szenentyp anläuft. Eine andere, gern genutzte Kolorierungstechnik war die manuelle Handkolorierung. Im Gegensatz zur Viragierung konnten mit dieser Technik einzelne Details, z. B. ein Kleidungsstück, separat gefärbt werden, was eine fast realitätskonforme Farbdramaturgie ermög-

---

[7] Early & Silent Film weblog 2013.
[8] Amsden 2009, S. 82.
[9] Ricci 2017, S. 1584–1589.

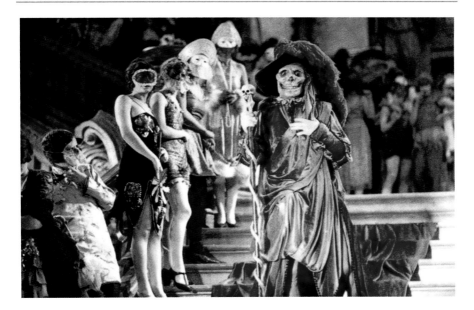

Abb. 1.3 Nachkolorierte Szene aus *The Phantom of the Opera*

lichte. Erfinder und Filmemacher Thomas A. Edison (1847–1931) brachte diese Technik schon zum Ende des 19. Jahrhunderts auf die Leinwand – ein prominentes dieser Werke ist Edisons *Annabelle Serpentine Dance* (USA, 1895). Aufgrund des außerordentlichen Zeitaufwandes blieb diese Art der Filmkolorierung jedoch Kurzfilmen und einzelnen Sequenzen vorbehalten – man denke an das Finale aus *The Phantom of the Opera* (USA 1925, Rupert Julian, siehe Abb. 1.3).

1.2 Limitation als Inspiration

„Daß diese Filme stumm sind, ist ein Reiz mehr; sie sind stumm wie Träume. Und im Tiefsten, ohne es zu wissen, fürchten diese Leute die Sprache; sie fürchten in der Sprache das Werkzeug der Gesellschaft." Hugo von Hofmannsthal (1874–1929)[10]

Viele der Vorurteile, die dem frühen Kino entgegengebracht werden, können also entkräftet werden, wenn man die Werke und deren Entstehungsumstände im zeithistorischen Kontext interpretiert. Dennoch: Frühes Kino bleibt technisch „limitiertes" Kino, welches aber gerade durch seine Limitierungen zu etwas Besonderem wurde. Dieses Phänomen ist nichts Ungewöhnliches, auch Tonfilmregisseure konnten Einschränkungen – hier meist der Zensur geschuldet – nutzen,

---

[10] Von Hofmannsthal 1979, S. 141.

um Einzigartiges zu schaffen. Man denke hierbei an die berüchtigten sexuellen Metaphern eines Alfred Hitchcocks (1899–1980), der Züge in Tunnel fahren ließ (vgl. die Schlussszene aus *North by Northwest* [USA, 1959]), um den Beischlaf an den strengen US-amerikanischen Zensoren vorbeizuschmuggeln. Aus der Not wurde also eine Tugend.

Ähnlich ging der Stummfilm mit den technischen Einschränkungen seiner Zeit um: Viragierung und Handkolorierung gaben dem frühen Film zwar Farbmöglichkeiten, dennoch blieben viele Filme schwarz-weiß. Diese Gegensätze nutzen Regisseure jedoch zu ihrem Vorteil: Sie erschufen visuelle Poesie in Graustufen, die in schärfsten Hell-Dunkel-Kontrasten komponiert wurde und im wirkmächtigen Kino des Expressionismus ihren Höhepunkt erreichte. Was der Stummfilm an gesprochenem Wort misste, kompensierte er auf der visuellen Ebene. Dies geschah nicht nur über scharfe Kontraste, schneidende Schatten und kolorierte Filmstreifen, sondern vor allem mit Bildsprache, Symbolik und Gesten. Vor allem Mimik und Gestik, aber auch Metaphorik und Symbolik sind ganz im Gegensatz zu Sprache oft allgemeinverständlich und bilden im besten Falle einen visuellen Zeichencode, der von jeder Kultur, Ethnie oder Sprachgemeinschaft verstanden werden kann – ein kinematografisches Esperanto. Stummfilm wird somit durch universelle Bildsprache zu einem Kommunikationsmittel, das von Analphabeten bis zu Akademikern jedes Bildungsniveau erreicht. Diese Eigenschaft kennt man allenfalls aus der Malerei, der Bildhauerei und in gewissem Grad auch aus der Programmmusik, jedoch vermag keine dieser Kunstformen zugleich so komplexe Handlungen zu vermitteln wie der Film. Das vielleicht bekannteste wie auch eindrücklichste Beispiel für ein Werk, das nur mittels Bildern, Gesten und Symbolen eine abendfüllende Geschichte – mit einem einzigen Zwischentitel – erzählt, ist *Der letzte Mann* (D 1924) von Friedrich Wilhelm Murnau (1888–1931). Der expressionistische Film *Schatten* (D 1923, Arthur Robison) fällt ebenfalls in diese Kategorie und vermag es, eine Geschichte um Eifersucht und Betrug gänzlich ohne Zwischentitel auf die Leinwand zu bannen. Vermutlich waren es diese visuellen Möglichkeiten, die Größen anderer Kunstrichtungen wie Marcel Duchamp (1887–1968), Man Ray (1890–1976) oder Salvador Dalí (1904–1989) dazu bewegten, sich dem Film zuzuwenden und selbst in den Regiestuhl zu steigen.

Freilich waren die wenigsten Stummfilme frei von Zwischentiteln. Fast alle Lichtspiele der Zeit nutzten diese, um die Handlung im Detail zu erläutern. Zwischentitel sollten aber nicht als reine Hilfestellung – als „Krücke" – verstanden werden, die im schlimmsten Fall verhinderte, dass Regisseure sich reiner Bildsprache bedienten. Das geschriebene Wort eröffnet eine weitere Dimension der kreativen Gestaltung, die vom lyrischen Reimschema (z. B. *Rübezahls Hochzeit* [D 1926, Paul Wegener]) über kunstvoll animierte Titel (z. B. *Wings* [USA 1927, William A. Wellman und Harry d'Abbadie d'Arrast]) bis hin zu mobilen Worten und Sätzen reicht, die beginnen Filmszenen zu infiltrieren und die Figuren zu peinigen (siehe Abb. 1.4).

Stummfilm ist demnach, durch die Mittel der Gestaltung ebenso wie durch seine Begrenzungen, eine – im wertfreien Sinne – einzigartige Kunst, die weitaus mehr bietet, als lediglich eine Entwicklungsstufe zum „richtigen Film" zu sein.

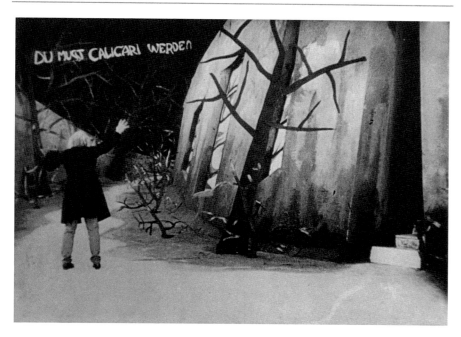

Abb. 1.4 Die schwebenden Zwischentitel bedrängen den vermeintlichen Psychiater aus *Das Cabinet des Dr. Caligari* (D 1920, Robert Wiene)

1.3   Von der Fotografie zur Jahrmarktsattraktion

„Ich habe nun auch einmal ein Lichtspiel gesehen – mit größtem Staunen […] Welch eine Erfindung! Diese rinnenden Wässer, dieses bewegte Meer, diese Bäume im Sturm." Peter Rosegger (1843–1918)[11]

Will man das Phänomen Stummfilm in Gänze erfassen, ist ein Blick auf den zeitgeschichtlichen Kontext unumgänglich. Die Zeit um die Wende des 19. zum 20. Jahrhundert war eine aufregende, turbulente und von Neuerungen geprägte Epoche, der zugleich etwas Beängstigendes anhaftet. Sowohl zeit- als auch kunst- und medizinhistorisch gab es viele Gründe zur Aufbruchsstimmung, denn zum Ende des 19. Jahrhunderts überschlugen sich die Entdeckungen und Erfindungen: 1875 erfand Thomas A. Edison die Glühbirne, den Phonographen und das Mikrofon, ein Jahr später konnte im Kielwasser Alexander Graham Bells (1847–1922) das Telefon zur Marktreife gebracht werden, Nicolaus Otto (1832–1891) und Eugen Langen (1833–1895) präsentierten zur Weltausstellung in Paris 1867 den ersten Flugkolbenmotor und noch bevor Rudolf Diesel (1858–1913) seinen Motor

---

[11] Zit. n. Güttinger 1984, S. 12.

1892 der Öffentlichkeit vorstellte, begannen Automobile das Bild der Städte zu prägen – obwohl die Eisenbahnen, die ab ca. 1835 vernetzt wurden, noch als neu-artiges Wunder imponieren mussten. Die Fotografie, von Joseph Nicéphore Niépce (1765–1833) 1826 entdeckt und seit spätestens 1860 auch als Farbfotografie ver-fügbar, scheint im Schatten dieser epochalen Erfindungen nahezu nebensächlich.

Für die Entwicklung des Kinofilms, der ca. 14–60 Einzelfotografien pro Se-kunde aneinanderreiht und zu „bewegten Bildern" fusioniert, war die Fotografie je-doch Grundvoraussetzung. Die Vorläufer des Kinos, wie die Serienfotografien Ead-weard Muybridges (1830–1904) oder die vielen der „Camera obscura" verwandten Projektionsvorrichtungen (oder „Guckkästen") à la Laterna magica besiedelten schon seit der Mitte des 19. Jahrhunderts Jahrmärkte und Rummelplätze. Denn wie das Kino, welches 1895 entweder durch die Gebrüder Lumière in Paris oder dank der Gebrüder Skladanowsky in Berlin das Licht der Welt erblickte, waren auch dessen Vorläufer Kuriositäten für Schaulustige in Vergnügungsparks oder bei Wanderschaustellern – eine Varieté-Belustigung. Den Ruf der technischen Skurrili-tät begann der Stummfilm erst nach und nach abzustreifen und blieb in den ers-ten Jahren der reinen Unterhaltung dienlich. Zu Beginn des 20. Jahrhunderts ent-standen die ersten ortsfesten Kinosäle und die 1910er Jahre brachten – mit dem Aufkommen des abendfüllenden Langfilms – erste Versuche, den Film als Kunst-form zu etablieren. Doch das Kino war neu, anders und abseits des traditionellen Kulturschaffens, was den frühen Film zu einer nahezu unregulierten Kunst machte. Warum dieser Aspekt so bedeutsam ist, wird zum Schluss der Einleitung erläutert.

1.4   Wandel, Einfluss und Interaktion der bildenden Künste

„Artists were now painters of words, composers of pictures, poets of tones. […] This was a Romantic breakthrough: just try to imagine Bach or Haydn as literary buffs. Aus-geschlossen." Leonard Bernstein (1918–1990)[12]

Die Kunst der Fotografie war nicht bloß Voraussetzung für die Entstehung der Filmtechnik, sie war ebenfalls ein bedeutsamer Faktor im Wandel der bildenden Künste, wie der Malerei: Nun konnte man die Umwelt, Menschen sowie Gegen-stände naturgetreu abbilden und dies mittels sekundenschnellen Knopfdruckes. Dies brachte etablierte und gefragte Genres wie die Porträt-, Landschafts- und Tiermalerei sowie das Stillleben in eine Bredouille, die zugleich eine wichtige Rolle beim Aufkommen der Avantgarde in der zweiten Hälfte des 19. Jahrhunderts spielte[13]. Zunächst legte die französische Freiluftmalerei um die Schule von Bar-bizon einen neuartigen Pinselduktus an den Tag, der dem Impressionismus – und damit einer der subjektiven Wahrnehmung anstelle der Realitätsabbildung ver-

---

[12] Bernstein 1976, S. 214 f.

[13] Kelsey 2015, S. 311.

schriebenen Malerei – die Salons und Galerien öffnete. Der Impressionismus mündete im unscharf definierten Postimpressionismus, dessen bekanntestes Gesicht wohl Vincent van Gogh (1853–1890) ist. Fernab der Impressionisten um Claude Monet (1840–1926) und Pierre-Auguste Renoir (1841–1919) etablierten sich zahlreiche weitere bedeutsame Stilrichtungen: Der Pointillismus um Georges Seurat (1859–1891) wandte sich gänzlich vom Pinselstrich ab und arbeitete ausschließlich mit Farbpunkten, der Expressionismus um Ernst Ludwig Kirchner (1880–1938) stellte durch aggressive Verfremdung von Form und Farbe das innerste Erleben der Künstler dar und der Fauvismus um Henri Matisse (1869–1954) verzichtete auf Farbrealismus und Zentralperspektive. Außerdem entdeckten die Kubisten um Pablo Picasso (1881–1973) und Georges Braque (1882–1963) einfache geometrische Formen als Gestaltungsmittel. Der italienische Futurismus verstand sich als Laudatio auf den rasanten Fortschritt der Epoche und die russische Avantgarde um Wassily Kandinsky (1866–1944) brachte die Malerei vollends in die Abstraktion. Ebenfalls in die Zeit des Stummfilms fallen durch Mediziner inspirierte Stilrichtungen wie der Surrealismus um Salvador Dalí, der maßgeblich von Sigmund Freuds (1856–1939) Traumdeutung beeinflusst wurde, aber auch der Dadaismus, der jegliche Kausalität und Logik – auch die verschlüsselte Traumlogik – ad absurdum führte. Diese Aufzählung ist allenfalls als holzschnittartige Übersicht zu verstehen und es sollte zumindest erwähnt werden, dass zeitgleich zu diesen avantgardistischen Strömungen zahlreiche Gegenbewegungen aufkamen – z. B. die Neue Sachlichkeit, die Präraffaeliten oder der heterogene Symbolismus.

Tiefschürfende Veränderungen durchlebte aber nicht nur die Malerei, auch die Musik evolvierte in die Moderne, wie man am Beispiel der Oper exemplarisch nachvollziehen kann: Die seit dem 17. Jahrhundert vorherrschende klassische Oper – mit den typischen, als schön empfundenen Belcanto-Arien –, die noch im 19 Jahrhundert große Musikstücke aus der Feder berühmter Komponisten wie Gioachino Rossini (1792–1868), Vincenzo Bellini (1801–1835) oder Gaetano Donizetti (1797–1848) hervorbrachte, wurde von jungen Musikern mit bahnbrechenden Ideen abgelöst. In Italien eroberten Pietro Mascagni (1863–1945), Ruggero Leoncavallo (1857–1919) und insbesondere Giacomo Puccini (1858–1924) mit dem Verismo die Opernbühnen, in dem Bauern, Arbeiter und andere „Proletarier" zu Protagonisten wurden.

In Deutschland entwickelte Richard Wagner (1813–1883) epochale Tondichtungen und etablierte das Leitmotiv als bedeutsames musikalisches Gestaltungsmittel, die Wiener Schule um Richard Strauss (1864–1949) und Alban Berg (1885–1935) begann sogar – besonders Letzterer war maßgeblich von Arnold Schönbergs (1874–1951) atonaler Zwölftonmusik inspiriert – sich von der gewohnten Dur-Moll-Harmonik abzuwenden und große Opernkompositionen waren plötzlich „atonal". Glaubt man an die anekdotenhaft überlieferte, von Empörung und Saalflucht dominierte Premierenresonanz zu Igor Strawniskys (1882–1971) Ballettmusik „Le sacre du printemps. Tableaux de la Russie païenne en deux parties", wurden die Hörgewohnheiten der Zeit durch die Neue Musik enorm gefordert[14].

1.5   Holistische Kunstrevolution(en)

„[…] a new interaction of poetry and music, in fact, of all the arts. It's as though the arts became more interested in one another, as did the artists themselves. They began to intermingle, their diverse artistic media drawing closer together in mutual influence." Leonard Bernstein[15]

Was dieses Potpourri an modernistischen Kunstströmungen so besonders macht, ist nicht nur die schier unüberschaubare Anzahl, sondern auch die gattungsübergreifende Wirkmacht revolutionärer Ideen. An der vielleicht bekanntesten Stilrichtung, dem Impressionismus, soll dies exemplarisch nachgezeichnet werden: Obgleich viele nur an die großen Maler – die „Heuballen" und „Seerosenteiche" Monets oder die Cafészenen Renoirs – denken, besticht der Impressionismus bei genauerer Betrachtung als holistisch, weil das gesamte Kunstschaffen der Epoche beeinflussend und verändernd. In Frankreich brachten insbesondere Claude Debussy (1862–1918) und Maurice Ravel (1875–1937) den musikalischen Impressionismus auf den Plan und Auguste Rodin (1840–1917) schuf mit seinen „Non-finito"-Skulpturen erste impressionistisch geprägte Bildhauerei. In die Fotografie hielt der Impressionismus in der Spätphase des Piktorialismus Einzug und auch Literaten wie Joseph Conrad (1854–1924) lassen sich der Stilrichtung zuordnen. Und im Film? Auch in der Kinematografie machte eine Gruppe „junger Wilder" – allen voran Germaine Dulac (1882–1942), Jean Epstein (1897–1953), Abel Gance (1889–1981) und Marcel L'Herbier (1888–1979) – auf sich aufmerksam, deren Werk heute dem filmischen Impressionismus zugeordnet wird. Was auf den ersten Blick wie eine selbstverständliche, zu erwartende Ausbreitung subversiver Kunstideen erscheinen mag, wird nach einem Vergleich mit modernen Kunstrevolutionen umso bemerkenswerter: Bewegungen, wie der italienische Neorealismus der 1940er oder die französische Nouvelle Vague bzw. internationale Neue Welle der späten 1950er Jahre, blieben auf die Gattung Film begrenzt. Wichtige Strömungen der jüngeren Musikgeschichte, wie die von Philip Glass (geb. 1937) und Steve Reich (geb. 1936) popularisierte „minimal music", fasste weder in Malerei, Film noch Fotografie Fuß. Selbst einflussreiche Kulturerscheinungen wie die Pop-Art, in den 1950ern durch Andy Warhol (1928–1987) und Roy Lichtenstein (1923–1997) eingeläutet, begrenzte ihr Wirken weitestgehend auf Malerei und Skulptur. Von „virulenten" Neuerungen gattungsübergreifender Kunstrichtungen kann hier kaum die Rede sein. Diese lebhafte Interaktion der Kunstgattungen ist sicherlich einer der Hauptgründe, wieso etablierte und namhafte Künstler anderer

---

[14] Eybl 2004, S. 21.
[15] Bernstein Ebd., S. 214.

Kunstformen auch der „Jahrmarktsattraktion" Film ihre Aufmerksamkeit schenkten und Kinowerke schufen. Neben dem genannten Trio Ray, Duchamp und Dalí wagten sich weitere Größen ans Filmschaffen und drehten Experimentalfilme, die stilistische Möglichkeiten des neuen Mediums ausloteten. So produzierten die Dadaisten – insbesondere Hans Richter (1888–1976), René Clair (1898–1981) und Hans Arp (1886–1966) – dem Kausalitätsdeuten trotzende Kurzfilme und der französische Dichter Jean Cocteau (1889–1963) realisierte sogar abendfüllende surrealistische Werke. Der Kubist und Pop-Art-Vorreiter Fernand Léger (1881–1955) kreierte mit *Ballet Mécanique* (FR 1923) ein Film-Ballett abstrakter Formen, zu dem George Antheil (1900–1959) die musikalische Begleitung lieferte. Bekannteste Komponisten – z. B. Erik Satie (1866–1925) oder Dmitri Schostakowitsch (1906–1975) – gaben den vermeintlich stummen Lichtspielen eine hochrangige musikalische Untermalung. Es wird deutlich, dass der frühe Film kultur- und kunsthistorisch mehr war als ein technisch unreifer Vorläufer. Er stellte eine technische Revolution dar, die sowohl die visuellen Möglichkeiten von Malerei, Bildhauerei und Fotografie, die lyrischen Dimensionen des geschriebenen Wortes als auch die akustischen Mittel der Musik zugleich nutzen und sogar ausweiten konnte. Dies macht den Stummfilm zu einem Sammelbecken von Kunstfusionen und neuen Ideen, das die historische Realität kultureller und kunsthistorischer Neuerungen widerzuspiegeln vermag – ein Zeitzeuge ersten Ranges.

1.6   Zeithistorie und politischer Kontext

> *„Ich bin ein Mann, dessen unbesiegbarer Glaube es ist, daß Wissenschaft und Frieden über Ignoranz und Krieg triumphieren werden; daß Nationen sich vereinen werden, nicht um zu zerstören, sondern aufzubauen; daß die Zukunft dem gehört, der am meisten für die leidende Menschheit getan hat."* Louis Pasteur (1822–1895)[16]

Doch wie konnte eine so rasante und fortschrittliche Epoche zugleich auch so beängstigend wirken? Kunstschaffende kollaborierten über Gattungsgrenzen hinweg, Erfindungen vereinfachten den Alltag und die Aufbruchsstimmung schien fast überall greifbar. Wie passt dies zusammen? Um zu verstehen, wie eine so fortschrittliche und im Wandel begriffene Epoche zugleich eine – besonders auf die Bürger – derart beklemmende Wirkung ausüben könnte, ist ein Blick auf die Ereignis- bzw. Zeitgeschichte nötig.

Wandel – zunächst wertfrei – ist eine oft einschneidende Veränderung, die per se schon besorgniserregend sein kann. Und Veränderungen gab es zahlreiche: Der Philosoph Friedrich Nietzsche (1844–1900) postulierte noch vor der Jahrhundertwende „Gott ist tot", was einer zunehmenden Säkularisierung Rechnung trug (und Auftrieb gab), die zu einem Gefühl der Werte-, Ziel- und Sinnlosigkeit führte – man vermisste nun die moralischen Güter und Regeln, welche die Religion und

---

[16]Zit. n. Schmitt 1988, S. 56.

deren Vertreter predigten und zum Teil oktroyiert hatten. Es war der Tropfen, der das sprichwörtliche Fass der Religionszweifel – schon randvoll durch Charles Darwins (1809–1882) „On the Origin of Species" (1859) – zum Überlaufen brachte. Diese und andere Entwicklungen thematisierte Oswald Spengler (1880–1936) in seinem Hauptwerk „Der Untergang des Abendlandes. Umrisse einer Morphologie der Weltgeschichte" (1918), in dem er das Großstadtleben, neuartige Regierungsformen – primär demokratische und sozialistische –, aber auch den Rationalismus und andere moderne Ideologien als Zeichen des Kulturverfalls wertete. Ein konservatives Werk, das in Verdacht steht, die angespannte gesellschaftliche Stimmung zusätzlich angeheizt zu haben[17]. Als Übel identifizierte Spengler allem voran die zunehmende Technisierung und Urbanisierung: Großstädte schufen Betondschungel, die eine nie gekannte Form der Anonymität, Lebensgeschwindigkeit und – trotz der vorher nicht gewohnten Menschenmengen – Einsamkeit ins Leben der Menschen brachten. Fabriken führten mehr und mehr die monotone Fließbandarbeit ein, die das Gefühl der Austauschbarkeit und somit der Sinnlosigkeit des modernen Daseins weiter intensivierten. Einsamkeit, Ziellosigkeit, Werteverlust, Austauschbarkeit und das Gefühl, dem neuen Tempo des Alltags nicht gerecht zu werden, führten zu folgenschweren Resultaten: Verdruss oder eben Nihilismus. Diese der modernen Gesellschaft gegenüber ablehnenden Haltungen bedingten fatalistische Weltbilder, die das Drama der Jahrhundertwende schürten.

Zum Ende des 19. Jahrhunderts wurde der diplomatische Ton zwischen den Nationen rauer, die Länder drohten und forderten – man denke an den „Platz an der Sonne", den der deutsche Staatssekretär und spätere Reichskanzler Bernhard von Bülow (1849–1929) im Wettlauf um Kolonien forderte. Ein Krieg schien unausweichlich und das Säbelrasseln nicht zu überhören. Bedenkt man, dass selbst geachtete, hoch gebildete und fortschrittliche Künstler – z. B. Franz Marc (1880–1916) oder der schon erwähnte Expressionist Kirchner – mit Begeisterung einem Krieg entgegenfieberten, gar forderten, und als er 1914 „endlich" zu toben begann, auch begeistert mitfochten, wird deutlich, wie weit diese Ablehnung modernen Lebens reichte. Man sah den Krieg als „Reinigung", die moderne Gesellschaft als etwas, das einen „Neustart" benötigte[18].

Die Kriegsbegeisterung bröckelte spätestens, als immer mehr Soldaten in nicht enden wollenden Stellungskriegen starben und neuartige Schnellfeuerwaffen sowie Panzerfahrzeuge nie gekannte Mord- und Zerstörungsorgien ermöglichten. Die vermeintliche Reinigung artete zu einem Massaker aus, das Leichenberge erschuf, die erst vom Zweiten Weltkrieg in den Schatten gestellt werden sollten. Wenn man das Glück hatte, aus den zahlreichen Schlachten wohlbehalten ins Vaterland zurückzukehren, warteten weitere Enttäuschungen auf die Veteranen: Revolutionen, Hungersnöte, Inflation wie Deflation desillusionierten die Heim-

---

[17] Burke 1995, S. 332.
[18] Ziegler 1935, S. 129.

kehrer zusätzlich. Der Sozialismus der Sowjetunion oder die Demokratie der Weimarer Republik versprachen Besserung, scheiterten aber. Als sei dies alles nicht genug, stürzte ein epochaler Börsencrash – mit dem schicksalhaften „Black Thursday" am 24. Oktober 1929 – den Globus in die größte Weltwirtschaftskrise der Geschichte. Massenarbeitslosigkeit, Verarmung, Hungertote, Kriegszerstörung und kaum Perspektive auf Linderung der Nöte – der Nihilismus schien berechtigt, der „Untergang des Abendlandes" vollendet. Es wundert kaum, dass die schon früh auf „Bauernfang" gehenden Faschisten um Benito Mussolini (1883–1945), Adolf Hitler (1889- 1945) oder Francisco Franco (1892–1975) die verunsicherten und desillusionierten Bürger für sich gewinnen konnten, wie es schon Wladimir Iljitsch Lenin (1870–1924) und Josef Stalin (1878–1953) mit der Utopie eines gerechten Kommunismus bewerkstelligt hatten. Ist man sich dieser vielen Enttäuschungen gewahr, die Moderne, Technisierung und Urbanisierung den verunsicherten Bürgerinnen und Bürgern beschert haben, muss der rekordbrechende Flug Charles Augustus Lindberghs (1902–1974) über den Atlantik 1927 wie ein sarkastisches Zelebrieren technischen Fortschritts gewirkt haben.

1.7   Medizinhistorischer Kontext

„Die Spezialisierung der Heilkunde hat zwar zu gewaltigen Fortschritten geführt, andererseits aber auch den geistigen Horizont des einzelnen Arztes eingeengt." Erwin Liek (1878–1935)[19]

Auch die Naturwissenschaften sahen sich mit umwälzenden Neuerungen konfrontiert. Die klassische Physik wurde mit dem Postulat der Quantenmechanik zu einem bis heute ungelösten Rätsel, denn die Natur der kleinsten Teilchen war nicht widerspruchsfrei mit der vertrauten Newtonschen Mechanik vereinbar. Eine Entdeckung, die Neues offenbarte und zugleich etabliertes Wissen, was bewiesen schien, in den Schatten des Zweifels stellte und so zusätzlich verunsicherte.

Im Geburtsjahr des Kinos – 1895 – entdeckte Wilhelm Conrad Röntgen (1845–1923) die Kraft der nach ihm benannten Strahlung und revolutionierte so die medizinische Diagnostik. Man konnte nun nicht nur bewegte Bilder festhalten, auch ins Innere des Körpers vermochte man zu blicken – ein Triumph der Wissenschaft. Was folgte, war eine wahre Röntgenmanie: Eine sensationelle Aufnahme folgte der anderen, ohne dass die Forscher sich der Folgeschäden durch Radioaktivität bewusst waren. Diese Schattenseite wurde offenbar, als immer mehr Wissenschaftler und Krankenschwestern, die mit der neuen Entdeckung arbeiteten, an Strahlenspätfolgen erkrankten und starben, wie die zweifache Nobelpreisträgerin Marie Curie (1867–1934).

---

[19] Zit. n. Schmitt 1988, S. 24.

Die revolutionären Entdeckungen waren aber nicht nur auf die medizinische Diagnostik beschränkt, nahezu alle Fachgebiete befanden sich im Umbruch. Die Standardisierung der Antisepsis und eine immer effektivere Narkotisierung ließen die Chirurgie einen triumphalen Erfolg nach dem anderen feiern, Operationen waren nun weitestgehend schmerzfrei möglich, die gefürchtete Wundinfektion als postoperative Komplikation wurde seltener und das Risiko kalkulierbar. Herausragende Operateure wie Theodor Billroth (1829–1894), Ferdinand Sauerbruch (1875–1951) oder Rudolf Nissen (1896–1981) wurden zu schillernden Berühmtheiten. Auch die Internisten wurden vor neue Erkenntnisse gestellt: Robert Koch (1843–1910), als Begründer der Bakteriologie in die Medizingeschichtsschreibung eingegangen[20], hatte zum Ende des 19. Jahrhunderts die Tuberkulose als bakterielle Infektionskrankheit entlarvt und folglich der Todesursache Nummer 1[21] eine eindeutige Ätiologie zugeschrieben. Der Internist musste sich nun mit Keimen, Hygiene und Prävention auseinandersetzen – Zivilisationskrankheiten hingegen wie Bluthochdruck, Diabetes mellitus Typ 2, Karzinome oder die koronare Herzerkrankung galten noch als Randerscheinungen.

Nicht weniger turbulent waren die Zeiten für Nervenärzte. Das Fachgebiet – heute unter anderem in Neurologie und Psychiatrie aufgeteilt – wurde durch progressive Theorien aus der Metropole Wien erschüttert. Der Nervenarzt Sigmund Freud postulierte, bestimmte somatische Leiden seien auf psychologische Prozesse zurückzuführen und hatte mit der Psychoanalyse sogleich auch eine neuartige Therapiemethode zur Hand. Freuds Thesen waren bahnbrechend, nicht nur für die Medizinwelt: Libidinöse Triebe und Sexualität waren plötzlich kein rein privates, tabuisiertes „Vergnügen" mehr, sondern essenziell für die Gesundheit, ja selbst die vermeintlich unschuldigen Kinder sollen diese Triebe schon früh entwickeln. Läuft in dieser Entwicklung – so Freud – etwas schief, dann „unterdrückt" der Mensch diese Triebe. Diese können dann – pathologisch kanalisiert aus dem „Unbewussten" – für krankhaftes Verhalten sorgen. Was im Verlauf schieflief, das heilte die Erkenntnis des Unbewussten, gewonnen in psychoanalytischen Sitzungen. In den Therapiestunden wurde u. a. in den Träumen der Patienten nach der „Botschaft des Unbewussten" gefahndet und diese – da durch Symbolik und Zeichen verschlüsselt – dechiffriert bzw. gedeutet. Zudem trat ein altbekanntes Problem, die Alkoholabhängigkeit, im Zuge der US-amerikanischen Prohibition in nie gekanntem Ausmaß auf den Plan der Nervenärzte, was frühere Modelle zur Suchtentstehung infrage stellte.

Auch andere Fachrichtungen waren vor den Turbulenzen der Zeit nicht gefeit. Die Gynäkologie sah sich mit der Debatte um die Geburtenkontrolle bzw. den Schwangerschaftsabbruch konfrontiert, religiös-konservative Standpunkte prallten

---

[20] Gradmann 2005, S. 67 f.

[21] Schuhmacher 2019.

auf progressiv-emanzipierte Sichtweisen. Ebenfalls befeuert vom aufflammenden Feminismus, der sich historisch gesehen in der „ersten Welle" befand[22], führte ein weiblich geführter Widerstand gegen den Alkoholismus zu „schlagkräftigen" Debatten[23]. Ein nicht minder hitzig geführter Disput wurde um die Eugenik geführt: Der Wunsch nach „reinen Genen" – nicht selten durch rassistische Ideologien argumentativ untermauert – war ein naturwissenschaftliche wie klinische Fachgebiete übergreifendes Thema und polarisierte in ähnlichem Maße wie das Klonen in jüngster Zeit[24].

Gebiete wie die Zahnmedizin entwickelten und professionalisierten sich und der handwerklich orientierte Dentist wurde vom akademisch ausgebildeten Zahnmediziner immer weiter verdrängt, bis der Dualismus in den 1950er Jahren gänzlich abgeschafft wurde. Die Medizin um die Jahrhundertwende war also im Umbruch begriffen, neue Errungenschaften und Theorien waren allgegenwärtig, was im Medizinfilm der Zeit in allen Aspekten eindringlich und einzigartig dargestellt wird.

1.8 Forschungsstand

„Die Forschung ist immer auf dem Wege, nie am Ziel." Hans Pichler (1882–1959)[25]

Die wissenschaftliche Betrachtung und Aufarbeitung der Medizindarstellung im Film fällt in das interdisziplinäre Feld der Medical Humanities, eine Schnittstelle der Medizin mit den sogenannten „Humanities", den Wissenschaften vom Menschen und dessen Kulturerzeugnissen. Diese definieren eine Wissenschaftskategorie, welche sowohl die Humanwissenschaften, Geisteswissenschaften als auch die Sozial- und Wirtschaftswissenschaften einschließt. Im Falle der Darstellung der Medizin im Film befindet man sich an der Schnittstelle der Medizin(-geschichte) und der Filmwissenschaft bzw. Filmgeschichte. Relevant ist hier allein der medizinhistorische Forschungsstand, aus der Warte der Filmgeschichtsschreibung ist der Stummfilm – freilich ohne expliziten, medizinhistorischen Fokus – ein gut erforschtes Thema. Was die Medical Humanities allerdings betrifft, so wurde die Darstellung der Medizin im Stummfilm vor den Forschungsarbeiten, auf denen diese Arbeit basiert, allenfalls am Rande behandelt. An generellem, auf den Tonfilm fokussiertem Forschungsinteresse mangelt es jedoch nicht: Darstellungen der

---

[22] Universität Bielefeld 2016.

[23] Vgl. Marks und Simmon 2007, S. 45–49.

[24] Wilmut 2009.

[25] Zit. n. Schmitt 1988, S. 68.

Medizin im Film wurden ebenso epochenübergreifend[26] wie auch für einzelne Fachgebiete – sowohl der Psychiatrie[27,28,29,30,31,32,33,34,35,36] Neurologie[37,38,39,40,41] der Inneren Medizin[42,43,44,45] als auch einzelner chirurgischer Disziplinen[46] – vorgelegt. Insbesondere einzelne Pathologien, Professionen, Therapien oder Symptome wurden in Monografien[47,48,49], Sammelbänden[50,51,52,53,54,55,56,57,58,59],

---

[26] Wijdicks 2020(a).

[27] Wulff 1995.

[28] Gabbart et al. 1999.

[29] Ballhausen 2006.

[30] Damjanović et al. 2009.

[31] Gross 2012.

[32] Packer 2012.

[33] Wedding et al. 2014.

[34] Epsi Forcen 2016.

[35] Soumitra et al. 2017.

[36] Charney 2023.

[37] Wijdicks 2014.

[38] Gilbert 2016.

[39] Wijdicks u. Karenberg 2016.

[40] Wijdicks 2020(b).

[41] Wijdicks 2022.

[42] Pozzati 2018.

[43] Dehority 2020.

[44] Kaptein 2020.

[45] Newiak 2020.

[46] Bernard et al. 2018.

[47] Starks 1982.

[48] Brownlow 1990.

[49] Stevenson 2000.

[50] Maio 2000.

[51] Doering et al. 2008.

[52] Wulff 2008.

[53] Möller et al. 2010.

[54] Poltrum et al. 2017.

[55] Henkel u. Karenberg 2019.

[56] Poltrum et al. 2019.

[57] Henkel u. Wulff 2022.

[58] Henkel 2023.

[59] Poltrum et al. 2023.

Zeitschriftenbeiträgen[60,61,62,63,64,65,66,67,68,69,70,71,72,73,74,75,76,77,78,79,80,81,82,83,84,85,86,87,88,89,90,91], Dissertationen[92,93,94] sowie in filmografischer Form[95,96,97] gewürdigt.

[60] Springer 1982, S. 21–31.

[61] Fountoulakis et al. 1998.

[62] Hyler 1988.

[63] Kerson et al. 1999.

[64] Kerson et al. 2000.

[65] Springer 2000. S. 5–22.

[66] Byrne 2001.

[67] Maio 2001.

[68] Flores 2002.

[69] García Sánchez et al. 2004.

[70] Kelly et al. 2006.

[71] Kerson et al. 2006.

[72] Wijdicks et al. 2006.

[73] Karenberg 2008.

[74] Kerson et al. 2008.

[75] Karenberg 2009.

[76] Mangala et al. 2009.

[77] Menon et al. 2009.

[78] Prasad et al. 2009.

[79] Andrade et al. 2010.

[80] Goette 2012, S. 121–128.

[81] Hanewinkel et al. 2012.

[82] Calder-Sprackman et al. 2014.

[83] Hanewinkel et al. 2014.

[84] Leistedt 2014.

[85] Baxendale 2016.

[86] Henkel 2017.

[87] Riva et al. 2017.

[88] Schmidt 2017.

[89] Auwen et al. 2020.

[90] Henkel et al. 2020.

[91] Gierok et al. 2022.

[92] Petzke 2009.

[93] Wegner 2012.

[94] Weber 2015.

[95] Wulff 1999.

[96] Schlichter et al. 2015.

[97] Classen 2016.

Auch medizinethische Aspekte wurden im Buchformat thematisiert[98], jedoch stets mit klarem Fokus auf die Tonfilmzeit. Ausnahmen, wie Arbeiten zur Darstellung der plastischen Chirurgie[99],[100], geben dem stummen Kino zwar mehr Raum, doch selbst hier bleibt der einführende Charakter der Darstellung bestehen. Sucht man nach spezifisch der Stummfilmepoche verschriebener Forschung zum Thema, sind nur Analysen einzelner Werke aus dem Kanon des frühen Films[101],[102] oder kleinere Beiträge zu Randthemen zu finden, wie die Darstellung der Droge Opium[103]. Eine umfassende, spezifische und systematische Aufarbeitung der „besonderen" Epoche „Stummfilm" aus Sicht der Medizingeschichte und Medizinethik fehlt allerdings bis zum heutigen Tage.

1.9 Methodik

„Messe alles, und das nicht Meßbare mache meßbar." Galileo Galilei (1564–1642)[104]

Alle Publikationen, die dieser Schrift zugrunde liegen, folgten einer ähnlichen Systematik, was Recherche und Quellensicherung anbelangt. Der umfassenden Literaturrecherche über universitäre Bibliotheken und Institute folgte eine intensive Filmdatenbankrecherche – insbesondere in der IMDB[105] und der OFDB[106], aber auch in Repertorien wichtiger Filminstitute (des AFI[107], BFI[108], LoC[109] und DFI[110]) – die mittels Schlagwortsuche potenzielle Filme identifizierte. Die Suchbegriffe reichten von allgemeinen Schlagworten wie „Medizin", „Arzt", „Patient" oder „Krankheit" bis zu spezifischen Suchanfragen mit Namen einzelner Fachgebiete und Krankheitsbilder – jeweils mit dem deutschen wie dem englischen Terminus. Die Quellenbeschaffung erforderte vielfache Wege: Potenziell geeignete Filme wurden in Filmarchiven – wie dem Bundesfilmarchiv –, auf kommerziellem Wege, mittels Streaming (z. B. Youtube.com oder Archive.org) oder über private Netzwerke sichergestellt und nach zuvor definierten Kriterien gesichtet. Die Kri-

---

[98] Schmidt et al. 2008.

[99] Calle 1994.

[100] Panayi et al. 2021.

[101] Karenberg 2011.

[102] Poltrum 2012.

[103] Burrows 2009.

[104] Zit. n. Schmitt 1988, S. 69.

[105] Internet Movie Database 2023.

[106] Online Film Datenbank 2023.

[107] American Film Institute Catalog of Motion Pictures 2023.

[108] Collections Search British Film Institute 2023.

[109] Library of Congress 2023.

[110] Danish Film Institute 2023.

terien waren in der Regel stets die gleichen: Die Filme mussten Spielfilme sein – Dokumentationen, Lehrfilme oder Patientenvideos wurden nicht berücksichtigt – und eine Krankheit, Erkrankte oder Mediziner mussten im Werk zu eruieren, also ein medizinisches Thema zu verorten sein, das über ein nebensächliches Vorkommen hinausgeht. Dies bedeutet, dass die Figur oder der medizinische Topos direkten Einfluss auf die Handlung und / oder die Dramaturgie haben, also eine identifizierbare, progressive Funktion im Handlungsgerüst vorweisen müssen. Die untersuchte Zeitspanne beginnt in allen Fällen im Jahre 1895, das Ende der Stummfilmära ist jedoch nicht exakt festzulegen. Viele, insbesondere asiatische Länder, produzierten noch Stummfilme bis in die späten 1930er Jahre, und selbst in der westlichen Welt existierten Stumm- und Tonfilm nebeneinander, nicht selten gab es sogar Hybride – Filme mit stummen und vertonten Abschnitten –, die ebenfalls Eingang in die Sammlung fanden. Dies erklärt, weshalb an einigen Stellen Filme aus den 1930er Jahren angeführt werden, obwohl diese nach der Etablierung des Tonfilms entstanden sind, demnach formal in die Tonfilmzeit fallen. Nach Ausschluss nicht geeigneter Werke folgten weitere Sichtungen, in denen das Gezeigte hinsichtlich medizinischer und historischer Authentizität, kultureller Bedeutung und filmwissenschaftlicher Aspekte untersucht und analysiert wurde.

1.10   Summa summarum

„Laßt niemals eine ungewöhnliche Erscheinung oder ein ungewöhnliches Ereignis unbeachtet; meistens ist es freilich ein blinder Alarm, aber es könnte auch eine bedeutsame Wahrheit sein.“ Sir Alexander Fleming (1881–1955)[111]

Zeitgeschichtlich, kulturhistorisch, medizinhistorisch sowie filmwissenschaftlich waren die knapp 60 Jahre um die Wende zum 20. Jahrhundert eine aufregende, von Wandel und Fortschritt, aber auch von Skepsis und Angst geprägte Epoche, die in vielerlei Hinsicht einzigartig und von besonderem historischen Interesse ist. Ebenso verhält es sich mit dem frühen Kino: Bei genauer Betrachtung können viele der oft angeführten Limitationen des frühen Films als Vorurteile entlarvt und die Möglichkeiten des stummen Mediums gar als außergewöhnlich eingestuft werden.

Eingangs war von der fehlenden Regulation der jungen Kunst die Rede, da dieser Umstand insbesondere die Funktion des jungen Mediums als Zeitzeuge adelt: Kino war zu seiner Anfangszeit als Kuriosum verschrien, das sein Dasein auf Jahrmärkten und in „Guckkästen", „Groschenkinos" oder „Nickelodeons" fristete. Eine einheitliche Zensur, regelhafte Prüfungen oder sonstige statuierte Reglementarien gab es nicht. Die ersten einheitlichen Zensurregularien wurden in der Kinonation USA mit dem „Hays-Code" erst ab 1934 verpflichtend – Kino war zuvor (noch) nicht relevant im Wahrnehmungsfeld der Behörden. Dies führte

---

[111] Zit. n. Schmitt 1988, S. 59.

dazu, dass der Stummfilm von Zensur und Fremdbeeinflussung weitestgehend verschont blieb, was die Werke zu authentischen, ungefilterten und unregulierten Kunstwerken macht. Zeitzeugen, die nicht bloß wiedergeben, was Zensurbehörden gerne präsentiert hätten, sondern als Sprachrohr der „Generation Jahrhundertwende" imponieren.

Nun kann zweifelsohne von einer beispiellosen Epoche gesprochen werden, die (filmische) Zeitzeugen ersten Ranges hervorgebracht hat. Genau diese Quellen werden in der vorliegenden Arbeit in vielen Fällen erstmals erschlossen und in jedem Fall umfassend dargestellt, analysiert und kontextualisiert.

Literatur

1. Herrigel, Hermann: Erlebnis und Naivität und das Problem der Volksbildung. Die neue Rundschau. 1919;30(2): 1303–1316.
2. Kaes, Anton: Film in der Weimarer Republik. In: Jacobsen, Wolfgang, Anton Kaes und Hans Helmut Prinzler (Hrsg.): Geschichte des deutschen Films. Berlin 2004, S. 38–98.
3. Uni Weimar: Weimarer Stummfilm-Retrospektive: https://www.uniweimar.de/de/universitaet/struktur/zentrale-einrichtungen/universitaetsbibliothek/recherche/fachinformationen/fachreferat-medien-und-kulturwissenschaften/stummfilm-retrospektive/ (zuletzt aufgerufen am 20.01.2023).
4. Association Relative à la Télévision Européenne (arte): Stummfilm-Klassiker, die ihre Zeit geprägt haben und die Magie des frühen Kinos lebendig werden lassen: https://www.arte.tv/de/videos/kino/stummfilme/ (zuletzt aufgerufen am 20.01.2023).
5. Pruys, Guido Marc: Die Rhetorik der Filmsynchronisation: wie ausländische Spielfilme in Deutschland zensiert, verändert und gesehen werden. Tübingen 1997.
6. Scherer, Elizabeth: Spuk der Frauenseele: Weibliche Geister im japanischen Film und ihre kulturhistorischen Ursprünge. Bielefeld 2011.
7. Celli, Caro und Marga Cottino-Jones: A New Guide to Italian Cinema. New York 2007.
8. Early & Silent Film weblog: The truth is not always at 24 fps! (05/2013): https://cine-text.wordpress.com/2013/05/31/the-truth-is-not-always-at-24-fps/ (zuletzt aufgerufen am 20.01.2023).
9. Amsden, Perter C.: The Accidental Archivist: Preserving Family Histories and Personal Records. Oban 2009.
10. Ricci, Steve: Film Archiving: History. In: McDonald, John D. und Michael Levine Clark (Hrsg.): Encyclopedia of Library and Information Sciences. London 2017, S. 1584–1589.
11. Von Hofmannsthal, Hugo: Gesammelte Werke in zehn Einzelbänden. Reden und Aufsätze 1–3, Band 2. Frankfurt am Main 1979.
12. Güttinger, Fritz: Der Stummfilm im Zitat der Zeit. Frankfurt am Main 1984.
13. Bernstein, Leonard: The Unanswered Question: Six Talks at Harvard. Cambridge, Massachusetts, London 1976.
14. Kelsey, Robin: Photography and the Art of Chance. Massachusetts 2015.
15. Eybl, Martin: Die Befreiung des Augenblicks. Schönbergs Skandalkonzerte 1907 und 1908: Eine Dokumentation. Wien 2004.
16. Schmitt, Walter: Aphorismen, Sentenzen und anderes, nicht nur für Mediziner. Leipzig 1988.
17. Burke, James: The Day the Universe Changed. Boston 1995.
18. Ziegler, Hans Willi: Zur Psychologie des Soldatentums. In: Klemm O. (Hrsg.): Psychologie des Gemeinschaftslebens: Bericht über den XIV. Kongreß der Deutschen Gesellschaft für Psychologie in Tübingen vom 22.–26. Mai 1934. Jena 1935, S. 129.

19. Gradmann, Christoph: Krankheit im Labor – Robert Koch und die medizinische Bakteriologie. Göttingen 2005.
20. Schuhmacher, Beate: Tuberkulose bleibt die infektiöse Todesursache Nummer 1 (10/2019): https://www.aerztezeitung.de/Medizin/Tuberkulose-bleibt-die-infektioeseTodesursache-Nummer-1-402552.html (zuletzt aufgerufen am 20.01.2023).
21. Universität Bielefeld: Die Geschichte der Frauenbewegung: https://www.unibielefeld.de/gendertexte/geschichte_der_frauenbewegung.html (zuletzt aufgerufen am 21.01.23).
22. Marks, Martin und Scott Simons: Treasures III – Social Issues in American Film 1900–1934. San Francisco 2007.
23. Wijdicks, Eelco F. M.: Cinema, MD. New York 2020(a).
24. Wulff, Hans Jürgen: Psychiatrie im Film. Münster: MakS Publikationen 1995.
25. Gabbart, Glen O. und Krin Gabbart: Psychiatry and the Cinema. Neue Auflage. Washington 1999.
26. Ballhausen, Thomas, Günter Krenn und Lydia Marinelli (Hrsg.): Psyche im Kino: Sigmund Freud und der Film. Wien 2006.
27. Damjanović, Alexander, Olivera Vuković, Aleksandar A Jovanović und Miroslava Jasović-Gasić: Psychiatry and movies. Psychiatr Danub. 2009;21(2): 230–235.
28. Gross, Rainer: Der Psychotherapeut in Film. Lindauer Beiträge zur Psychotherapie und Psychosomatik. Stuttgart 2012.
29. Packer, Sharon: Cinema's Sinister Psychiatrists: From Caligari to Hannibal. Jefferson 2012.
30. Wedding, Danny und Ryan M. Niemiec: Movies and Mental Illness Using Films to Understand Psychopathology. Göttingen 2014.
31. Epsi Forcen, Fernando: Monsters, Demons and Psychopaths. Psychiatry and Horror Film. Boca Raton 2016.
32. Soumitra, Das, Doval Nimisha, Mohammed Shabna, Dua Neha und Chatterjee Seshadri Sekhar: Psychiatry and Cinema: What Can We Learn from the Magical Screen? Shanghai Arch Psychiatry. 2017; 29(5).
33. Charney, James: Madness at the Movies. Understanding Mental Illness Through Film. Baltimore 2023.
34. Wijdicks, Eelco F. M.: Neurocinema. When Film Meets Neurology. New York 2014.
35. Gilbert, Gordon J. und Eelco F. M. Wijdicks: "Dark Victory" (prognosis negative): The beginnings of neurology on screen. Neurology. 2016;87(12): 1305.
36. Wijdicks, Eelco F. M. und Axel Karenberg: Mercy killing in neurology: The beginnings of neurology on screen b. Neurology. 2016 Sep 20;87(12): 1289–92.
37. Wijdicks, Eelco F. M.: Functional neurology after the Second World War: The beginnings of neurology on screen (111). Neurology. 2020(b);94(23): 1028–1031.
38. Wijdicks, Eelco F. M.: Neurocinema – The Sequel: A History of Neurology on Screen. New York 2022.
39. Pozzati, Andrea: Journey around the heart in the movies of the last century: from Charlie Chaplin to the present day. G Ital Cardiol (Rome). 2018;19(12): 664–667.
40. Dehority, Walter: Infectious disease outbreaks, pandemics, and Hollywood – hope and fear across a century of cinema. JAMA. 2020;323(19): 1878–1880.
41. Kaptein, Ad A., Pim B. van der Meer, Barend W. Florijn, Alexander D. Hilt, Michael Murray und Martin J. Schalij. Heart in art: cardiovascular diseases in novels, films, and paintings. Philos Ethics Humanit Med. 2020;15(1): 2.
42. Newiak, Denis: Alles schon mal dagewesen. Was wir aus dem Pandemiefilm für die Corona-Krise lernen können. Marburg 2020.
43. Bernard, Florian, Guillaume Baucher, Lucas Troude und Henri-Dominique Fournier: The Surgeon in Action: Representations of Neurosurgery in Movies from the Freres Lumiere to Today. World Neurosurg. 2018;119: 66–76.
44. Starks, Michael: Cocaine Fiends and Reefer Madness. New York 1982.
45. Brownlow, Kevin: Behind the Mask of Innocence. Los Angeles 1990.
46. Stevenson, Jack: Addicted -The Myth and Menace of Drugs in Film. London 2000.

47. Maio, Giovanni: Krampfanfälle im Melodram? Zum Wandel des Epilepsie-Motivs im Medium Film. In: D. von Engelhardt, P. Wolf und H. Schneble (Hrsg.): „Das ist eine alte Krankheit." Epilepsie in der Literatur. Stuttgart 2000, S. 277–290.
48. Doering, Stephan und Heidi Möller (Hrsg.): Frankenstein und Belle de Jour – 30 Filmcharaktere und ihre psychischen Störungen. Berlin 2008.
49. Wulff, Hans Jürgen. Als segelte ich in die Dunkelheit... Die ästhetische und dramatische Analyse der Alzheimer-Krankheit im Film. In: B. Von Jagow und F. Steger F (Hrsg.): Jahrbuch Literatur und Medizin. Band 2. Heidelberg 2008, S. 199–216.
50. Möller, Heidi und Stephan Döring (Hrsg.): Batman und andere himmlische Kreaturen – Nochmal 30 Filmcharaktere und ihre psychischen Störungen. Berlin 2010.
51. Poltrum, Martin und Bernd Rieken (Hrsg.): Seelenkenner Psychoschurken – Psychotherapeuten und Psychiater in Film und Serie. Berlin 2017.
52. Henkel, Dennis und Axel Karenberg: Stumme Filme, Sucht und Drogen – Die Erkundung einer cineastischen Terra incognita. In: Poltrum, Martin, Bernd Rieken und Thomas Ballhausen (Hrsg.): Zocker, Drogenfreaks & Trunkenbolde. Rausch, Ekstase und Sucht in Film und Serie. Berlin 2019, S. 1–20.
53. Poltrum, Martin, Bernd Rieken und Thomas Ballhausen (Hrsg.): Zocker, Drogenfreaks & Trunkenbolde – Rausch, Ekstase und Sucht in Film und Serie. Berlin 2019.
54. Henkel, Dennis und Hans Jürgen Wulff (Hrsg.): Seuchen, Epidemien und Pandemien im Film – Ein kaleidoskopisches Panorama zur Geschichte des Infektionsfilms. Münster 2022.
55. Henkel, Dennis: Demenz im Film – Wie das Kino vergessen lernte. Berlin 2023.
56. Poltrum, Martin, Bernd Rieken und Ulf Heuner (Hrsg.): Wahnsinnsfilme-Psychose, Paranoia und Schizophrenie in Film und Serie. Berlin 2023.
57. Springer, Alfred: Drogen und Antidrogenfilme. In: Springer, Alfred (Hrsg.): Wiener Zeitschrift für Suchtforschung, Jahrgang 5, Nr. 3, 1982, S. 21–31.
58. Fountoulakis K., K. Kogiopoulos, I. Nimatoudis, A. Iacovides, T. Nikolaou und C. Ierodiakonou: The concept of mental disorder in Greek cinema. Acta Psychiatr Scand. 1998;98(4): 336–40.
59. Hyler, S. E.: DSM-III at the cinema: madness in the movies. Compr Psychiatry. 1988;29(2): 195–206.
60. Kerson, Toba Schwaber, J. F. Kerson und Lawrence A. Kerson: The depiction of seizures in film. Epilepsia. 1999;40(8): 1163–7.
61. Kerson, Toba Schwaber, J. F. Kerson und Lawrence A. Kerson: She can have a seizure maybe; then we can watch: the portrayal of epilepsy in film. Soc Work Health Care. 2000;30(3): 95–115.
62. Springer, Alfred: Drogensucht in medialen Repräsentationen – ein Streifzug. In: Medienimpulse. Beiträge zur Medienpädagogik, Heft 32, Juni 2000, S. 5–22.
63. Byrne, P.: The butler(s) DID it – dissociative identity disorder in cinema. Med Humanit. 2001;27(1): 26–29.
64. Maio, Giovanni: Die medialen Deutungsmuster von Krankheit und Medizin. Eine Untersuchung der Stereotypien von Epilepsie im Medium Film. Fortschr Neurol Psychiatr. 2001;69(3): 139.
65. Flores, Glenn: Mad scientists, compassionate healers, and greedy egotists: the portrayal of physicians in the movies. J Natl Med Assoc. 2002;94(7): 635–58.
66. García Sánchez, J. E. und E. García Sánchez: Antibiotics and cinema: The Third Man and Mercado prohibido. Rev Esp Quimioter. 2004;17(3): 223–5.
67. Kelly, B. Brandon: Psychiatry in contemporary Irish cinema: a qualitative study. Ir J Psychol Med. 2006;23(2): 74–79.
68. Kerson, Toba Schwaber und Lawrence A. Kerson: Implacable images: why epileptiform events continue to be featured in film and television. Epileptic Disord. 2006;8(2): 103–13.
69. Wijdicks Eelco F. M. und Coen A. Wijdicks: The portrayal of coma in contemporary motion pictures. Neurology. 2006;9;66(9): 1300–3.
70. Karenberg, Axel: The portrayal of multiple sclerosis in television series. Der Nervenarzt. 2009; 80(4): 415.

71. Mangala, R. und R. Thara: Mental health in Tamil cinema. Int Rev Psychiatry. 2009;21(3): 224–8.

72. Menon, Koravangattu Valsraj und Gopinath Ranjith: Malayalam cinema and mental health. Int Rev Psychiatry. 2009 Jun;21(3): 218–23.

73. Prasad, Chillal Guru, Girish N. Babu, Prabha S. Chandra und Santosh K. Chaturvedi: Chitrachanchala (pictures of unstable mind): mental health themes in Kannada cinema. Int Rev Psychiatry. 2009;21(3): 229–33.

74. Andrade, Chittaranjan, Nilesh Shah und Basappa K. Venkatesh: The depiction of electroconvulsive therapy in Hindi cinema. J ECT. 2010;26(1): 16–22.

75. Goette, Sabine: Geschichte des Drogenfilms – Ein historischer Abriss. Rausch – Wiener Z. f. Suchttherapie. 2012;3: 121–128.

76. Hanewinkel, Rainer, James D. Sargent, Evelien A. P. Poelen, Ron Scholte, Ewa Florek, Helen Sweeting, Kate Hunt, Solveig Karlsdottir, Stefan Hrafn Jonsson, Federica Mathis, Fabrizio Faggiano und Matthis Morgenstern: Alcohol consumption in movies and adolescent binge drinking in 6 European countries. Pediatrics. 2012;129(4): 709–20.

77. Calder-Sprackman, Samantha, Stephanie Sutherland und Asif Doja: The portrayal of Tourette Syndrome in film and television. Can J Neurol Sci. 2014;41(2): 226–32.

78. Hanewinkel, Reiner, James D. Sargent, Kate Hunt, Helen Sweeting, Rutger C. M. E. Engels, Ron H. J. Scholte, Federica Mathis, Ewa Florek und Matthis Morgenstern: Portrayal of alcohol consumption in movies and drinking initiation in low-risk adolescents. Pediatrics. 2014;133(6): 973–82.

79. Leistedt, Samuel und Paul Linkowski: Psychopathy and the cinema: fact or fiction? J Forensic Sci. 2014;59(1): 167–74.

80. Baxendale, Sallie: Epilepsy on the silver screen in the 21st century. Epilepsy Behav. 2016;57(Pt B): 270–4.

81. Henkel, Dennis: Die mediale Präsentation von Abhängigkeit im frühen Kino: Ein Streifzug. Rausch – Wiener Z. f. Suchttherapie. 2017;6: 84–98.

82. Riva, Michele Auguste, Luca Cambioli, Chiara Paris und Giancarlo Cesana: City Lights: corneal diseases in Hollywood movies. Can J Ophthalmol. 2017;52(3): e85.

83. Schmidt, Kurt W.: Sterbehilfe in (Spiel-)Filmen – Was wird (nicht) gezeigt? Bundesgesundheitsblatt Gesundheitsforschung Gesundheitsschutz. 2017;60(1): 99–107.

84. Auwen, Aurora, Mark Emmons und Walter Dehority: Portrayal of Immunization in American Cinema: 1925 to 2016. Clin Pediatr (Phila). 2020;59(4-5): 360–368.

85. Henkel, Dennis, Axel Karenberg und Eelco F. M. Wijdicks: Medicine on the big and small screen: The portrayal of medicine in silent fiction films. Pharos Alpha Omega Alpha Honor Med Soc. 2020(a);(Winter): 61–62.

86. Gierok, Samuel, Shahzeb A. Mirza und Axel Karenberg: Dentists in action: a profession on-screen (1913-2013). Br Dent J. 2022;232(10): 737–741.

87. Petzke, Andreas: Zelluloid-Zahnärzte. Die Darstellung eines Berufsstandes im deutschen Kinofilm (1903–2005), Diss. med. dent., Institut für Geschichte und Ethik in der Medizin, Universität zu Köln 2009.

88. Wegner, Daniel: Herzinfarkt – „....und action!": das Akute Koronarsyndrom im internationalen Spielfilm (1942- 2010). Dissertation Dr. med., Institut für Geschichte und Ethik in der Medizin, Universität zu Köln, 2012.

89. Weber, Marion: Drogenabhängigkeit als Thema von Spielfilmen: https://hdms.bsz-bw.de/files/87/Dipl.arbeit-mw.PDF (zuletzt aufgerufen am 22.01.23).

90. Wulff, Hans Jürgen: Drogen / Medien: Eine Bibliographie. In: Medienwissenschaft Kiel / Berichte und Papiere 7, 1999: http://berichte.derwulff.de/0209_23.pdf (zuletzt aufgerufen am 22.01.23).

91. Schlichter, Ansgar und Hans Jürgen Wulff: Sterbehilfe: Eine Bibliografie. In: Medienwissenschaft Kiel/ Berichte und Papiere 163, 2015: https://berichte.derwulff.de/0163_15.pdf (zuletzt aufgerufen am 22.01.2023).

92. Classen, Carl Friederich: Krebskranke Kinder im Film. Medienwissenschaft Kiel / Berichte und Papiere 170, 2016: http://berichte.derwulff.de/0170_16.pdf (zuletzt aufgerufen am 22.01.2023).

93. Schmidt, Kurt W., Giovanni Maio und Hans Jürgen Wulff: Schwierige Entscheidungen – Krankheit, Medizin und Ethik im Film. Frankfurt am Main 2008.

94. Calle S.C. und J. T. Evans: Plastic surgery in the cinema, 1917–1993. Plast Reconstr Surg. 1994;93(2): 422–33.

95. Panayi, Adriana C., Yori Endo, Angel Flores Huidobro, Valentin Haug, Alexandra M Panayi und Dennis P. Orgill: Lights, camera, scalpel: a lookback at 100 years of plastic surgery on the silver screen. Eur J Plast Surg. 2021;44(5): 551–561.

96. Karenberg, Axel: Das Cabinet des Dr. Caligari. Ein früher deutscher Psychiatriefilm. Nervenheilkunde. 2011;30(11): 925–928

97. Poltrum, Martin: Reiz und Rührung. Cinematherapie in der stationären Suchtbehandlung. Rausch – Wiener Z. f. Suchttherapie. 2012;23: 128–148.

98. Burrows, Jon: A Vague Chinese Quarter Elsewhere': Limehouse in the Cinema 1914-36. J. Br. Cine. Telev. 2009;6(2): 282–301.

99. Internet Movie Database (IMDb): https://www.imdb.com (zuletzt aufgerufen am 22.01.2023).

100. Online Film Datenbank (OFDb): https://www.ofdb.de/ (zuletzt aufgerufen am 22.01.2023). 29.05.2023).

101. American Film Institute Catalog of Motion Pictures (AFI): https://aficatalog.afi.com/ (zuletzt aufgerufen am 22.01.2023).

102. Collections Search British Film Institute (BFI). http://collectionssearch.bfi.org.uk/web (zuletzt aufgerufen am 22.01.2023).

103. Library of Congress, Complete National Film Registry Listing: http://www.loc.gov/programs/national-film-preservation-board/filmregistry/completenational-film-registry-listing/ (zuletzt aufgerufen am 20.01.2023).

104. Danish Film Institute. Database: https://www.dfi.dk/en/english/danish-film-history (zuletzt aufgerufen am 22.01.2023).

105. Wilmut, Ian: A decade of progress since the birth of Dolly. Reprod Fertil Dev. 2009;21(1): 95–100.

106. Karenberg Axel: Multiple sclerosis on-screen: from disaster to coping. Mult Scler. 2008;14(4): 530–40.

Wahnsinn, Sucht, Suizid und das Burnout-Syndrom – Die Psychiatrie und ihre Randbereiche

> *„Kain erschlug Abel, weil Gott vergessen hatte, zuvor den Therapeuten zu erschaffen."* Werner Hadulla (1926–2018) [Hadulla (2013), S. 87]

Bevor dem wahrscheinlich präsentesten medizinischen Topos der Stummfilmzeit, der Psychiatrie[1], ausreichend Raum geboten wird, soll an dieser Stelle auf die (im Folgenden beibehaltene) anachronistische Einteilung der medizinischen Fachgebiete hingewiesen werden. Dementsprechend werden Fächer wie die Neurologie und die Psychiatrie gesondert betrachtet, nicht zuletzt, um den modernen Forschungs- und Interessenfeldern besser zu entsprechen. Ebenfalls soll auf Fachgebiete, die zur Zeit des Stummfilms nicht existierten oder in den Kinderschuhen steckten – wie die Humangenetik oder die Mikrobiologie – verwiesen werden, wenn dies der heutigen Klassifizierung und wissenschaftlichen Schlagwortsuche entspricht.

Es war schon vom „Siegeszug" des abendfüllenden Langfilms die Rede, der ab etwa 1914 zum gängigen Format avancierte. Eine bindende Definition, wann von einem Kurzfilm bzw. Langfilm gesprochen werden kann, existiert nicht, dennoch hat sich die 60 min-Grenze etabliert. Die ersten Filme waren deutlich kürzer mit anfänglich kaum einer Minute, aber die Spieldauer wuchs sukzessive. Der Kurzfilm verschwand jedoch mit Aufkommen des abendfüllenden Spielfilms keineswegs aus den Kinos, er blieb als „Vorspiel" und Teil des Kinoerlebnisses vor dem Hauptfilm bestehen – über Jahrzehnte bis weit in die Tonfilmzeit hinein. Dieser Umstand ist zu berücksichtigen, wenn man das Zielpublikum der Werke in den Fokus rückt, denn viele Kurzfilme wirken auf heutige Zuschauer wie „Kinder-

---

[1] Vgl. Henkel 2021(a).

D. Henkel, *Medizin und Krankheit im frühen Kino*, https://doi.org/10.1007/978-3-662-70240-6_2

unterhaltung", besonders der kurze Animations- und Slapstick-Film. Die heiteren Filmchen wurden aber stets im Wissen konzipiert, vor unterschiedlichsten Filmgenres gezeigt und somit in jedem Fall primär von Erwachsenen rezipiert zu werden. Subtexte, Metaphern und Analogien dieser Werke können also, der vermeintlich infantilen „Hülle" zum Trotz, als komplex und anspruchsvoll überraschen bzw. interpretiert werden. Gerade bei der Diskussion kurzer Slapstick-Komödien wird dieser Aspekt bedeutsam (siehe Abschn. 2.7).

Wie stark Nervenärzte der Zeit von Neuerungen und Umwälzungen tangiert wurden, ist am Beispiel der revolutionierenden Thesen der Wiener Psychoanalyse aufgezeigt worden. Freud und Kollegen waren bei weitem nicht die Einzigen, die etablierte Konzepte ins Wanken brachten: Der bedeutende Nervenarzt Jean-Martin Charcot (1825–1893) warf mit dem (heute als veraltet bzw. historisch verstandenen) Begriff der „Hysterie" eine einflussreiche Hypothese in den Raum, die Einzug in die kinematografische Repräsentation erhielt. Neben vielen weiteren Errungenschaften ist der erste Lehrstuhlinhaber für Neurologie in Paris dafür bekannt, eine leitende Funktion im berühmten Hôpital de la Salpêtrière in Paris bekleidet zu haben. Die Heilanstalt sorgte für Furore und die Pariser Bevölkerung gab der Einrichtung den wenig schmeichelhaften Spitznamen „weibliche Hölle"[2]. Deshalb macht besonders diese Phase den bedeutsamen Mitbegründer der modernen Neurologie zu einem hervorragenden Beispiel für das Bild, welches die Nervenheilkunde bei vielen Zeitgenossen erzeugte: Der Nervenarzt wurde mit Skepsis beäugt – viele neue Ideen, aber wenig Einheitlichkeit. Auf Patienten der Zeit muss die Nervenheilkunde chaotisch gewirkt haben, da Beratung und Behandlung von Arzt zu Arzt völlig unterschiedlich ausfallen konnten. Darüber hinaus hing dem Fachgebiet noch der Ruf der Irrenasyle des 18. Jahrhunderts nach, deren Reputation aus Ketten, Zellen und Zwangsjacken bestand – ein persistentes Image, auch noch im frühen Kino.

Dieses gesellschaftliche Ressentiment war freilich nicht völlig ungerechtfertigt, denn fernab der Aufbruchsstimmung herrschte im Chaos der Hypothesen zugleich eine gewisse Ratlosigkeit, wie ein Zitat eines Nervenarztes um 1900 pointiert verdeutlicht: „Wir wissen viel und können wenig tun"[3].

2.1 Wahn- und Irrsinn, Paranoia und posttraumatische Wesensveränderungen

> *„Es gibt kein großes Genie ohne einen Schuss Verrücktheit"* Aristoteles (384 v. Chr. – 322 v. Chr.)[4]

---

[2] Hurst 2013.

[3] Zit. n. Porter 2007, S. 514–515.

[4] Zit. n. Blut 2020, S. 67.

Wahn- oder irrsinnig, verrückt oder geisteskrank: Es gibt viele Termini für abweichende Verhaltens- und Denkweisen, die trotz der Wortwahl nicht per se pathologisch sind. In vielen Fällen ist Andersartigkeit sogar positiv konnotiert, wie die seit der Antike tradierte Vorstellung, Genie und Wahnsinn seien zwei Seiten derselben Medaille, treffend illustriert. Geht von den „Verrückten" allerdings eine Fremd- und / oder Eigengefährdung aus, besteht ein Leidensdruck. In diesem Fall ist Andersartigkeit keine skurrile Marotte mehr, sondern eine behandlungsbedürftige Pathologie. Historisch gesehen – und besonders aus der Perspektive Erkrankter – waren die Behandlungsoptionen sehr begrenzt und oft mit einer geschlossenen Unterbringung ausgeschöpft, was den Eindruck erwecken konnte, Nervenärzte könnten Patienten nur „wegsperren". Hier greift der angesprochene Ruf der Irrenasyle, der sich besonders in den frühesten Psychiatriefilmen der Zeit widerspiegelt[5].

Diese Werke stammen aus dem Jahr 1904 und sind nahezu identisch: *The Escaped Lunatic* (USA 1904, Wallace McCutcheon) und *Maniac Chase* (USA 1904, Edwin S. Porter).

Beide Filme zeigen einen Internierten, der wähnt, er sei Napoleon. Es folgt eine gewaltsame Flucht des Patienten, die in einer hektischen, grotesk-komisch inszenierten Verfolgungsjagd mündet. Was primär als klassische „Verfolgungsjagd-Komödie" erscheint, lässt im Finale, kurz bevor der Flüchtige wieder in Verwahrung gebracht wird, den Ernst des Themas aufblitzen: Die Verfolger, die am ehesten als Psychiatrie-Wärter zu identifizieren sind, werden vom Wähnenden von einer Brücke geworfen. Von künstlerischer Seite sind die Komödien kaum erwähnenswert, obwohl mit Edwin S. Porter (1870–1941) ein berühmter Filmpionier im Regiestuhl saß, der mit *The Great Train Robbery* (USA 1903) – einem der ersten Western – in die Filmgeschichte einging. Die Leistung dieser Produktionen jedoch besteht darin, ein zum Stereotyp gewordenes Patientenbild in den Film einzuführen: Nämlich den sich als Napoleon Bonaparte (1769–1821) identifizierenden Verrückten, der spätestens mit dem Hollywoodklassiker *Arsenic and Old Lace* (USA 1944, Frank Capra) ins gesellschaftliche Gedächtnis einging.

Die cineastisch ähnlich unbedeutende Komödie *Dr. Dippy's Sanitarium* (USA 1906, Regie unbekannt) zeigt mehrere aus der geschlossenen Unterbringung entflohene Patienten, die vom ebenso einfühlsam wie amüsant charakterisierten Arzt mittels Apfelkuchen zur Raison gebracht werden. Der unspektakuläre Streifen wurde zur Blaupause und zum Namensgeber einer Typisierung, die filmhistorisch gängige Psychiater-Klischees kategorisierte (Dr. Dippy, kauzig kompetent, sowie die Figurtypen Dr. Wonderful und Dr. Evil[6]). Das Werk endet mit einer Szenerie, die an Édouard Manets (1832–1883) „Le Déjeuner sur l'herbe" / „Das Frühstück im Grünen" denken lässt.

---

[5] Vgl. Henkel 2022(a).

[6] Schneider 1987.

Crazy like a Fox (USA 1926, Leo McCarey) interpretiert die Figur des Geistes-kranken ebenfalls komödiantisch. Zwar fingiert der Protagonist hier nur die psychi-sche Störung, um einer unvorteilhaften Heirat zu entgehen, entspricht dabei aber dennoch einem weiteren Irren Stereotyp: Dem debilen, retardiert und harmlos-in-fantil erscheinenden Verrückten (siehe Abb. 2.1). Kurios: Ein telefonisch konsultier-ter Arzt gibt den verängstigten Angehörigen den Rat, sich selbst verrückt zu stellen, ganz so, als würden Wahnsinnige nur geistig Gesunde belästigen bzw. attackieren.

Die ersten seriösen Lichtspiele mit psychiatrischen Topoi stammen aus der Feder von David Wark Griffith (1875–1948), der mit seinem kontroversen wie polarisierenden *The Birth of a Nation* (USA 1915) einen der bedeutendsten Stummfilme schuf und als Wegweiser moderner Filmsprache gilt. Sein *The House of Darkness* (USA 1913) präsentiert eine Patientin, die nach dem un-erwarteten Tod ihres Kindes in eine Trance oder Katatonie verfällt und stationär aufgenommen wird. Im Verlauf beginnen aggressive Mitpatienten zu randalieren, werden aber durch ein Klavierspiel besänftigt: „The beginning of more musical therapy". Griffith konzipierte mit dem knapp viertelstündigen Film neben dem nicht komödiantischen Inszenierungsstil ein Novum in vielerlei Hinsicht: Wir sehen die erste Ätiologie (Verlusttrauma), die erste Symptomatik inklusive Hin-lauftendenz (Poriomanie) und die erste Behandlung (Musiktherapie), die ein un-gewöhnliches, neuartiges Verfahren darstellt.

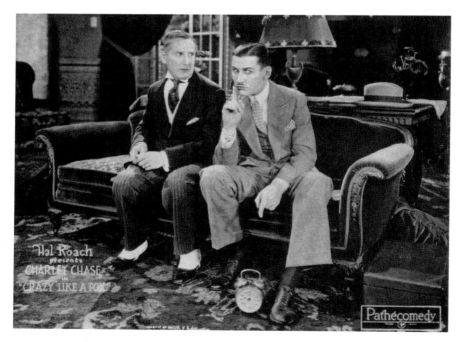

Abb. 2.1 Der vermeintliche Irre (rechts) neben dem skeptisch observierenden Vater der Braut. (Aus: *Crazy Like a Fox*)

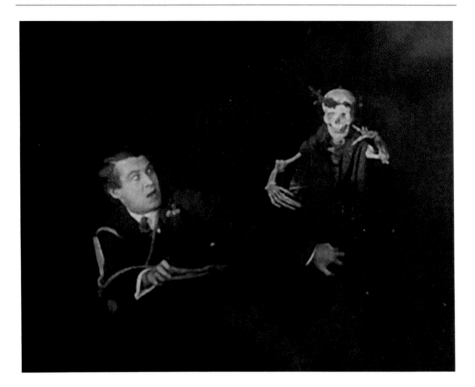

Abb. 2.2 Der Mörder aus *The Avenging Conscience; or Thou Shalt Not Kill* halluziniert Skelette, die nach seinem Leben trachten

The Avenging Conscience; or Thou Shalt Not Kill (USA 1914, D. W. Griffith) – bei dem Griffith sich von Edgar Allen Poes (1809–1849) „The Tell-Tale Heart" (1843) und „Annabel Lee" (1849) inspirieren ließ – war der erste abendfüllende Spielfilm mit Wahnmotiv. Die männliche Hauptfigur fühlt eine übermächtige Liebe – frei nach „Annabel Lee" –, die sie dazu treibt, den Onkel zu ermorden, der die Liaison vereiteln will. Was folgt, ist eine psychische Qual, die zu Halluzinationen (siehe Abb. 2.2) und Suizidalität des Täters führt. Er hört – frei nach „The Tell-Tale Heart" – das Herz des gemeuchelten Onkels posthum weiter schlagen und verfällt zunehmend in einen Verfolgungswahn, der in Trugbildern des Ermordeten gipfelt. Bevor es zu einer Kurzschlusshandlung kommt, die mit dem Suizid einen realitätsnahen Verlauf von wahnhaften Erkrankungen zeichnen würde[7], wird das Erlebte als Albtraum entlarvt. Ein zugegebenermaßen weichgespültes Ende, was aber nicht darüber hinwegtäuschen sollte, dass Griffith ein

---

[7] Hasan et al. 2020.

kleines Meisterwerk des frühen Films erschuf, das mit natürlichem Schauspiel, filigranen Gesten und revolutionärer Filmsprache neue Standards setzte.

Den kleinen Meisterwerken folgt ein Schwenk zu den großen Klassikern des Wahnfilms, beide in Regie von Robert Wiene (1873–1938) und mit Conrad Veidt (1893–1943) in der Hauptrolle: *Das Cabinet des Dr. Caligari* (D 1920) und *Orlac's Hände* (AT 1924). Letzterer zeigt eindeutig eine Paranoia, allerdings induziert durch eine Transplantation und befeuert durch chirurgisches Fehlverhalten, weshalb *Orlac's Hände* im Kapitel zur Chirurgie darstellung en détail betrachtet wird. „Caligari" ist einer der berühmtesten deutschen Stummfilme, ein Aushängeschild des expressionistischen Kinos, das zurecht als Meilenstein der internationalen Kinogeschichte angesehen wird. Aus der Perspektive eines Patienten erzählt der Plot die Geschichte eines Psychiatrieleiters, der von dem „Somnambulen" Cesare besessen ist, welcher Böses im Schilde zu führen scheint. Zum Ende wird das Gezeigte als Wahnvorstellung eines Patienten aufgelöst und die Ordnung ist wieder hergestellt. Das Werk besticht mit einer durch verzerrte Perspektiven und harte Kontraste geprägten Bildsprache, die an die Berlin-Bildnisse von Ernst Ludwig Kirchner erinnert. Der kulturelle wie filmhistorische Einfluss dieses expressionistischen Klassikers kann nicht hoch genug eingestuft werden. Weil das Werk der vielleicht bedeutsamste Film des gesamten Medizinfilmkorpus ist, wurde Wienes Opus erschöpfend analysiert, interpretiert und von der Warte unterschiedlichster Fachbereiche beleuchtet. Daher kann an dieser Stelle kaum Neues ergänzt werden und es sei auf die lebhafte Rezeptionsgeschichte verwiesen[8, 9].

2.2   Deutscher Transfusionshorror

„Blut ist ein ganz besonderer Saft." Johann Wolfgang von Goethe (1749–1832)[10]

Eine andere Spielart der Paranoia bekommt der Zuschauer in *Wolf Blood: A Tale of the Forest* (USA 1925, George Chesebro und Bruce Mitchell) präsentiert: den Lykanthropie-Wahn. Ein Forstarbeiter wird Opfer eines Unfalls, der zu erheblichem Blutverlust führt. Der zufällig anwesende Mediziner eilt zur Rettung, doch im tiefsten Wald ist kein Blutspender ausfindig zu machen. Zur Abhilfe wird kurzerhand ein Wolf als Spender missbraucht. Darauf folgt ein zunehmender Irrglaube des Patienten, durch das animalische Blut selbst zu einem Wolf zu werden, Was als hanebüchene Fiktion erscheinen mag, hat tatsächlich medizinhistorische Vorbilder: Der Leibarzt von König Ludwig XIV. (1638–1715) – Jean-Baptiste Denis (1643–1704) – experimentierte mit Tierbluttransfusionen, konnte zu Beginn sogar Erfolge verzeichnen, musste die Blutspenden aber wegen sich rasch einstellender

---

[8] Vgl. Karenberg et al. 2017, S. 129–140.
[9] Hurst 2015, S. 91–107.
[10] Goethe 1867, S. 49.

Todesfälle aufgeben[11]. Für diese filmische Kuriosität kann – nach intensiver Recherche unter Einbeziehung verschollener Filme – ein Ursprung in einer bis dato nicht erforschten Strömung des frühen Kinos, dieses Mal aus Deutschland, eruiert werden: Seit 1915 wurden zahlreiche Filme produziert, die Blut bzw. dessen Transfusion als gefährliches Übel brandmarken: Beispiele hierfür sind *Rache des Blutes* (D 1915, Emil Albers), *Dämon Blut* (D 1920, Fred Sauer), *Madame X und die 'Schwarze Hand'* (D 1921, Fred Sauer) oder *Vergiftetes Blut* (D 1921, Fred Sauer). Allein die Anzahl lässt ein nicht schwindendes Interesse am Thema erkennen, das offenbar bis nach Übersee wirkte, wie man an *Wolf Blood: A Tale of the Forest* nachvollziehen kann. Daher kann an dieser Stelle das Postulat der Existenz einer bis dato in der Filmgeschichte nicht beschriebenen, einflussreichen Strömung bzw. eines Trends im Medizinfilm aufgestellt werden, der zur weiteren Forschung einlädt.

Beim nächsten Film besticht die schon erwähnte „reine Bildsprache" – auf Worte wird gänzlich verzichtet. *Schatten* (D 1923, Arthur Robison) erzählt von einem krankhaft eifersüchtigen Mann, der in jeder Handlung seiner Ehefrau einen Treuebruch wähnt. Klinisch ist dieser Eifersuchtswahn als „Othello-Syndrom" bekannt, nach dem rasend eifersüchtigen Feldherren aus William Shakespeares (1564–1616) Tragödie „The Tragœdy of Othello, The Moore of Venice" (1603/04). Während einer Feier wird der Eifersüchtige mittels Gruppenhypnose und Rollenspiel (siehe Abb. 2.3), in dem Untreueszenarien durchgespielt werden, geheilt. Hypnose und Sexualtrieb deuten schon auf die psychoanalytischen Vorbilder des Werkes hin, die expressionistische Mise-en-scène, eine auffallend libidinöse Motivik und phallische Symbolik exponieren den Film als freudianisch beeinflusst, was die Filmgeschichtsschreibung ebenfalls attestiert: „ein Triebfilm", der „ein Musterbeispiel psychoanalytischer Behandlung" sei[12] – ein visuelles Esperanto und ein kleines, avantgardistisches Meisterwerk.

Das letzte Werk dieses Abschnittes – *Kurutta Ippēji* (JP 1926, Kinugasa Teinouke) – verzichtet ebenfalls gänzlich auf Zwischentitel. Die Handlung zirkuliert um einen Mann, der eine Stelle als Wärter in einer psychiatrischen Anstalt übernimmt, um seiner dort untergebrachten, geistig umnachteten Ehefrau nahe zu sein. Im Verlauf verliert auch der Ehemann zusehends den Bezug zur Realität und driftet letztlich in den Wahnsinn ab. Ursache für die Krankheit der Gattin ist erneut ein Trauma durch Verlust des Kindes (vgl. *House of Darkness*, siehe Abschn. 2.1). Schuldgefühle wiederum führen zur Symptomatik des Gatten, dessen paranoid-halluzinatorisches Erleben und verzerrte Wahrnehmung durch eine subjektive Kamera- bzw. Erzählperspektive für den Zuschauer direkt nachempfindbar inszeniert werden. Dies führt zu einer komplexen, experimentellen Filmsprache, was die Verständlichkeit des Films deutlich erschwert. Von einer visuellen Universalsprache kann hier nur unter Vorbehalt die Rede sein, denn ob ein Benshi die Aufführungen

---

[11] Bauer 2018, S. 33–39.

[12] Vgl. Eisner 1980, S. 122–123.

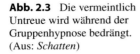

Abb. 2.3 Die vermeintlich
Untreue wird während der
Gruppenhypnose bedrängt.
(Aus: *Schatten*)

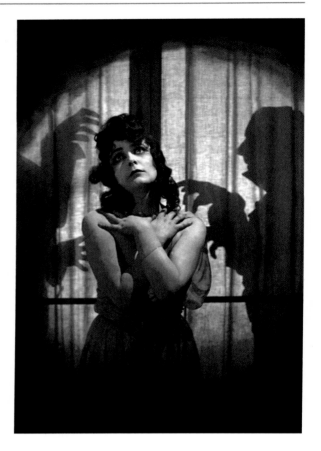

begleitete, ist nicht zu eruieren, aber anzunehmen. Dennoch ist *Eine Seite des Wahnsinns* (so der deutsche Verleihtitel) – zu dem kein geringerer als Nobelpreisträger Kawabata Yasunari (1899–1972) das Drehbuch lieferte – ein ambitioniertes und künstlerisch anspruchsvolles Werk, das die Filmsprache in Japan revolutionieren wollte. Aus heutiger Sicht lässt sich *Kurutta ippeji* der (primär literarischen) Kunstströmung Shinkankakuha[13] wie auch dem Jun'eigageki-undô (Pure Film Movement) zuordnen, das nach einer autarken japanischen Filmsprache strebte.

Das Panorama an Wahnerkrankungen ist überraschend heterogen, von der Hinlauftendenz, über Lykanthropie- und den Verfolgungswahn bis zum Othello-Syndrom scheint das frühe Kino viele der heute gängigen Wahnkonzepte auf-

---

[13] Richie 2005, S. 86–90.

gearbeitet, neue Filmströmungen induziert und vor allem: große Klassiker des Kunstfilms erschaffen zu haben. Der Wahn-Film – ein unterschätztes Subgenre.

2.3   Soziopathie: Mörder, Delinquenten und die Forensik

„Der immanente Irrsinn der Globalisierung bringt Wahnsinnige hervor, so wie eine un-
ausgeglichene Gesellschaft Delinquenten und Psychopathen erzeugt." Jean Baudrillard
(1929–2007)[14]

Warum Menschen zu Soziopathen werden und ihre Mitmenschen oft grausamst er-morden, ist bis zum heutigen Tage ein ungelöstes Rätsel. Ob es wie bei Baudril-lard gesellschaftlich verschuldet wird, in den Genen liegt bzw. eine Veranlagung ist oder man – wie z. B. beim oft verdächtigten XYY-Syndrom – schon im Zu-stand maximaler Empathielosigkeit auf die Welt kommt, ist in jedem Fall rein hypothetisch. Ein fehlendes „Warum" hüllt den jeweiligen Umstand zugleich aber in einen mysteriösen, unverständlichen und somit auch faszinierenden Schleier. Das Schaudern und Entsetzen durch Mord, Totschlag und andere skrupellose Ver-brechen war stets ein Garant für gefüllte Kinokassen.

So fanden die Langfinger, Betrüger, sadistischen Schinder, Vergewaltiger und andere Gewalttäter schon früh einen festen Platz im Kino und sind bis heute nicht wegzudenken. Die Zahl an Produktionen, in denen Verbrecher am Werk sind, ist aber schier unüberschaubar und würde den Rahmen dieser Arbeit sprengen. Den-noch sollen hier in aller Kürze wichtige Beispiele angeführt werden, die zugleich ein zum Klischee gewordenes, ultimatives Feindbild des „Superverbrechers" prä-sentieren: Der wahrscheinlich erste Film dieses Typus ist das Serial (ein Format von Kurzfilmen mit fortlaufender Handlung, vergleichbar mit der heutigen TV-Se-rie) *Fantômas* (FR 1913, Louis Feuillades), in welcher der titelgebende Bösewicht die Pariser Polizei an der Nase herumführt. Einer der ersten Serienmörder kann in *The Lodger* (UK 1927, Alfred Hitchcock) gesehen werden, einem abgründigen Meisterwerk, in dem der britische Meister-Regisseur einen Frauenschlächter auf die hilflose Damenwelt loslässt[15].

Doch selbst fernab des rein forensischen Interesses nutzt das Verbrecherkino auch medizinische Motive anderer Fachbereiche: In *Dr. Mabuse, der Spieler* (D 1922, Fritz Lang) nutzt der Bösewicht (siehe Abb. 2.4) die Hypnose, um seine Un-taten zu begehen, andere Werke stellen den Chirurgen als Auslöser einer Sozio-pathie dar – *The Unknown* (USA 1927, Tod Browning) – oder die Arztfigur wird gar selbst zum Todbringer – *The Monster* (USA 1925, Roland West) –; zu beiden Werken mehr im Abschnitt zur Chirurgie.

---

[14] Zit. n. Strehle 2011, S. 147.
[15] Wulff 1995, S. 66.

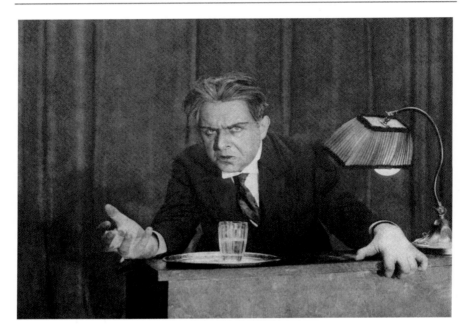

Abb. 2.4 Der hypnotisierende Bösewicht aus *Dr. Mabuse, der Spieler*

2.4 Von der Melancholie und Neurasthenie über die Depression zum Burnout-Syndrom – Historische Krankheitskonzepte moderner Pathologien

„In dem Augenblick, in dem ein Mensch den Sinn und den Wert des Lebens bezweifelt, ist er krank." Sigmund Freud (1856–1939)[16]

Die Depression ist heute neben der Schizophrenie eine der häufigsten Erkrankungen des psychiatrischen Fachgebietes. Zur Zeit des Stummfilms war das Krankheitskonzept „Depression" allerdings noch nicht entwickelt und Begriffe wie „Melancholie", zum Teil auch „Neurasthenie" oder in gewisser Hinsicht „Hysterie" (heute eher der histrionischen Persönlichkeitsstörung gleichgestellt[17]) umschrieben Aspekte der manifesten Depression. Die folgenden Werke erinnern hinsichtlich der Schilderung der Symptomatik eher an eine andere, neuere, der Depression verwandte Diagnose: an das Burnout-Syndrom. Dieses wird durch einen körperlichen wie geistigen Erschöpfungszustand, der sich auf den Antrieb und die

---

[16] Zit. n. Hocke 1974, S. 39.
[17] Seidler 2001.

Leistungsfähigkeit der Patienten auswirkt, definiert. In der seit Januar 2022 gültigen ICD-11 wird die Erkrankung allerdings als „Folge von chronischem Stress am Arbeitsplatz konzeptualisiert […], der nicht erfolgreich bewältigt wurde" und somit alleinig als Folge von beruflicher Belastung verstanden[18]. Beide Filme, die im Folgenden vorgestellt werden, thematisieren Überarbeitung als wichtigen ätiologischen Faktor, lassen sich aber nicht auf diesen reduzieren. Demnach sollte, will man hier eine Vorwegnahme moderner Krankheitskonzepte aufzeigen, von einem frühen Mischbild aus Burnout-Syndrom und Depression die Rede sein.

Bolnye nervy (UdSSR 1929, Noi Galkin), zu Deutsch etwa „zerrüttete Nerven", präsentiert einen übellaunigen, gereizten und aggressiven Familienvater, dessen Frau seinen ersten Wutanfall mit „schon wieder die Nerven?" kommentiert – ein Dauerzustand. Als noch quälende Insomnie hinzukommt, gelingt es seiner Gattin endlich, ihn zu einem Arztbesuch zu überreden. Der Arzt erklärt, dass Reizüberflutung – illustriert in einem kleinen, animierten Lehrvideo – die Ursache des Übels sei. Sein therapeutischer Rat: Reizabschirmung durch Kuraufenthalt, gesunde Ernährung, Sport und viel frische Luft, aber auch überraschend außergewöhnliche Möglichkeiten wie die Elektrostimulation und die Hydrotherapie werden vorgestellt. Ein medizinisch äußerst akkurates und detailliertes Werk, das streckenweise wie ein Lehrfilm wirkt, aber seine propagandistische Intention (mit dem Ziel des gesunden, kommunistischen Kollektivs) kaum verbergen kann.

Dante's Inferno (USA 1924, Henry Otto) hingegen zeigt einen typischen „Raffke", einen Kapitalisten, der kleine Hunde mittels Fußtritt durch die Lüfte katapultiert, Hilfen für Krankenhäuser ablehnt und seine Nachbarn terrorisiert – ein widerlicher Zeitgenosse. Auch hier ist es die Ehefrau, die den Kranken zu einer Arztkonsultation drängt, die Diagnose „Burnout" schmettert er aber schroff ab. Wieder daheim angekommen, liest der übelgelaunte Protagonist in „Inferno" (italienisch für „Hölle"), dem ersten Teil des epischen Gedichts „Göttliche Komödie" von Dante Alighieri (1265–1321). Cineastisch durchwachsen inszeniert, durchlebt der Ausgebrannte einen Aufenthalt in der Hölle (siehe Abb. 2.5) – bevölkert von Wesen, die an Gemälde von Hieronymus Bosch (1450–1516) erinnern –, der ihn, sobald er das Erlebte als Albtraum identifiziert, zur Raison bringt. Die Lehren Dantes ermöglichen die Rekonvaleszenz: Literatur als Therapeutikum, auch hier wahrscheinlich erstmalig auf Zelluloid.

2.5 Sucht, Drogen und Co-Abhängigkeit

„*Es hat keinen Sinn, Sorgen in Alkohol ertränken zu wollen, denn Sorgen sind gute Schwimmer.*" Robert Musil (1880–1942)[19]

---

[18] Zit. n. ICD-11 2023.
[19] Zit. n. Beier 1997, S. 20.

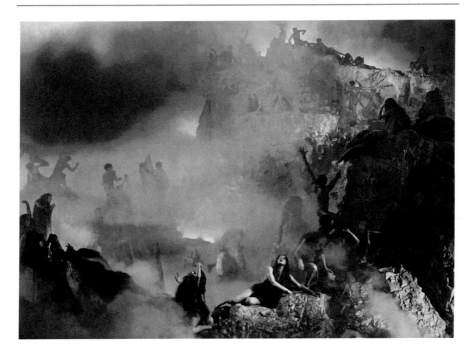

Abb. 2.5 Die kinematographische Interpretation der berüchtigten Hölle Alighieri's. (Aus: *Dante's Inferno*)

Sucht ist bis heute ein medizinisch wie volkswirtschaftlich höchst relevantes Thema, denn allein Alkohol- und Medikamentenabhängigkeit betrifft knapp 4 Million Menschen in Deutschland[20]. Abhängigkeitserkrankungen sind jedoch weder ein auf Deutschland beschränktes noch ein neuartiges Problem, sondern ein altbekanntes, globales Übel. Wie relevant die Sucht zur Zeit des frühen Kinos war, verdeutlichen sowohl die aufkommenden Mäßigkeitsbewegungen[21] als auch die Prohibitionsbewegungen in u. a. den USA (1920 –1933) oder Russland (1914– 1925)[22]. Was aus volkswirtschaftlicher Perspektive bedrückend erscheint, ist im Mikrokosmos der Betroffenen oft mit existenziellen Nöten verbunden: zerstörte Existenzen, Kontrollverlust und Eigen- wie Fremdgefährdung bis zum Untergang ganzer Familien. Diese Mischung aus globaler Bedrohung und persönlicher Tragödie machte die Suchterkrankung für Filmschaffende zu einem enorm beliebten Thema. Die Zahl der identifizierten Filme – 82 Werke – macht die Sucht zur mit

---

[20] Bundesministerium für Gesundheit 2023.

[21] Vgl. Marks u. Simmons 2007, S. 45 f.

[22] Renggli u. Tanner 1997, S. 58–77.

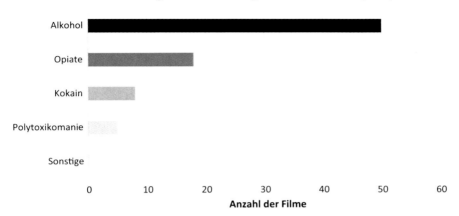

Abb. 2.6 Verteilung der Substanzklassen. (Anm.: Einige Werke haben mehrere süchtige Figuren, daher die Diskrepanz [n = 84 im Diagramm vs. n = 82 im Text] in der Werkanzahl.)

Abstand häufigsten Erkrankung im stummen Spielfilm[23]. Der Spitzenreiter unter den missbrauchten Substanzen ist der Alkohol, gefolgt von Opioiden/Opiaten und Kokain (siehe Abb. 2.6).

Die Geschlechterverteilung ist einseitig, 67 der 82 Werke zeigen einen männlichen Süchtigen, jedoch ist bei genauerer Betrachtung ein Wandel dieser männlichen Dominanz zu eruieren: Vor 1915 ist das Geschlechterverhältnis 18 zu 1 zugunsten der Männer, ab 1915 steigt der weibliche Anteil sukzessive auf knapp 37 % (18/49) an. Dies zeigt, dass Regisseure den immer bedeutender werdenden Frauenrechts- und Emanzipationsbewegungen der Zeit Tribut zollten, was kinematografisch in einer Herrenanzug tragenden Marlene Dietrich (1901–1992) aus *Der Blaue Engel* (D 1929/30, Josef von Sternberg) kulminierte.

Schon Laterna-Magica-Vorführungen wie z. B. „Enter not the Dramshop" von 1890 erzählen von den Schicksalen Alkoholkranker. Daher wundert es wenig, dass auch Filmemacher sich schon früh an das gesellschaftlich so relevante Thema wagten: *Les Victimes de l'alcoolisme* (FR 1902, Ferdinand Zecca) schildert den tragischen Niedergang einer Familie, an dessen Ende der süchtige Vater – delirant und gequält von Krampfanfällen – in einer Gummizelle verstirbt; *What Drink Did* (USA 1909, D. W. Griffith) formuliert eine leidenschaftliche Anklage der (ab 1914 verbotenen) Kokainbeimischung des bis heute populären Erfrischungsgetränks aus dem Hause der Coca-Cola Company[24].

---

[23] Vgl. Henkel 2019.

[24] Deutsche Hauptstelle für Suchtfragen e. V. 2023.

Eine für die Epoche typische Intention der Rauschmittelkonsumenten war, die eigene Kreativität durch Rauschzustände zu beleben oder zu wecken – die Droge wurde zur verhängnisvollen Muse. Viele Künstler der „Belle Époque" griffen zu Drogen, man denke an Post-Impressionisten à la Vincent van Gogh oder Henri de Toulouse-Lautrec (1864–1901), aber auch Literaten wie F. Scott Fitzgerald (1896–1940) oder Ernest Hemingway (1899–1961) waren bekannte Abhängige. Das Modegetränk der Zeit war der Absinth, eine grünliche Wermutspirituose mit dem halluzinogenen Wirkstoff Thujon, deren wahrnehmungsverzerrende Wirkung heutzutage allerdings eher der unsauberen Alkoholherstellung denn dem Thujon selbst zugeschrieben wird[25]. Neben den Genannten war Oscar Wilde (1854–1900) ein bekennender „Absintheur"[26], und mit steigender Beliebtheit wurden die Folgeschäden durch die „grüne Fee" derart häufig, dass Mediziner ein eigenes Syndrom, den durch epileptische Krampfanfälle, Aggressivität und Delir gekennzeichneten „Absinthismus", definierten[27]. Im Lichtspiel fand dieser Trend mehrfach Erwähnung, zuerst in dem kurzen *Revolver et absinthe* (FR 1902, Georges Mandel), in dem ein Mann vor der Entscheidung steht, zwischen einem Glas Absinth und einem Revolver zu wählen – eine clever inszenierte Anspielung auf die Letalität von Absinth.

Ein Maler (siehe Abb. 2.7) aus *The Devil's Needle* (USA 1916, Chester Withey) greift ebenfalls zur Droge, in diesem Fall zu Opiaten, um seine Inspiration sprudeln zu lassen. Das berüchtigte Werk *Narcotica* (AT 1924, Leopold Niernberger), ein recht drastischer Mix aus Spiel- und Lehrfilm, präsentiert u. a. einen Artisten, der dem Kokain verfällt. *Narcotica* imponiert mit vielen medizinischen Fakten, webt ein Handlungsnetz aus mehreren süchtigen Figuren, deren Geschichten vornehmlich dem Zwecke der Abschreckung zu dienen scheinen. Dieser Aspekt führt oft zu derart drastischen Bildern, dass der Verdacht aufkommt, diese seien geschaffen worden, um Schaulust zu wecken und zahlendes Publikum anzuziehen. Bemerkenswert ist die Therapieoption, die am Ende des Werkes aufgezeigt wird: Die Droge wird in sukzessive reduzierten Dosen ausgeschlichen, um die Qual des kalten Entzugs zu lindern. Ein Vorgehen, das moderne Substitutionsbehandlungen vorwegnimmt, die erst ab 1937 mit der Synthese von Methadon Eingang in die medizinische Routine erhielten[28].

Das Suchtkino brachte aber auch Meilensteine des internationalen Films hervor: *Körkarlen* (SW 1921, Victor Sjöström), in dem sich ein Obdachloser zu Tode trinkt und fortan als Fuhrmann im Jenseits fungieren muss (siehe Abb. 2.8), ist ein Klassiker des schwedischen Kinos. *Mat* (UdSSR 1926, Wsewolod Illarionowitsch Pudowkin) inszeniert im Stile des russischen Montagekinos einen gewalttätigen,

---

[25] Hebbelmann 2016.

[26] Frankenburg 2010, S. 309.

[27] Radulovic 2010, S. 15.

[28] Gerlach 2004.

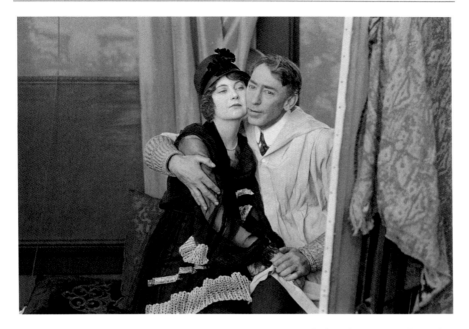

Abb. 2.7 Der Maler umarmt eine ehemalige Kriegsschwester, die ihm das Rauschgift empfahl.
(Aus: *The Devil's Needle*)

rüpelhaften Familienvater, *El puño de hierro* (MEX 1927, Gabriel García Moreno) lässt einen jungen Mann in die Fänge eines skrupellosen Drogendealers geraten und *Mutter Krausens Fahrt ins Glück* (D 1929, Phil Jutzi) komponiert ein Drama um soziale Missstände und Alkoholmissbrauch. Alle drei Werke gelten heute als kanonisch für das jeweilige nationale Kino.

I Opiumets Magt (DK 1918, Robert Dinesen) mag den Sprung zum „unsterblichen" Klassiker nicht ganz geschafft haben, zeigt dennoch eine Instrumentalisierung von Drogen, die uns später erneut begegnen wird: Drogen als Waffe. Im Falle von Dinesens Werk trachtet ein verschuldeter Graf nach einer Erbschaft und treibt einen depressiven Familienpatriarchen, der den Tod seiner Tochter betrauert, absichtlich in die Abhängigkeit, infolgedessen dieser an der Trunksucht verendet. Die Vulnerabilität durch das Verlusttrauma wird hier skrupellos ausgenutzt, das Verbrechen fliegt jedoch auf und der Erbschleicher wird seiner gerechten Strafe zugeführt.

Saba (UdSSR 1929, Micheil Tschiaureli) kann nicht mit der cineastischen Qualität von Pudowkins Werken mithalten, ist aber ebenfalls artistisch geschnitten und metaphorisch aufgeladen. Im Stile der russischen Schule zeigt der Regisseur mit expressiver Bildsprache die gewohnt rasant-kraftvollen Montageszenen, die insbesondere in furios geschnittenen Sequenzen häuslicher Gewalt ihre volle Kraft entfalten. Der Trinker, hier ein Tram-Fahrer, zischt seiner Ehefrau „Verschwinde!" entgegen, als sie den Familienvater aus einer Bar nach Hause holen will. Die

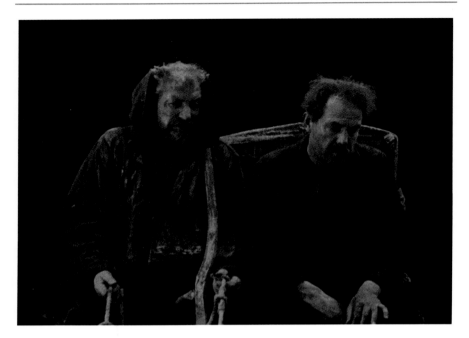

Abb. 2.8 Der Trunkenbold wird in seine neue Berufung als Fuhrmann eingeführt. (Aus: *Körkarlen*)

Suchtkarriere schreitet rasant fort: Nach dem unvermeidlichen Jobverlust folgt die Verzweiflungstat – eine Amokfahrt mit seiner ehemaligen Tram. Er kommt vor Gericht, wird aber freigesprochen, primär dank prokommunistischen Gedankenguts. Interessanter Nebenaspekt: Viele Szenen zeigen hitzig geführte Debatten um „nicht schädlichen" Konsum, was trefflich verdeutlicht, wie stark Alkoholkonsum zugleich als Tradition bzw. Teil kultureller Identität gesehen wurde.

2.6   Die Rolle der Medizin und des Psychiaters

> *„Der Unterschied zwischen den Psychiatern und den anderen Geistesgestörten, das ist etwa das Verhältnis von konvexer und konkaver Narrheit"* Karl Kraus (1874–1936)[29]

Drogen waren ein nahezu omnipräsenter Topos des frühen Kinos, dennoch spielen Ärzte und die Medizin eine marginale Rolle. In lediglich 15 der über 80 Werke nimmt man das medizinische System überhaupt in Anspruch, und nur zwei davon

---

[29] Zit. n. Liegler 1920, S. 347.

können als eine positive Darstellung identifiziert werden. Die psychiatrischen Institutionen gleichen oft einem Horrorkabinett, in denen die „Insassen" scheinbar regelhaft mit Inbrunst gequält werden. Ärzte sind Dealer (*The Worldly Madonna* [USA 1922, Harry Garson], *El puño de hierro*), Hochstapler (*Greed* [USA 1924, Erich von Stroheim]), selbst abhängig (*Opium* [D 1918, Robert Reinert], *High and Dizzy* [USA 1920, Hal Roach]) oder schlicht inkompetent (*A Chapter in her Life* [USA 1923, Lois Weber]). Kurios, aber passend zum fortschrittskritischen Geist der Zeit: Nicht-medizinische Heilungen, acht Mal zu eruieren, überraschen als omnipotent. Gleich sechs Mal kann Gottes Segen eine Restitutio ad integrum herbeiführen, zwei Mal wird sie durch Flucht ins idyllische Landleben bewerkstelligt – eine Anklage an Säkularisierung und Urbanisierung. Was als eine Diffamierung der Ärzteschaft der Zeit einzustufen ist, hat durchaus eine Entsprechung im Zeitgeist: Das damals hinsichtlich der Suchtentstehung vorherrschende „moralische Modell", das Abhängigkeit als Schwäche des Willens interpretierte, sah Prävention (worunter damals primär Restriktion verstanden wurde) und sozialen Halt (auch durch Religion) als primäre Optionen im Kampf gegen die Abhängigkeit. Mediziner schienen also überflüssig, was diese Filme anschaulich widerspiegeln[30].

2.7   Der subversive Rauschfilm

„*Kultur ist ein sehr dünner Firnis, der sich leicht in Alkohol auflöst.*" Aldous Huxley (1894–1963)[31]

Aldous Huxley (1894–1963), Autor des berühmten Romans „Brave New World" (1932), attestierte dem Alkohol mit diesem Zitat die Fähigkeit, unsere fragile Kultur aufzuweichen und ins Chaos zu stürzen. Was als Warnung vor der destruktiven Kraft der Trunksucht intendiert war, wurde von der Slapstickkomödie umgekehrt, das Tohuwabohu wurde Ziel und der Alkohol erneut als Waffe zur Subversion instrumentalisiert. Das Umsturzbestreben richtete sich gegen die Eliten, soziale Strukturen, Exekutive, Judikative wie Legislative. Kurz: Gegen die Gesellschaft als Ganze. Bei einem Wunsch nach Chaos ist der Bezug zum Dadaismus naheliegend, nannten dessen Vertreter ihre Kunst „reinen Unsinn"[32], was die groteskabsurden Handlungen der Slapstick-Streifen vortrefflich umschreibt. Die Filmgeschichtsschreibung ging so weit, das Genre als Vorwegnahme des 1920 aufgestellten Dada-Manifests von Tristan Tzara (1896–1963) zu interpretieren[33]. Der Wunsch

---

[30] Lewington 1979, S. 22.

[31] Zit. n. Harenberg Lexikon der Sprichwörter u. Zitate 2002, S. 686.

[32] Howarth 1995, S. 218.

[33] Gregor u. Patalas 1976, S. 34.

nach einem Dasein ohne Herrschaft – der Anarchie – und regellosem Chaos – der Anomie – macht den Slapstick also zum dadaesken Revoluzzer-Kino.

Das anarchisch-anomische Leitmotiv, gepaart mit dem Nonsens derber Komik, fand sich auch bei den Surrealisten wieder. Der Journalist und Schriftsteller Robert Desnos (1900–1945), ein Dichter und Theoretiker, der u. a. für die surrealistische Zeitschrift „La revolution surrealiste" schrieb, stellt in folgendem Zitat aus seinem Artikel „Mack Sennet: Liberator of Cinema" die geistige Verbindung zum Surrealismus bzw. der Traumlogik her: „Wir kennen die Verrücktheit der Märchen und jener Träume, die von der Welt verachtet werden und denen die Welt doch das Köstliche im Leben verdankt"[34].

Die Absurdität der Filmburleske, die den Logos bzw. die Vernunftmaxime ihrer Zeit torpediert, entfaltet sich zu einem Nissen -nihilistischen Aufbegehren gegen die Naturwissenschafts- und Kausalitätsgläubigkeit der industrialisierten Gesellschaft. Auch die Technisierung wird aufs sprichwörtliche Korn genommen, man denke an Buster Keaton (1895–1966) und seine nie enden wollenden Querelen mit störrischen Maschinen, Erfindungen und Technik. Dramaturgisch werden die subversiven Spektakel regelhaft mit typischen Figurenkonstellationen entworfen: Eine Figur, häufig der Unterschicht entstammend, konsumiert Alkohol und wagt beflügelt durch diesen ein Aufbegehren – zumeist nachdem es nüchtern scheiterte bzw. die nötige Courage fehlte – gegen gesellschaftlich Bessergestellte. Dies kann schlicht ein wohlhabender Mitmensch sein, dessen Ehefrau für den Neider nicht erreichbar scheint, aber auch ein Polizist, Richter oder Offizier.

Wahrscheinlich erstmalig flackerte das alkoholinduzierte Aufbegehren in *Max victime du quinquina* (FR 1911) über die Leinwand. Regisseur und Hauptdarsteller Max Linder (1883–1925) ist kein Unbekannter, im Gegenteil, sein Œuvre wird als die bedeutendste Errungenschaft des frühen französischen Films gefeiert[35]. Im Film wird Wein zur Medikation gegen Müdigkeit verschrieben (von einem Arzt), was Linders Figur ungeahntes Selbstbewusstsein und Auftreten verleiht. Nun wird er als bedeutender Mann gesehen bzw. verkannt und bietet Institutionen wie der Polizei, hohem Militär sowie einem Botschafter Paroli.

Charlie Chaplin (1889–1977) muss sich in *Mabel's Married Life* (USA 1914, Mack Sennett) erst mehrfach Mut antrinken, um eine Frau vor einem adrett gekleideten Salonlöwen zu verteidigen (siehe Abb. 2.9). Ähnlich ergeht es Chaplins Figur in *His Favorite Pasttime* (USA 1914, George Nichols), die einen Sturztrunk benötigt, und einem wohlhabend erscheinenden Tennisspieler die Partnerin auszuspannen. Der Tramp zieht den Kürzeren und kann seine Wut nur an einer – freilich im Outfit eines reichen Country Club-Jockeys gekleideten – Schaufensterpuppe auslassen. Erfolg verspricht die Subversion durch Alkohol also nicht in jedem Fall. In *A Night Out* (USA 1915, Charles Chaplin), als der Mime schon so erfolgreich

---

[34] Zit. n. Vogel 2000, S. 64.
[35] Gregor u. Patalas 1976, S. 16.

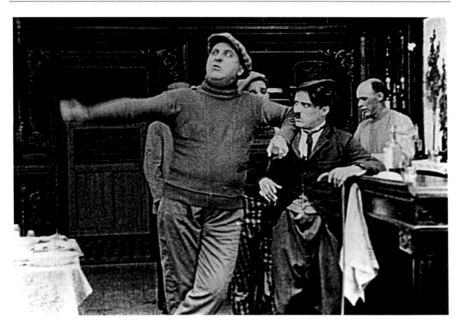

Abb. 2.9 Chaplin schaut skeptisch auf seinen körperlich überlegenen Widersacher. (Aus: in *Mabel's Married Life*)

war, dass er seine Filme selbst schrieb und drehte, führt das volltrunkene Aufbegehren gegen den Oberkellner zur völligen Zerstörung einer Luxushotellobby
(siehe Abb. 2.10). Noch ein vorerst letztes Mal betrunken sieht man ihn in *One
A.M.* (USA 1916, Charles Chaplin). Im Vollrausch kommt er in seinem Domizil an
und begegnet allerlei technisch-modernem Schnickschnack, der den Weg in sein
Schlafzimmer unmöglich werden lässt: Ein eigenwilliger Drehtisch, automatisch
nachgebende Treppenstufen und eine Wanduhr, deren massives Pendel eine besondere Affinität für das Gesicht des Trunkenen zu haben scheint. Was harmlos-
amüsant erscheint, ist zugleich eine Kritik an der Urbanisierung bzw. Technisierung, die der Regisseur in seinem Langfilm *Modern Times* (USA 1936, Charles
Chaplin) erneut in den Fokus rückte.

Doch wieso mied einer der bekanntesten Schauspieler und Regisseure das
Thema Alkohol in den kommenden Jahren? Aufschluss gibt der Vorspann seines *The Cure* (USA 1917, Charles Chaplin): Der Alkoholismus hatte 1917 in
den USA bereits beängstigende Ausmaße angenommen, sodass Chaplin und die
Produktionsfirma Mutual überzeugt waren, dass ihr Publikum einen Alkoholiker
aus der Arbeiterklasse kaum noch zum Lachen finden würde. Die Realität hatte
den Slapstick-Film eingeholt und das Lachen verstummte. Ein eindrucksvolles
Beispiel, das verdeutlicht, wie dünn die Trennlinie zwischen Komödie und Tragödie beschaffen ist.

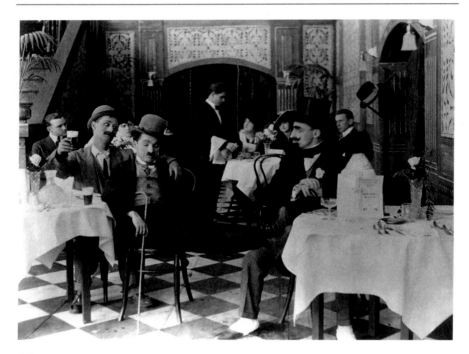

Abb. 2.10 Chaplin und sein Trinkkumpane bereiten die Zerstörungsorgie mit ausreichend Alkoholia vor. (Aus: *A Night Out*)

Andere Produktionsstudios und Filmemacher sorgten sich weniger um diesen Umstand, wie *Good Night, Nurse!* (USA 1918, Roscoe Arbuckle) beweist. Hier glaubt ein alkoholkranker, übergewichtiger Spaßvogel einer zwielichtigen Werbeanzeige, die Bahnbrechendes verspricht: „New Discovery – Alcoholism beaten by science. Dr. Hampton's simple operation cures you of drink for good! For more information call the No Hope Sanatorium". Im bedeutungsschwer benannten Kurheim angekommen, hausend im nicht weniger suspekten Zimmer 13, widerfährt dem Hilfesuchenden eine Tortur, die mit einem blutverschmierten, Hackebeil tragenden Chirurgen ein entsprechendes Finale bietet. Der junge, später Ruhm erlangende Buster Keaton gibt den Schlächter-Chirurgen.

The Fly Cop (USA 1920, Mort Peebles, Larry Semon und Norman Taurog) lässt einen Polizisten, der eine gestohlene Halskette sichern will, an eine übermächtige Verbrecherbande geraten, die ihn ohne große Anstrengung auf die Straße prügelt. Als der Freund und Helfer aus Versehen „DOPE" – vermutlich Kokain – einatmet, wendet sich das Blatt und vom Rausch beflügelt schlägt er die Übermacht in die Flucht.

Der Komödiant Harold Lloyd (1893–1971) schafft es in *Get Out And Get Under* (USA 1920, Hal Roach) sogar, sein liegengebliebenes Auto mit Opium „wiederzubeleben", nachdem er die vitalisierende Wirkung bei einem Süchtigen beobachten konnte. Im Universum des subversiven Alkohol-Slapsticks wird das Rauschmittel omnipotent. In *High and Dizzy* (USA 1920, Hal Roach) gibt Lloyd einen jungen Arzt, der beim Leeren eines Bierkastens assistiert, dessen Flaschen zu platzen drohen. Auch hier fehlt die fast obligatorische Streiterei mit der Polizei nicht, die von den Trunkenen gewohnt souverän gemeistert wird.

Buster Keaton, der Stoiker unter den Komikern, war aufgrund seiner spärlichen Mimik auch als „Stoneface" bekannt. Im Episodenfilm *Three Ages* (USA 1924, Buster Keaton und Edward F. Cline) sieht man den „Mimiklosen" im Restaurant dem Alkohol frönen – unfreiwillig allerdings, da die Getränke vertauscht wurden. Aber auch dieses Malheur gibt dem unabsichtlich Betrunkenen genug Mut zum Wagnis, eine Dame am anderen Tisch zu erobern. Unglücklicherweise ist diese in männlicher Begleitung, die sich wenig begeistert von Busters Avancen zeigt. Er wird immer wieder zurückgewiesen, trinkt aber weiter Hochprozentiges und die Annäherungsversuche werden immer dreister. Doch in diesem Fall rächt sich der Konsum: Noch bevor er dem sozial Besserstehenden erneut die Stirn bieten kann, schläft er sternhagelvoll ein. Sein Widersacher allerdings, noch verärgert über die Turtelei mit seiner Herzensdame, entscheidet sich dazu, den Schlafenden unsanft mittels eines Faustschlags aus dem Schlummer zu reißen. Keaton litt, wie auch D. W. Griffith, selbst an einem Alkoholproblem, das seine brillante Karriere vorzeitig beendete[36].

Harry Langdon (1884–1944), dessen Leinwandfigur der Keatons sehr ähnlich war, musste schon in *Feet of Mud* (USA 1924, Harry Edwards) seine Schwester aus einer Opiumhöhle retten. Zwei Jahre später schlägt er in seinem Langfilm *The Strong Man* (USA, Frank Capra) eine Schwarzbrennerbande mithilfe eines Priesters in die Flucht, hier jedoch ohne die Hilfe des Alkoholrausches. Was der Film aber verdeutlicht: Alkohol und eine gesunde Gesellschaft werden als gegenläufige Prinzipien etabliert, denn der Alkoholkonsum bzw. die Brennerbande werden als Metapher für Gottlosigkeit, Werteverfall und fortschreitende Säkularisierung verwendet, was vereinfacht als konservative Sichtweise auf die Modernisierung zusammengefasst werden könnte. Verfechter dieser Perspektive in Frank Capras (1897–1991) Werk ist ein glaubensfester protestantischer Priester, der die Kleinstadt vor dem Untergang bewahrt.

Der „Subversive Rauschfilm" ist also eine besondere, bis dato weder erkannte noch erforschte oder ausreichend wertgeschätzte Strömung des frühen Films, die nicht nur illustriert, wie selbst kleinste, vermeintlich alberne Filmchen wichtige Tendenzen der soziokulturellen Realität zu spiegeln vermochten, sondern auch aufzeigt, wie die zahlreichen wohlbekannten Gefahren des Alkohols nebensächlich werden, sobald die Not des „armen Mannes" zu groß ist – insbesondere, wenn das schädliche Gebräu ein Entkommen aus Gefühlen der Minderwertigkeit und der Unterdrückung verspricht: Rausch als Utopia des Proletariats.

---

[36] Tichy 1983, S. 89.

2.8   Suizid – Stummes Sterben

„Das einzige entscheidende Argument, welches zu allen Zeiten die Menschen abgehalten hat, ein Gift zu trinken, ist nicht, daß es tötete, sondern, daß es schlecht schmeckte." Friedrich Nietzsche (1844–1900)[37]

Die Frage, ob Selbstmord, erweiterter Suizid oder der Wunsch nach Sterbehilfe per se etwas Pathologisches darstellen, ist auch heute noch Ausgangspunkt zahlloser ethischer Debatten, deren Komplexität den Rahmen dieser Arbeit überschreiten wurde. In jedem Fall ist Suizid oft Ausdruck endloser Verzweiflung und in seiner Irreversibilität ein Tabuthema, was in vielen Ländern und Religionen zu gesetzlichen bzw. moralischen Verboten führte. Den Freitod einem bestimmten medizinischen Fachgebiet zuzuordnen, wird stets scheitern, denn der Patientenwunsch nach Beendigung des eigenen Lebens kann grundsätzlich jeder Medizinerin und jedem Mediziner begegnen: schwerkranke Patienten, jene, die sich plötzlich mit schweren körperlichen oder geistigen Behinderungen konfrontiert sehen oder von anderen Schicksalsschlägen überwältigt werden. Insbesondere schwer depressive und wahnhafte Menschen sind gefährdet, weshalb das Thema im Rahmen der Psychiatrie besprochen wird. Suizidalität kann demnach jeden Menschen treffen und bedenkt man die hohe Zahl erfolgreicher Selbsttötungen – alle 40 s ereignet sich weltweit ein Suizid[38] – wundert es wenig, dass schon das frühe Kino zahlreiche suizidale Figuren abbildete[39]. An dieser Stelle sei auf ein besonderes Exklusionskriterium für die Werkauswahl hingewiesen, das nur für den Suizidfilm galt: Shakespeare-Adaptionen wurden nicht umfassend berücksichtigt, da die Anzahl der Adaptionen enorm ist und an anderer Stelle ausführlich abgehandelt wurde[40]. Exemplarisch seien hier mit *Marc'Antonio e Cleopatra* (IT 1913, Enrico Guazzoni), *Romeo und Julia im Schnee* (D 1920, Ernst Lubitsch), *Hamlet* (D 1921, Svend Gade und Heinz Schall) und *Othello* (USA 1922, Dimitri Buchowetzki) besonders sehenswerte Produktionen angeführt, die einen erstklassigen Einstieg in die Welt von Shakespeares lebensmüden Figuren bieten.

Trotz Ausschlusses des „Bard of Avon" ließen sich 78 Werke mit Suiziden oder suizidalen Figuren identifizieren. Will man diese enorme Anzahl an Filmen übersichtlicher gestalten, ist die Auffächerung in Suizidursachen hilfreich, die sich grob in acht ätiologische Klassen einteilen lassen: Mit 22 Filmen ist der Liebeskummer (1) Spitzenreiter unter den kinematografischen Selbstmordgründen und lässt sich insbesondere im Genre der Komödie verorten, wo der wiederholt gescheiterte Suizidversuch vom zur Tat unfähigen Tor zum Klischee avancierte.

---

[37] Nietzsche 2016, S. 273.

[38] Thieme.de 2014.

[39] Henkel 2020.

[40] Ball 1968.

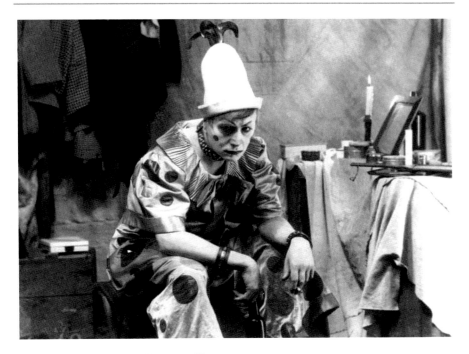

Abb. 2.11 Der depressive Clown aus *Klovnen*

Amors Pfeile waren aber auch in ernsteren Produktionen giftig: *A Woman of Paris* (USA 1923, Charlie Chaplin) lässt eine Frau vom Lande im Moloch Paris des Lebens müde werden, das Nachtleben der Großstädte treibt die Protagonisten in *Mid-Channel* (USA 1920, Harry Garson) oder *Piccadilly* (UK 1929, Ewald André Dupont) zum Äußersten, in *Klovnen* (DK 1926, A. W. Sandberg) flackert der zum Stereotyp gewordene suizidale Clown (siehe Abb. 2.11) über die Leinwand und auch anspruchsvolle Kunstfilme wie *Der müde Tod* (D 1921, Fritz Lang) lassen die Liebe zur unerträglichen Qual werden.

Der fremdbestimmte Suizid (2), ob mittels Hypnose, Manipulation oder Psychoterror, gibt Einblick in die Welt der Sadisten, Misanthropen und Manipulatoren. *A Fool There Was* (USA 1915, Frank Powell) – frei nach Rudyard Kiplings (1865–1936) Gedicht „The Vampire" – popularisierte das Rollenschema des „Vamps"[41], der seine männlichen Opfer finanziell und emotional „aussaugt", bis nur eine depressive Hülle der Verehrer übrig bleibt. Erschütternder ist der Leidtragende in *Poil de carotte* (FR 1925, Julien Duvivier): Ein kleiner Junge wird von

---

[41] Klepper 2005, S. 45.

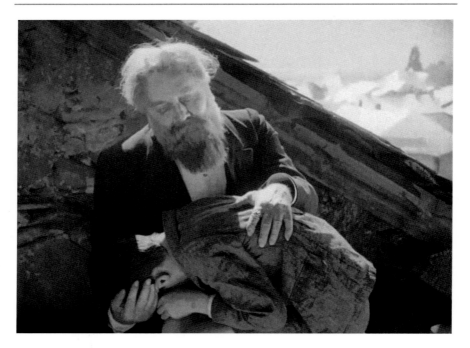

Abb. 2.12 Der emotionale Zusammenbruch des suizidalen Jungen aus *Poil de carotte*

der eigenen Mutter derart gemobbt und terrorisiert, dass er den Strick als einzigen
Ausweg sieht (siehe Abb. 2.12).

Die Trauerreaktion nach Todesfall (3) lässt in *Broken Blossoms* (USA 1919, D.
W. Griffith) einen chinesischen Einwanderer seiner Frau in den Tod folgen (siehe
Abb. 2.13), weil er dem unerbittlichen Leben der Großstadt allein nicht gewachsen
ist. Einen Tod mit Todesfolge in mythologischem Setting zeigt *Die Nibelungen* (D
1924, Fritz Lang), in dem Brunhild nach Siegfrieds Tod freiwillig aus dem Leben
scheidet. Sozialer Gesichtsverlust (4), ob wegen politischer Fehltritte (*L'Affaire
Dreyfus* [F 1899, Georges Méliès]) oder religiöser Schande – etwa, wenn sich in
Sadie Thompson (USA 1928, Raoul Walsh) ein Reformator in eine „Gottlose" verliebt – lässt die Filmfiguren ebenfalls nach dem eigenen Tode trachten. In einigen
Fällen kommt der Selbstmord sogar gelegen, wenn Verbrecher (5) gestellt und die
Delinquenten mit ihren Taten konfrontiert worden sind, wie der manische Bösewicht aus *Spione* (D 1928, Fritz Lang) oder der Mörder aus *The Ocean Waif* (USA
1916, Alice Guy-Blaché), die ihrer Strafe durch Suizid zuvorkommen. Auch das
drohende Verbrechen treibt die Figuren zum Äußersten: Um einer Vergewaltigung
zu entgehen, entscheidet sich eine wehrlose Frau in *The Prairie Pirate* (USA
1925, Edmund Mortimer) für den Freitod.

Weniger häufige Gründe sind ökonomisches Elend (6), eindringlich zur Schau
gestellt in *Mutter Krausens Fahrt ins Glück* (D 1929, Phil Jutzi), oder die Selbst-
aufopferung (7), die in Form des wahrscheinlich ersten Selbstmordattentäters der

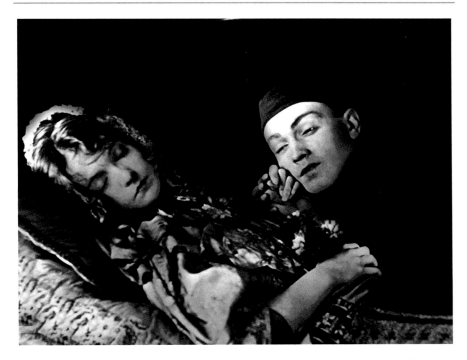

Abb. 2.13   Der Immigrant trauert um seine verblichene Gattin. (Aus: *Broken Blossoms*)

Kinogeschichte in *The Ace of Hearts* (USA 1921, Wallace Worsley) auf die Leinwand kam. Krankheit bzw. Medizin (8) stellt die letzte Ätiologie für freiwilliges
Ableben dar. Zumeist ist die Sucht ursächlich: ob zur Leistungssteigerung miss-
brauchte Aufputschmittel in *Laster der Menschheit* (D 1927, Rudolf Meinert),
zur Bewältigung des Großstadtlebens konsumiertes Opium in *The Pace That
Kills* (USA 1927, Norton S. Parker und William O'Connor) oder indirekt durch
Medikamente in *If My Country Should Call* (USA 1916, Joseph De Grasse) induziert. *Death Marathon* (USA 1913, D. W. Griffith) prangert als erster und im
stummen Kino einziger Film das pathologische Spielen als Motiv an. Wie reali-
tätsnah die Darstellung psychiatrischer Krankheiten als häufige Suizidursache gewesen sein könnte, zeigt eine aktuelle Studie, die z. B. eine Prävalenz von 13 %
bei Frauen und 21 % bei männlichen Betroffenen für die Schizophrenie nachweisen konnte[42]. Der schon erwähnte *Dr. Mabuse, der Spieler* demonstriert, wie
die – vor allem zur Zeit der Entstehung beliebte – Therapiemethode der Hypnose
zur Induktion des fremdbestimmten Ablebens durch eigene Hand missbraucht

---

[42] Probert-Lindström 2020.

wird. In *Der Gang in die Nacht* (D 1921, F. W. Murnau) nutzt der Medicus sogar seine medizinischen Fähigkeiten, um einen Suizid zu erpressen.

Betrachtet man das Korpus des Suizidfilms in Gänze, fällt auf, wie häufig das Motiv der Urbanisierung aufkommt, stets negativ inszeniert, was erneut die Funktion des Kinos als Zeitzeuge unterstreicht. Auffallend ist darüber hinaus: Die meisten der Suizidenten stammen aus der Oberschicht (67/78), die lebensmüden Figuren werden auffallend empathisch und in positivem Lichte gezeichnet (57/78) und der Suizidversuch ist überwiegend von Erfolg gekrönt (62/75). Der Sprung aus großer Höhe ist die Methode der Wahl mit 18 Versuchen, dahinter reiht sich mit 15 Versuchen die Pistole ein, fast immer von männlicher Hand abgefeuert (12/15). Gifte, Drogen und Medikamente werden am dritthäufigsten missbraucht, wobei sich besonders der Gifttod als eine weibliche (7/8) Präferenz präsentiert.

Und der Arzt? Wie schon beim Suchtfilm glänzt der Mediziner durch Abwesenheit und Irrelevanz. Wenn die Medizin überhaupt zurate gezogen wird – insgesamt nur zehn Mal – ist das Ergebnis lediglich in der Hälfte der Fälle hilfreich, in den restlichen Darstellungen agiert der Arzt eher schadend, teils gar böswillig – eine in jedem Falle höchst unvorteilhafte Repräsentation der Ärzteschaft.

2.9 Der Weimarer Suizidfilm

„Zivilisationen werden nicht ermordet, sondern begehen Selbstmord." Arnold J. Toynbee (1889–1975)[43]

Wie deutlich historische Ereignisse und deren gesellschaftliche Folgen sich in der Filmkunst spiegeln, wird augenscheinlich, wenn man die grafisch-statistische Aufarbeitung (siehe Abb. 2.14) der Suizidfilmchronologie betrachtet: Aufgefächert nach Erscheinungsjahren, fallen deutliche Produktionspeaks um die Jahre 1914/15, 1919–21 und 1928/29 auf.

Die erste dieser filmischen Suizidspitzen ließe sich mit der großen Misere des Ersten Weltkriegs erklären, letzterer trefflich durch die verheerende Weltwirtschaftskrise zum Ende der 1920er Jahre, die nahezu den gesamten Globus ins Elend stürzte. Der Anstieg um 1920 scheint jedoch nebulöser, globale Katastrophen wie die oben genannten sind schwer aus der Zeitgeschichte herzuleiten. Zwar wütete die Jahrhundertpandemie der Spanischen Grippe zu dieser Zeit katastrophal, es erscheint aber unwahrscheinlich, dass Menschen sich reihenweise in den Tod stürzten, um dem Tode durch die Grippe zu entgehen. Untersucht man die Filme nach Produktionsländern aufgeteilt, zeigt sich zudem, dass die Ursache ein nationales, kein global wirkendes Phänomen sein muss: Der Peak um 1920 imponiert durch deutsche Dominanz, gleich 8 der insgesamt 15 deutschen Produktionen in über 30 Jahren akkumulieren sich in dieser Vierjahresspanne. Doch was passierte in Deutschland während dieser Zeit?

---

[43] Zit. n Arthus-Bertrand 2009, S. 172.

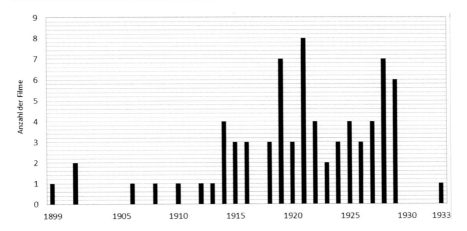

Abb. 2.14 Verteilung der Suizidfilme nach Erscheinungsjahr (n = 78)

Weshalb spiegelt das Filmschaffen eine suizidale Tendenz in der Gesellschaft, die das Ausmaß von Jahrhundertkatastrophen annimmt, gar übertrifft? Deutschland sah sich mit einer für deutschsprachige Gebiete neuen Regierungsart – der demokratischen Weimarer Republik – konfrontiert und wurde zugleich als großer Verlierer des Ersten Weltkriegs mit enormen Reparationen aufgrund des Kriegsschuldartikels 231 des Versailler Vertrages belegt; ein als infame Ungerechtigkeit empfundenes „Strafmaß". Es war aber nicht nur das Gefühl der ungerechten Behandlung durch die Siegermächte, es waren vor allem die Auswirkungen von Reparationen und Besatzung auf die Bevölkerung, die Elend und Chaos stifteten: Angriffe von extremen Rechten wie Linken, politische Hetze wie die Dolchstoßlegende, der berüchtigte Kapp-Putsch, die Alliierten-Besetzung des Ruhrgebiets mit ihren verheerenden Hungersnöten, der folgende Ruhraufstand, dramatische Hyperinflation und dazu noch systematischer Terror durch paramilitärische, terroristische Vereinigungen wie der Organisation Consul. Kurz: Die neue Regierung schien zu versagen, Versprechen einer besseren Zukunft leer und die Aussicht auf Veränderung zum Besseren utopisch.

Kino zeigt demnach die gesellschaftlichen Auswirkungen zeithistorischer Zäsuren, insbesondere wenn man über die Einzelfilmanalyse hinausgeht. Deutlich überraschender erscheint aber, dass filmhistorische Entwicklungen die Rezeption zeithistorischer Ereignisse infrage stellen bzw. neubewerten können. Es ist sicher keine neue Erkenntnis, dass die frühen Krisenjahre der Weimarer Republik (1919– 1923) mit schweren Nöten für die Bevölkerung einhergingen. Attestiert man allerdings der Filmkunst die Fähigkeit, diese Stimmungen akkurat wiederzugeben, könnte der Anstieg an Suizidfilmen ein Hinweis darauf sein, dass die beschwerlichen Anfänge der neuen Republik eine ähnlich verheerende Wirkung auf die Menschen hatten wie der Erste Weltkrieg und der Börsencrash von 1929. Ebenso ist es möglich, in den Zahlen ein Nachhallen der Schrecken des Ersten Weltkriegs zu sehen, die sich mit den Turbulenzen der jungen Republik zu einer „suizidalen Grundstimmung" summierten.

Dies sind gewiss hypothetische Folgerungen, deren zugrunde liegenden Daten mit weiteren historischen Quellen in Relation zu setzen sind. Dennoch: Der Weimarer Suizidfilm ist eine bis dato nicht erforschte, aber zugleich einzigartige Filmströmung, deren Entdeckung zu intensiverer Forschung und Analyse einlädt.

2.10 Traum, Traumdeutung und surrealistisches Filmschaffen

„Schaun und Scheinen ist nur Schaum, nichts als Traum in einem Traum!" Edgar Allan Poe (1809–1849)[44]

Der Vollständigkeit halber soll an dieser Stelle auch angerissen werden, wie Träume im Film der Zeit repräsentiert wurden. Träume per se sind weder pathologisch noch ein zentraler Aspekt medizinischen Alltags. Doch um 1900 – was auch das Erscheinungsjahr der „Traumdeutung" aus der Feder Sigmund Freuds war – erhielt das wissenschaftliche und gesellschaftliche Interesse am Thema Aufwind. Dies schlug sich in einer schier unüberschaubaren Anzahl an Traumfilmen nieder: allein zwischen 1895 und 1906 sind 26 Filme mit Traumdarstellungen nachzuweisen[45], medizinische Relevanz haben diese Filme allerdings kaum. Mit steigender Popularität der Psychoanalyse wagten sich aber mehr und mehr Regisseure an die freudianische Art, Traumgeschehnisse zu interpretieren, dementsprechend an die kinematografische Darstellung psychoanalytischer Diagnostik. Als besonders sehenswert seien hier *Un chien andalou* (FR 1929, Luis Buñuel und Salvador Dalí) mit der berüchtigten Szene des Auge spaltenden, phallischen Rasiermessers (siehe Abb. 2.15), *La Coquille et le Clergyman* (FR 1926, Germaine Dulac) oder *Le sang d'un poète* (FR 1930, Jean Cocteau) angeführt. Für den interessierten Leser sei auf die meisterhafte Traumsequenz aus Alfred Hitchcocks Tonfilm *Spellbound* (USA 1945) hingewiesen, die ebenfalls mit Hilfe von Salvador Dalí verwirklicht wurde.

2.11 Hypochondrie und Simulation

„Man könnte auch die Hypochondrie die Eitelkeit des Befindens nennen." Ernst von Feuchtersleben (1806–1849)[46]

---

[44] Zit. n. Schulze 2015, S. 57.

[45] Martinelli 2006.

[46] Von Feuchtersleben 1846, S. 115.

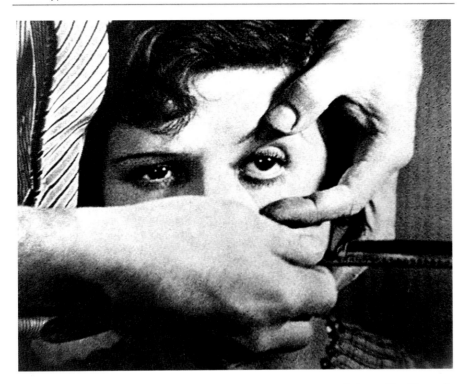

Abb. 2.15 Das symbolische Rasiermesser droht das Auge der Protagonistin aus *Un chien anda-lou* zu spalten

Das Fachgebiet der Psychosomatik wurde in Deutschland erst 1992 offiziell in die medizinische Weiterbildung integriert, und doch findet sich schon knapp 100 Jahre zuvor in Filmproduktionen jene Pathologie, die heute als typisches psychosomatisches Krankheitsbild gilt: die Hypochondrie. Der „eingebildete Kranke", in beiden Fällen durch Harold Lloyd verkörpert, wird sowohl in *Why Worry?* (USA 1923, Fred C. Newmeyer) als auch in *Oh, Doctor!* (USA 1925, Harry A. Pollard) als tollpatschiger aber liebenswerter Neurotiker charakterisiert, der seine Phobien und Ängste schließlich besiegen kann. Im Grunde eine (derbere) Vorwegnahme von Woody Allens (geb. 1935) Neurotiker-Rollen aus den 1970er und 1980er Jahren, die ihm den Oscar u. a. mit *Annie Hall* (USA 1977, Woody Allen) einbrachten.

Auch die Simulation wird im Kino amüsant auf Zelluloid gebannt. Die Komikertruppe „Our Gang" oder „The Little Rascals" (den deutschen Fernsehzuschauern als „Die kleinen Strolche" bekannt) suchen in *No Noise* (USA 1923, Robert F. McGowan) ein Krankenhaus heim, um mit einer fingierten Mandelentzündung reichlich leckeres Speiseeis abzugreifen. Die Ärzte durchschauen den Schwindel der Rasselbande und verängstigen die Kinder mit grauenvollen Diagnosen infolge übermäßigen Eiskonsums so sehr, dass die Bande freiwillig das Weite sucht. Hypochondrie und verwandte Pathologien, heute als ernsthafte Erkrankungen mit starkem Leidensdruck angesehen, waren vor knapp 100 Jahren primär zur Belustigung gut, wenn man dieser dünnen Datenlage Repräsentativität zugestehen will.

2.12   Inhärente Ambivalenz: Geringe ärztliche Relevanz bei gleichzeitiger Evolution der Therapieansätze

„So viel Mangel an Psychologie, an einfachstem Verständnis für den Menschen ist verhängnisvoll." Kurt Tucholsky (1890–1935)[47]

In Zusammenschau ist das Bild der Ärzteschaft im frühen „Psychiatriefilm" bestenfalls als ambivalent zu umschreiben, berücksichtigt man jedoch auch die vielen Werke, in denen Mediziner gar keine Rolle zugesprochen bekommen, wandelt sich es sich ins Negative. Das Fehlen impliziert Irrelevanz, Überflüssigkeit und Inkompetenz. Betrachtet man allerdings die gezeigten Therapien, wird schnell deutlich: Bei aller Skepsis gegenüber der Psychiatrie wurde das „Fachgebiet im Wandel" punktuell schon als ein modernes und wirkmächtiges gesehen – auch der Film transportierte jene unterschwellige Aufbruchsstimmung, von der schon die Rede war. Die frühesten Filme wie *Maniac Chase* inszenieren noch „Einfangen und Wegsperren" als Therapie der Wahl, andere Werke wie *Le Système du docteur Goudron et du professeur Plume* (FR 1913, Maurice Tourneur) zeichnen Anstalten als reinste Horrorkabinette[48]. Aber es gibt auch die Kehrseite der Medaille, wenn in *Bolnye nervy* eine neuartige Elektrokonvulsionstherapie und Charcot-Duschen verordnet werden, in *Anders als die Andern* (vgl. Abschn. 7.3) versucht wird, Homosexualität (vergeblich) mittels Hypnose zu heilen oder dieselbe in *Schatten* als Gruppenbehandlung erfolgreich bei Eifersuchtswahn angewandt wird. Besonders potent wird die Hypnose, wenn sie in verbrecherischer Intention genutzt wird, wie in *The Criminial Hypnotist* (USA 1909, D.W. Griffith), *Das Cabinet des Dr. Caligari* oder *Dr. Mabuse, der Spieler*. Darüber hinaus gibt es Gesprächstherapie, bei „Dr. Dippy" wird dazu sogar Kuchen gereicht. *Narcotica* nutzt diese Ambivalenz gar zum Vorteil: Gummizellen, Entstellte, kranke Kinder sowie Delirante, die in geschlossenen Einrichtungen randalieren, strapazieren das Bild der unmenschlichen Anstaltspsychiatrie, zugleich propagiert das Werk jedoch das Ausschleichen bzw. Abdosieren von Suchtmitteln als „humane" Therapiemethode.

Der späte Stummfilm *Geheimnisse einer Seele* (D 1926, G.W. Pabst), bei dem Freud selbst die Mitarbeit am Werk ablehnte[49], ist wahrscheinlich die erste Rein-

---

[47] Tucholsky et al. 1977, S. 72.

[48] Moving Picture World 1914.

[49] Wijdicks 2020, S. 122.

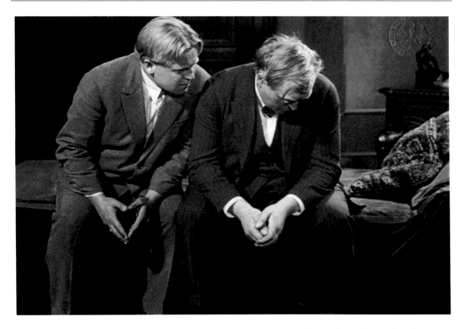

Abb. 2.16 Der Alptraum-Geplagte (rechts) schaut, im Angesicht seiner Taten, beschämt zur Seite. (Aus: *Geheimnisse einer Seele*)

form des Psychoanalysefilms. Hier wird ein Mann mit Messerphobie, der befürchtet, seine Frau zu erdolchen und unter schrecklichen Albträumen leidet, durch psychoanalytische Sitzungen von seinem Leiden geheilt (siehe Abb. 2.16). Die Filmgeschichtsschreibung nahm das Werk zwiespältig auf: „Propagandafilm" sagten die einen, „outstanding" urteilten die anderen[50], und die bekannte Filmhistorikerin Lotte Eisner (1896–1983) attestierte eine „Aura […] die allein der deutsche Expressionismus vermitteln konnte." Siegfried Kracauer (1889–1966) hob die psychoanalytische Akkuratesse hervor, stellte allerdings die kinematografische Qualität und Intention infrage: „saubere analytische Fallstudie" mit der „Kühle eines Experiments", das „weniger am eigentlichen Thema interessiert" sei[51].

Zuletzt sei *Le Mystère des roches de Kador* (FR 1912, Léonce Perret) vorgestellt, ein besonderes Werk, weil das Medium Film hier selbst zum Heilmittel avanciert. Was historisch eine Entsprechung in der „moralischen Therapie" Philippe Pinels (1745–1826) und Joseph Gastaldys (1741–1805) hat – Gastaldy nutze das Theater, um Katharsis mit therapeutischem Effekt zu erwirken – schafft *Kador*

---

[50] Pratt 1973, S. 383–386.

[51] Kracauer 1984, S. 180.

im Geiste dieser Vordenker mittels Filmvorführung. Das Kino heilt hier eine Frau mit posttraumatischer Amnesie – ein früher Entwurf der heute als Cinetherapie bekannten Heilmethode[52].

2.13 Summa summarum

„Die Seelenkunde hat manches beleuchtet und erklärt, aber vieles ist ihr dunkel und in großer Entfernung geblieben.“ Adalbert Stifter (1805–1868)[53]

Psychiatrie, medizinische Psychotherapie oder Pathologien, die heute ins Fachgebiet der psychosomatischen Medizin fallen, waren von großem Interesse für die Filmemacher des frühen Kinos. Selbst das breite Feld der Inneren Medizin – mit den damals wie heute hochrelevanten Infektionserkrankungen – schaffte es nicht so oft auf die Leinwand. Wie dargelegt, ist die Affinität der Regisseure zu psychiatrischen Topoi multifaktoriell bedingt: Umwälzungen und Neuerungen, insbesondere infolge der Theorien revolutionärer Mediziner wie Charcot oder Freud, stifteten Aufbruchstimmung, die durch ein Nebeneinander unterschiedlicher Theorien zugleich den Eindruck von Uneinigkeit, gar Chaos innerhalb des Fachgebietes erzeugte. Zudem boten Symptome und Krankheiten wie Wahn, Sucht oder der Burnout exzeptionelle dramaturgische Möglichkeiten: zum einen durch die düstere Prognose und einen Schleier des Selbstverschuldeten, der jene Leidenszustände umgab, zum anderen durch die hohe Prävalenz, die zu gesellschaftlichem Aufruhr führen kann, was an Extremmaßnahmen wie den Alkohol-Prohibitionen nachzuvollziehen ist.

Die Figur des Patienten wurde der Aura des Selbstverschuldeten zum Trotz regelhaft mit viel Verständnis, Nachsicht und Empathie gezeichnet – selbst im Falle der heute noch oft stigmatisierten Sucht oder des Suizids –, wohingegen die Darstellung der Ärzteschaft kaum positive Aspekte bietet. Die überwältigende Mehrzahl der Produktionen verzichtete gänzlich auf eine medizinische Intervention – ein indirektes Attest vermeintlicher Irrelevanz der Medizin – und selbst in den wenigen Fällen, in denen Mediziner zu Rate gezogen wurden, versagten oder schadeten sie ebenso so häufig, wie sie halfen. Dennoch darf dieses einseitige Bild nicht darüber hinwegtäuschen, dass vielen der Neuerungen und Innovationen in den spärlichen positiven Medizindarstellungen Rechnung getragen wurde: moderne Krankheitsbilder wie das Burnout-Syndrom wurden vorweggenommen, weniger bekannte Wahnbilder wie die Lykanthropie-Paranoia oder das Othello-Syndrom fanden Raum, seltenere Suchterkrankungen wie die Spielsucht wurden inszeniert und die Behandlungsansätze imponieren als fortschrittlich. Es wurden Hydro- und Elektrotherapien propagiert, Abhängigkeit wurde mittels Ausschleichens bzw. Vorwegnahme moderner Substitutionsbehandlung geheilt und

---

[52] Poltrum 2016, S. 111–114 u. 307–310.
[53] Zit. n. Laufhütte und Möseneder 2015, S. 412.

selbst Künste wie Literatur, Musik oder das Kino selbst avancierten zu potenten Therapeutika.

Darüber hinaus konnte gezeigt werden, dass der psychiatrische Stummfilm hervorragend als Zeitzeuge und Spiegel gesellschaftlicher Aspekte fungieren kann. Das staatliche Alkoholverbot, aufkommende Frauenrechtsbewegungen, künstlerische Strömungen, gesellschaftliche und politische Ideologien, aber auch große Zäsuren wie der Erste Weltkrieg oder die Weltwirtschaftskrise werden dem Publikum direkt und indirekt vermittelt. Selbst verkannte oder unterschätzte Ereignisse, Tendenzen und Ideologien – ein Loblied auf den Rausch im „Subversiven Rauschfilm", das unterschwellige Ressentiment gegenüber Blutprodukten im „Deutschen Transfusionshorror" oder die Pein der frühen Phase der Weimarer Republik im „Weimarer Suizidfilm" – können dank neu identifizierter Filmströmungen aus dem Korpus des Psychiatriefilms hergeleitet werden.

Das Subgenre überzeugt mit vielen Werken von höchster künstlerischer Qualität. Neben außergewöhnlichen unbekannten oder vergessenen Produktionen stehen avantgardistische Experimentalfilme und wahre Klassiker des internationalen Kinos, die alle ihren Beitrag zur Evolution und Revolution der Filmsprache leisteten. Über seine wissenschaftliche, insbesondere historische Relevanz hinaus, kann das Psychiatriekino somit selbst hohen kulturellen bzw. ästhetischen Ansprüchen genügen.

Literatur

1. Hadulla, Werner: Aphorismen: Ja, es gibt gute Menschen. Man muss uns nur entdecken. Markkleeberg 2013.
2. Henkel, Dennis: Maniacs and Lunatics – Die Psychiatrie und ihre Randbereiche im Stummfilm. In: Karenberg, Axel und Kathleen Haack (Hrsg.): Schriftenreihe der DGGN, Band 27. Würzburg 2021(a), S. 461–493.
3. Hurst, Fabienne: Bizarre Forschung – Showtime in der Nervenklinik, 22.01.2013: www.spiegel.de/einestages/jean-marie-charcot-und-die-hysterieforschung-inderpariser-salpetriere-a-951005.html (zuletzt aufgerufen am 29.01.2023).
4. Porter, Roy: Die Kunst des Heilens: Eine medizinische Geschichte der Menschheit von der Antike bis heute. Berlin 2007.
5. Blut, Tanja Catrin: Die nicht-kognitiven Aspekte der Hochbegabung. Selbstkonzepte von hochbegabten Erwachsenen. Wiesbaden 2020.
6. Henkel, Dennis: Wahn und Wahnsinn im Stummfilm – Psychose im frühen Kino (1902 – 1929) Poltrum, Martin, Bernd Rieken und Ulf Heuner (Hrsg.): Berlin 2022(a), S. 1–19.
7. Schneider, Irving: The theory and practice of movie psychiatry. Am J Psychiatry. 1987;144(8): 996–1002.
8. Hasan, Alkomiet, Peter Falkai, Isabell Lehmann und Wolfgang Gaebel: Clinical Practice Guideline: Schizophrenia. Dtsch Arztebl Int. 2020;117(24): 412–419.
9. Karenberg, Axel, Kathleen Haak und Ekkehardt Kumbier: Was ist Wahn – Und was ist Wirklichkeit? Das Cabinet des Dr. Caligari. In: Martin Poltrum und Bernd Rieken (Hrsg.): Seelenkenner Psychoschurken. Psychotherapeuten und Psychiater in Film und Serie. Springer 2017, S. 129–141.
10. Hurst, Matthias: Im kinematographischen Kabinett des Dr. Caligari. In: Schersche, Michael und Renate-Berenik Schmidt (Hrsg.): Fremdkontrolle. Ängste Mythen Praktiken. Wiesbaden 2015, S. 91–107.

11. Goethe, Johann Wolfgang von: Faust. Eine Tragödie von Goethe. München 1867.
12. Bauer, Axel W.: Die erste Bluttransfusion beim Menschen durch Jean-Baptiste Denis im Jahre 1667 aus medizinhistorischer Perspektive. Transfusionsmedizin. 2018;8(01): 33–39.
13. Eisner, Lotte: Die Dämonische Leinwand. Neue Auflage. Frankfurt am Main 1980.
14. Richie, Donald: A Hundred Years of Japanese film. Tokyo, 2005.
15. Strehle, Samuel: Zur Aktualität von Jean Baudrillard: Einleitung in sein Werk. Wiesbaden 2011.
16. Wulff, Hans Jürgen: Psychiatrie im Film. Münster: MakS Publikationen 1995.
17. Hocke, Gustav Rene: Verzweiflung und Zuversicht: zur Kunst und Literatur am Ende unseres Jahrhunderts. München 1974.
18. Seidler, Günter H.: Hysterie heute: Metamorphosen eines Paradiesvogels. Gießen 2001.
19. ICD-11: QD85 – Burnout: https://www.bfarm.de/DE/Kodiersysteme/Klassifikationen/ICD/ICD-11/uebersetzung/_node.html (zuletzt aufgerufen am 01.02.2023).
20. Beier, Brigitte: Harenberg Lexikon der Sprichwörter & Zitate. Dortmund 1997.
21. Bundesministerium für Gesundheit. Sucht und Drogen: https://www.bundesgesundheits-ministerium.de/themen/praevention/gesundheitsgefahren/sucht-und-drogen.html (zuletzt aufgerufen am 22.01.2023).
22. Marks, Martin und Scott Simons: Treasures III – Social Issues in American Film 1900–1934. San Francisco 2007.
23. Renggli, Rene und Jakon Tanner: Das Drogenproblem. Geschichte, Erfahrungen, Therapie-konzepte. Berlin 1994.
24. Henkel, Dennis: Silent Craving: Sucht und Drogen im Stummfilm (1890–1931) (= Kölner Beiträge zu Geschichte und Ethik der Medizin, 5). Kassel 2019.
25. Deutsche Hauptstelle für Suchtfragen e. V.: https://www.dhs.de/suechte/illegale-drogen/ko-kain/geschichte (zuletzt aufgerufen am 02.02.2023).
26. Hebbelmann, Sabine: Absinth-Streit: Giftereien um die „Grüne Fee": https://www.wz.de/panorama/absinth-streit-giftereien-um-die-gruene-fee_aid-30203007 (zuletzt aufgerufen am 02.02.2023).
27. Frankenburg, Frances R.: Brain-Robbers: How Alcohol, Cocaine, Nicotine, and Opiates Have Changed Human History. Santa Babara 2014.
28. Radulovic, Jens: Die Inszenierung des Absinths im Film. Münster 2010.
29. Gerlach, Ralf: Methadon im geschichtlichen Kontext. Von der Entdeckung der Substanz zur Erhaltungsbehandlung (2004): https://www.indroonline.de/dat/methageschichte.pdf (zuletzt aufgerufen am 02.02.2023).
30. Liegler, Leopold: Karl Kraus und sein Werk. Wien 1920.
31. Lewington, Mike: An Overview. In: Jim Cook und Mike Lewington (Hrsg.): Images of Alco-holism. London 1979, S. 22–30.
32. Harenberg Lexikon der Sprichwörter u. Zitate: mit 50000 Einträgen das umfassendste Werk in deutscher Sprache. Neue Auflage. Dortmund 2002.
33. Howarth, Eva: Kunstgeschichte. Malerei vom Mittelalter bis zur Pop-art. Köln 1996.
34. Gregor, Ulrich und Enno Patalas: Geschichte des Films Bd. 1. 1895–1939. Hamburg 1976.
35. Vogel, Arnos: Film als subversive Kunst. Kino wider die Tabus – von Eisenstein bis Kubrick. Hamburg 2000.
36. Tichy, Wolfram: Buster Keaton. Hamburg 1983.
37. Nietzsche, Friedrich: Menschliches, Allzumenschliches. Ein Buch für freie Geister. Neue Auflage, 2. Band. Chemnitz 2016.
38. Thieme.de: Alle 40 Sekunden ereignet sich ein Suizid: https://www.thieme.de/de/psychiatrie-psychotherapie-psychosomatik/alle-40-sekunden-suizid-64582%20.htm (zuletzt aufgerufen am 05.02.2023).
39. Henkel, Dennis: Stummes Sterben – Suizid im frühen Kino. In: Poltrum Martin, Bernd Rie-ken und Olaf Teischel (Hrsg.): Lebensmüde, Todestrunken. Suizid, Freitod und Selbstmord in Film und Serie. Berlin 2020(a), S. 7–18.

40. Ball, Robert Hamilton: Shakespeare on silent film: A Strange Eventful History. London 1968.
41. Klepper, Robert K.: Silent Films, 1877 – 1996: A Critical Guide to 646 Movies. London 2005.
42. Probert-Lindström, Sara, Jonas Berge, Åsa Westrin, Agneta Öjehagen und Katarina Skogman Pavulans: Long-term risk factors for suicide in suicide attempters examined at a medical emergency in patient unit: results from a 32-year follow-up study. BMJ Open. 2020; 10(10): e038794.
43. Arthus-Bertrand, Yann: Home. Erkennen, sich informieren, fragen, verstehen, handeln. München 2009.
44. Schulze, Jürgen: Edgar Allan Poe – Gesammelte Werke. Neuss 2015.
45. Martinelli, Lydia: Das Kino als Schlafraum. In: Ballhausen, Thomas, Günter Krenn und Lydia Marinelli (Hrsg.): Psyche im Kino: Sigmund Freud und der Film. Wien 2006, S. 13–41.
46. von Feuchtersleben, Ernst: Von der Diätetik der Seele. Wien 1847.
47. Tucholsky, Kurt, Mary Gerold-Tucholsky und Gustav Huonker: Briefe aus dem Schweigen 1932 – 1935: Briefe an Nuuna. Hamburg 1977.
48. Moving Picture World: April-June 1914. Dr. Gourdon's System / The Lunatics: https://archive.org/details/dr-goudons-system (zuletzt aufgerufen am 25.01.2023).
49. Wijdicks, Eelco F. M.: Cinema, MD. New York 2020.
50. Pratt, George C.: Spellbound in Darkness – A History of the Silent Film. New York 1973.
51. Kracauer, Siegfried: Von Caligari zu Hitler. Eine psychologische Geschichte des deutschen Films. Neue Auflage. Frankfurt am Main 1984.
52. Poltrum, Martin: Philosophische Psychotherapie. Das Schöne als Therapeutikum. Berlin 2016.
53. Laufhütte, Hartmut und Karl Möseneder: Adalbert Stifter: Dichter und Maler, Denkmalpfleger und Schulmann. Neue Zugänge zu seinem Werk. Berlin 2015.

Epilepsie, Schädelhirntraumata und Querschnittssyndrome – Die Anfänge der Neurologie im Kino

3

„*Die Neurologie ist nicht nur reine Nervensache.*" Gerhard Uhlenbruck (1929–2023) [Uhlenbruck 1987, S. 61]

Denkt man heutzutage an das Fachgebiet der Neurologie, kommen selbst medizinisch versierten Leserinnen und Lesern wahrscheinlich zuerst die „großen" Krankheiten wie der Schlaganfall, die Multiple Sklerose, der Morbus Parkinson oder andere neurodegenerative Erkrankungen wie die Alzheimerdemenz in den Sinn. Bis auf die Apoplexie, die je nur einmal als hämorrhagischer und ischämischer Infarkt im stummen Kino zu eruieren war, spielen diese Krankheitsbilder in der kinematografischen Repräsentation des Faches keine Rolle. Das Bild der Neurologie war also ein völlig anderes und die meisten Pathologien, die den Weg auf die Leinwand fanden (siehe Abb. 3.1), sind zudem noch als interdisziplinär einzuordnen.

Der Spitzenreiter unter den neurologischen Leinwandpathologien ist das Schädelhirntrauma (SHT), symptomatisch durch posttraumatische Amnesie oder Wesensveränderung. Das SHT kann ebenso gut als traumatologischer bzw. unfallchirurgischer Topos interpretiert und eingeordnet werden, gleiches kann vom zweithäufigsten Krankheitsbild, dem Querschnittssyndrom, behauptet werden. Die Neurasthenie – ein heute eher psychosomatisch klassifiziertes Leiden – wurde ausführlich im Kapitel zur Psychiatrie abgehandelt, obwohl die Pathologie in den Werken selbst eindeutig als Nervenerkrankung dargestellt wird und deshalb an dieser Stelle der Vollständigkeit halber angeführt ist. Denn die Überschneidungen zwischen der Psychiatrie, der Psychosomatik, der Psychotherapie und der Neurologie – wie erwähnt zur Zeit des Stummfilms noch als Nervenheilkunde zusammengefasst – machen eine scharfe disziplinäre Trennung vieler Leiden unmöglich. Aufgrund des aktuellen, oft fachspezifischen Forschungsinteresses wird im Folgenden die historische Akkuratesse einer anachronistischen Sichtweise geopfert und versucht, ein Fachgebiet im Kino der Zeit zu verorten, welches in dieser Form nicht existierte.

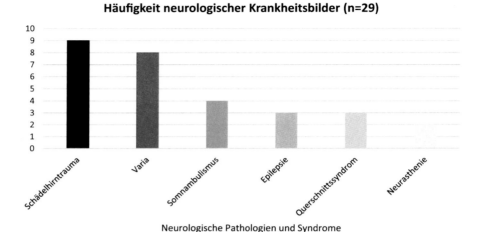

Abb. 3.1 Häufigkeit neurologischer Erkrankungen im frühen Kino

3.1   Von Schaulust und Aberglaube – Krampfanfälle als Jahrmarktsattraktion wider Willen

„Die Ursache, die den Aberglauben hervorbringt, erhält und ernährt, ist die Furcht." Baruch de Benedictus Spinoza (1632–1677)[1]

Zusammen mit dem Querschnittssyndrom belegt eine Pathologie den dritten Rang in der Häufigkeitstabelle, die als einzige mehr als einmal vorkommende und rein neurologische Krankheit eingestuft werden kann: Die Epilepsie bzw. der generalisierte Krampfanfall. Die genaue Anzahl der Werke ist nicht exakt zu bestimmen, wie an der 1905 produzierten „Filmserie" *Epileptic seizures, Nos. 1–8* (USA 1905, Walter G. Chase) augenscheinlich wird, die wahrscheinlich nicht wie heute alle acht nacheinander (in dann insg. 22 min Spieldauer) aufgeführt wurden, sondern einzeln. Aufgrund des spekulativen Charakters dieser Annahme wird die Filmreihe dennoch als ein singuläres Werk in die Filmliste aufgenommen, es ist jedoch plausibel, dass die Anzahl der Epilepsiefilme deutlich höher ist und das Leiden häufiger anzutreffen ist als das zahlenmäßig führende Schädelhirntrauma. In dem Werk werden auf dem Boden kauernde, generalisiert krampfende Patienten – teilweise nackt – gefilmt. Die Monotonie der sich motorisch entäußernden Leiber wird gelegentlich von einer weiblichen Person – vermutlich einer Krankenpflegerin – durchbrochen, um die Erkrankten zum Schutz zu lagern. Allein die

---

[1] Zit. n. Ruggeri 2021, S. 76.

nackten Körper lassen die Intention einer kommerziellen Verwendung der Filme unwahrscheinlich erscheinen – insbesondere angesichts der prüden Filmzensur in den USA, die frontale Nacktheit noch heute mit einem Jugendverbot belegt. Details zu der Aufführungsgeschichte, der Regie oder sonstige Hintergrundinformationen gibt es nicht. Dies ist ein Problem, welches die scharfe Trennung von Patientenvideos, Lehr-, Dokumentar- und Spielfilmen jener Zeit zu einem schwierigen und teils unmöglichen Unterfangen macht[2].

Etwas mehr Hintergrundinformationen sind zu *La neuropatologia* (IT 1908, Camillo Negro), überliefert. Regisseur Professor Negro (1861–1927)[3,4] war ein anerkannter Mediziner und Forscher[5,6,7], was bis zum Beweis des Gegenteils Indiz genug ist, sein Werk wie heute üblich als medizinischen Lehrfilm einzustufen[8]. Der knapp zweiminütige Streifen präsentiert eine maskierte Frau, die während eines Gesprächs mit zwei Herren einen Krampfanfall erleidet. Die Krampfende wird von den Männern festgehalten, woraufhin die Patientin in die als „Arc de cercle" (z. Dt.: „Kreisbogen") bekannte Körperhaltung übergeht (siehe Abb. 3.2), bis das iktale Geschehen plötzlich sistiert. Dieser Kreisbogen wird heute als pathognomonisch für die Hysterie bzw. den hysterischen (funktionellen bzw. psychogenen) Krampfanfall gewertet.

Diese frühen Epilepsiefilme sind demnach aller Wahrscheinlichkeit nach zu medizinischen Zwecken intendierte Produktionen, was dem initial postulierten Inklusionskriterium – nur Spielfilme – widerspricht. Weshalb wurden die Filme dennoch in den Kanon aufgenommen? Zur Beantwortung dieser Frage muss geklärt werden, welche Kriterien für die Einstufung in die jeweiligen Filmkategorien gewichtiger zu werten sind. Ist die Intention der Macher oder die Aufführungs- und Rezeptionsgeschichte wegweisend? Anders gefragt: Ist ein Werk primär das, was die Macher damit beabsichtigen, oder eher das, was in der Realität der Aufführungsgeschichte aus diesem wird? Um zu verdeutlichen, welch besonderes „Schicksal" den Krampfanfall-Filmen in den frühen Jahren widerfuhr, sollte man sich die Filmlandschaft um 1905 nochmal vergegenwärtigen: Ortsfeste Kinos gab es noch nicht, Filme wurden auf Jahrmärkten vorgeführt, entweder mittels Projektor, oft aber auch nur in kleinen Ladenkinos, den sog. „Nickelodeons". Zunächst reichte die bloße technische Innovation, um den Besuchern das Geld aus den Taschen zu locken – bewegte Bilder, das hatte man noch nie gesehen! So groß Staunen und Schaulust auch waren, so schnell verblasste die Anziehungskraft der

---

[2] Lefebvre 2005, S. 69–77.

[3] Betini et al. 2019.

[4] Brigo et al. 2021.

[5] Betini et al. 2019.

[6] Brigo et al. 2021.

[7] Brigo et al. 2022.

[8] Chiò et al. 2016.

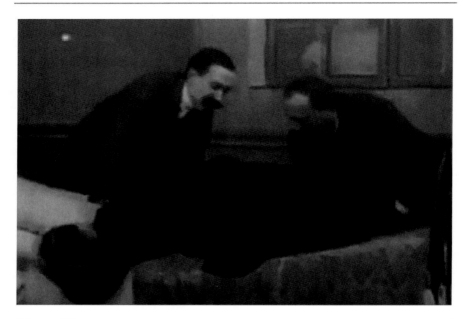

Abb. 3.2 Die hysterische Patientin bäumt sich zum pathognomonischen Arc de cercle auf. (Aus: *La neuropatologia*)

Technikneuheit und das Novum der bewegten Bilder zog kaum noch Besucher an die Guckkästen. Diesem Gewöhnungseffekt versuchten die Filmmacher entgegenzusteuern und begannen kleine Handlungen, Gags und visuelle Tricks in die zumeist wenige Minuten langen Filmchen einzubauen, zudem wurden die Lauflängen sukzessive ausgedehnt – Kino wurde unterhaltsam, amüsant und komplex. Es blieb so eine beliebte Attraktion, jedoch ohne jene Menschenmengen anzulocken, die einst Filmkunst als Wunder bestaunten. Natürlich wollten die kommerziell orientierten Jahrmarktsbetreiber diese Schaulust, jenen Ansturm reproduzieren und suchten nach Filmtopoi, die dieses Staunen – wenn nicht sogar einen gewissen Voyeurismus – provozierten.

Die Wahl der Filmschaffenden fiel auf die Epilepsiefilme, denn der Krampfanfall wurde von vielen medizinischen Laien als kryptisches, mysteriöses Geschehen aufgefasst, welches insbesondere im religiösen bzw. abergläubischen Kontext häufig als dämonische Besessenheit, Hexen- oder Teufelswerk fehlinterpretiert wurde[9]. Solche vermeintlich metaphysischen, sagenumwobenen Trugbilder auf Zelluloid erblicken zu können, musste dem Publikum jene Schaulust entlockt haben, die von Seiten der Vorführer erhofft wurde, wie folgendes Zitat

---

[9] Maio 2000.

verdeutlicht: „Not only were the films prepared for serious analytic study, but they also were shown to the public as forbidden curios at „one-cent vaudeville parlors" and carnival sideshow attractions. Morbidly fascinating, the films simultaneously attract the attention of a critical eye as well as that of a curious bystander".[10] Das Zitat nimmt Bezug auf die Filme *Epileptic seizures, Nos. 1–8*, jedoch auch für Negros Film lassen sich mittels Filmdatenbankrecherche offizielle Kinoauswertungen nachweisen[11]. Es erhärtet sich somit zunehmend die Annahme, die Filme seien zweckentfremdet – heute würde man wohl von illegalen Raubkopien sprechen – und als „verbotene Kuriositäten" ohne das Wissen der Urheber aufgeführt worden. Freilich könnten sich die Regisseure auch erhofft haben, bildungsaffine Laien würden mit Jahrmarktbesuchen ihr Wissen über das Krampfleiden aufpolieren oder die Kopien wurden als Nebenverdienstmöglichkeit bewusst an Schausteller und Co. weitergegeben. Welchen Erklärungsversuch man auch als am plausibelsten erachtet, in jedem Fall kann nicht mehr von reinen Lehrfilmen die Rede sein, was die Einbeziehung der Werke in diese Arbeit rechtfertigt.

Die medizinische Bildung der breiten Masse zur Zeit des Stummfilms war freilich nicht auf dem Niveau, welches heutzutage in Industrieländern anzutreffen ist, daher waren Erklärungsversuche durch Hexerei und Aberglaube weit verbreitet. Es ist demnach anzunehmen, dass weitaus mehr Filme medizinische Themen abergläubisch darstellten und auf die Leinwand brachten, als die Recherche offenbarte, besonders wenn man sich vergegenwärtigt, dass 80 % aller Stummfilme als verschollen gelten. Daher flimmerte der mystizistisch interpretierte medizinische Topos erst 1922 wieder durch die Projektoren, als der dänische Filmregisseur Benjamin Christensen (1879–1959) in aufklärerischer Intention diese Diskrepanz von medizinischem Wissen und Aberglaube aufgriff. Er versuchte mit *Häxan* (SW/DK) proaktiv diese als drängende Problematik dargestellte Geisteshaltung mit empirischen Fakten zu entmystifizieren und neu zu kontextualisieren – aus heutiger Perspektive würde man den Inszenierungsstil „pseudodokumentarisch" nennen – und er illustriert in mehreren Episoden die Geschichte von Aberglauben, (inquisitorischer) Hetze und Hexenverfolgung. Als historische Quelle nutzte der Regisseur den berüchtigten „Hexenhammer", „Malleus maleficarum" (1486), aus der Feder des Dominikaners Heinrich Kramer (1430–1505). Um die Anspielung auf das berüchtigte Handbuch der Inquisitoren zweifelsfrei deutlich zu machen, versah Christensen viele seiner Figuren mit Namen historischer Personen aus Zeiten der Inquisition – allem voran: Heinrich Kramer.

Die Epilepsie selbst nimmt im Film nur eine marginale Rolle ein, doch dafür werden viele Symptome und Krankheiten, die erstmalig Eingang in die Kinosäle fanden, ausführlich thematisiert: Nicht unbedingt neurologisch, aber für den Spielfilm ein Novum, war die Darstellung eines Gibbus und der Kleptomanie,

---

[10] Zit. n. Posner 2020.
[11] Internet Movie Database 2023.

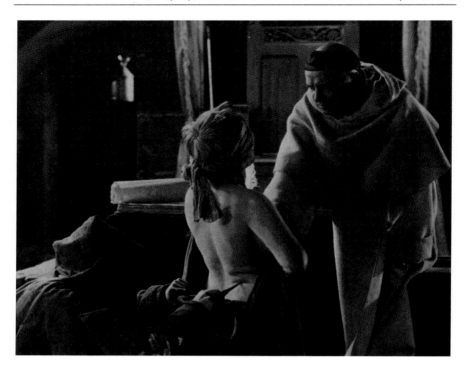

Abb. 3.3 Testung einer punktuellen Hypästhesie. (Aus: *Häxan*)

fachspezifischer werden Tremor, Ptosis, Somnambulismus und punktuelle Hypästhesie als vermeintliches Teufelswerk dargestellt. Letztere ist von besonderem
Interesse, da es die erste neurologische Untersuchung sensibler Niveaus der Filmgeschichte darstellt, wenn auch nur, um das taube Hautareal als Folge einer vermeintlichen Berührung durch den Finger des Teufels zu entlarven (siehe Abb. 3.3).
Häxan versteht sich aber nicht nur als reines Mahnmal, er versucht auch Lösungen
aufzuzeigen und präsentiert einen Kuraufenthalt als Therapieoption. Durch seine
expressionistische Bildsprache[12] und den ungewöhnlich mutigen, aufklärerischen
Ansatz ist Christensens Werk zum Klassiker des frühen internationalen Kinos
avanciert[13] – ein kinematografischer Säkularisierungsversuch, der drastische Bilder nicht scheut, um Fehlinterpretationen klinisch-neurologischer Symptomatik
ins rechte Licht zu rücken.

   Man könnte annehmen, ein solch großer Erfolg beim Publikum wie auch bei
der Filmkritik hätte zumindest den Weg für weitere Filme dieser Art geebnet oder

---

[12] Hammond 2021.
[13] Hjort 2016, S. 451.

gar beeinflusst, was das Publikum der Zeit erwartete, also einen Wandel im Denken der Kinoindustrie und Rezipienten bewirkt. Schaut man sich den nächsten
Film an, der nach *Häxan* einen entsprechenden Handlungsentwurf mit Epilepsie
im Fokus entwirft, scheint dieser mutige Aufklärungsversuch kaum gefruchtet
haben: *To What Red Hell* (UK 1929, Edwin Greenwood) – die erste zu eruierende Epilepsiedarstellung nach *Häxan* – stößt mit abschreckender Diffamierung
und schärfster Stigmatisierung auf. Eine Mutter schützt hier ihren Sohn, der nicht
nur an einer generalisierten Epilepsie leidet, sondern auch noch eine Prostituierte erdrosselt hat, vor strafrechtlichen Konsequenzen[14]. Aberglaube findet man
kaum, aber es wird jene Dämonie der Erkrankung impliziert, die einst Voyeurismus auf Rummelplätzen provozierte und aufgrund der Wirkmacht des Massen-
mediums Film einer Rufschädigung gleichkommt. Epileptiker schienen im frühen
Kino also bestens zum Entwurf finsterer Rollen geeignet zu sein, selbst in einer
Phase, in der die Exploitation kleiner sensationshaschender Filmchen mit zucken-
den Leibern der Vergangenheit angehörte. Ein somatisch-neurologisches Leiden
als Prädisposition oder gar Attest für Delinquenz und Gottlosigkeit – ein dis-
kriminierendes Urteil[15].

3.2   Schädelhirntraumata, posttraumatische Amnesien und das Querschnittssyndrom

„Ein Kopf ohne Gedächtnis ist eine Festung ohne Besatzung" Napoleon Bonaparte
(1769–1821)[16]

Das Querschnittssyndrom hat mit dem Krampfleiden den Verlust der motorischen
Willkürsteuerung gemeinsam, was dieses funktionseinschränkende Krankheitsbild
in eine ähnlich beängstigende Aura hüllt wie die Epilepsie. Die dramaturgische
Fallhöhe der Figuren ist beim Querschnitt jedoch größer, da im Gegensatz zum
Krampfanfall oft eine Irreversibilität vorliegt (Ausnahmen sind der Status epilepticus bzw. die wenigen, operativ zu behebenden Querschnitte). Ein selbst heute
noch vielen Kinofans bekannter Darsteller, Lon Chaney (1883–1930), kann hier
als Paradebeispiel eines Darstellers von Gehbehinderten vorgestellt werden, der
zahlreiche verblüffende Darbietungen behinderter Figuren in die Kinosäle brachte.
Sein vielleicht bekanntestes Werk mit einer derartigen Rolle ist *The Penalty* (USA
1920, Wallace Worsley), der detaillierter im Abschnitt zur Chirurgie dargestellt
wird. In *West of Zanzibar* (USA 1928, Tod Browning) mimt Chaney einen Quer-
schnittsgelähmten, der auf einer Insel wie ein Einsiedler lebt, was trefflich illust-

---

[14] British Film Institute Collection 2023.

[15] Vgl. Maio 2001.

[16] Zit. n. Flöel 2013, S. 61.

riert, wie beschwerlich und doch einfallsreich Betroffene die Aktivitäten des täglichen Lebens meistern können.

Auch eine weibliche Darstellerin spielte mehrfach gelähmte Figuren: Mary Pickford (1892–1979), eine der schillerndsten Stars des frühen Kinos und Mitbegründerin der Produktionsfirma United Artists. *Pollyanna* (USA 1920, Paul Powell) ist ein junges Mädchen, dessen unumstößlicher, an Naivität grenzender Optimismus in einem „Glad Game" zur Schau gestellt wird. Dieses Spiel, das aus dem Aufzählen der Dinge besteht, die einen glücklich machen, wird unterbrochen, als Pollyanna eine schwer erkrankte, bettlägerige Nachbarin besucht und aufopferungsvoll pflegt (siehe Abb. 3.4).

Dieser Schwall an Kitsch wird harsch unterbrochen, als Pollyanna von einem Automobil erfasst wird und fortan die unteren Extremitäten nicht mehr bewegen kann. Dank eines gewissen Dr. Tom – der in bester Deus ex machina-Manier in die Handlung platzt – kann die Gehfähigkeit des Mädchens wieder hergestellt werden und das Happy End ist perfekt. Ein ähnlich optimistischer Duktus kann in *Stella Maris* (USA 1918, Marshall Neilan) bewundert werden. Pickford spielt hier erneut ein maximal naives Mädchen (Stella), das wie einst Siddhārtha Gautama (563–483 v. Chr.) völlig abgeschottet von der Außenwelt lebt – alles Schlechte der Realität wird dem Mädchen so bewusst vorenthalten – bis Unity in diese zerbrechliche heile Welt eindringt. Unity (ebenfalls von Pickford verkörpert) ist ein

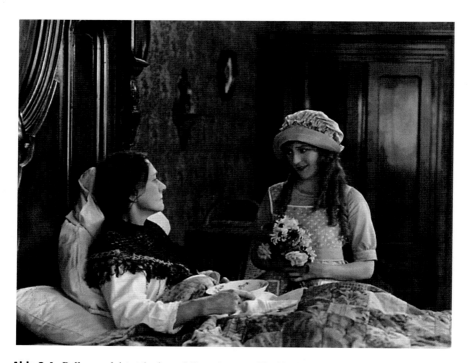

Abb. 3.4 Pollyanna leistet der immobilen, einsamen Nachbarin Gesellschaft. (Aus: *Pollyanna*)

Waisenkind, das als Hausmädchen angestellt wird und dessen drakonisch-sadistische Adoptivmutter nicht nur Unity fortwährend drangsaliert, sie verwehrt ihrem Ehemann aus reiner Boshaftigkeit zudem noch die Scheidung. Dieser ist mittlerweile eine Liaison mit Stella eingegangen, kann sie aber nicht ehelichen, was das Glück des jungen Paares unmöglich erscheinen lässt. Die eindimensional finster charakterisierte Figur der Adoptivmutter ist alkoholkrank, was den Umgang mit ihr erschwert, da sie sich die meiste Zeit dem Vollrausch hingibt. Unity beschließt das Dilemma mit einem herzzerreißenden Opfer zu lösen und erschießt erst ihre Mutter, dann sich selbst – nun ist der Weg frei für das junge Glück. Als wäre dies nicht genug Grund zum Freudentaumel, taucht – analog zu *Pollyanna* und frei nach dem Credo „geheilt wird schnell, und zwar mit dem Skalpell" – ein Medicus aus dem sprichwörtlichen „Nichts" auf und heilt die frischgebackene Ehefrau Stella. Pickford brilliert in der Doppelrolle und zeigt, dass ihre Schauspielkunst mehr vermag, als überspitzten Optimismus abzubilden. Beide Werke verbindet ein apotheotisches Arztbild und eine Darstellung des Querschnittssyndroms, die als Kontrapunkt zu unumstößlichem Optimismus konstruiert und installiert wird – der Verlust der Willkürmotorik als maximales Übel. Bemerkenswert ist die Andeutung einer längeren postoperativen Erholungsphase, die eine Muskelatrophie impliziert. Beide Filme können als pures Hollywoodkino umschrieben werden, jedoch bevor es dieses im heutigen Sinne gab.

Die wahrscheinlich ersten zentralen Darstellungen eines Schädelhirntraumas – oder besser gesagt dessen neurologischer Folgen – sind im Deutschen Autorenfilm zu verorten. Diese Strömung lehnte sich an den französischen „Film d'Art" an und verfolgte wie dieser das Ziel, Film als seriöse Kunstform zu etablieren. Dazu engagierte man hochrangige Namen aus anderen Künsten, z. B. Theaterschauspieler oder Literaten, die das Drehbuch beisteuerten. Zudem wurden häufig berühmte Romane, Theaterstücke oder andere klingende Vorlagen, die ein gehobenes Publikum ansprechen sollten, adaptiert. *Der Andere* (D 1913, Max Mack) lehnt sich im Sinne dieser Vorsätze lose an Robert Louis Stevensons (1850–1894) Novelle „Strange Case of Dr Jekyll and Mr Hyde" (1886) an und inszeniert das klassische Doppelgänger-Motiv als Folge eines Schädelhirntraumas. Die Hauptrolle gibt Albert Bassermann (1867–1952) – Theaterstar und Träger des Iffland-Rings –, dessen Figur nach einer Kopfverletzung nächtliche Straftaten begeht, an die er sich am nächsten Morgen nicht mehr erinnern kann. Das Drehbuch schrieb der damals bekannte Autor Paul Lindau (1839–1919). Nachdem Bassermanns Figur sich seiner Taten bewusst geworden ist (siehe Abb. 3.5), heilt ihn ein Arzt mittels Gesprächstherapie. Das visuell an die Spätromantik eines Arnold Böcklin (1827–1901) erinnernde Werk, dessen Figuren wie aus dem Sturm und Drang entliehen wirken, präsentiert erneut die Urbanisierung als Wurzel des Übels: „Ruhe, Einsamkeit und heraus aus der Großstadt" sind die Ratschläge des Arztes. In *Zweimal gelebt* (D 1914), ebenfalls in Regie Max Macks (1884–1973), stürzt eine Frau auf den Kopf und leidet fortan an einer kompletten retrograden Amnesie. Das Besondere an diesem Werk ist die Figur des Mediziners, der die traumatisierte Frau behandelt: Er ist seiner Patientin auf den ersten Blick völlig verfallen, im Liebestaumel wirft er seine Berufsethik über Bord und redet der Traumatisierten ein, sie

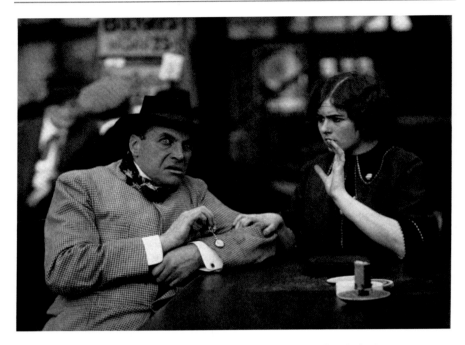

Abb. 3.5 Bassermanns Figur erahnt seine nächtlichen Taten. (Aus: *Der Andere*)

wäre seine Gattin. Er flieht mit seiner vermeintlichen Ehefrau auf eine abgelegene Insel, wo zum Entsetzen des Scharlatans die Familie der Getäuschten Urlaub macht. Als die Wahrheit ans Licht kommt, suizidiert sich die Patientin mit einem Sprung von einer Klippe – vermutlich aus Scham.

Fernab des Deutschen Autorenfilms sorgten amnestische Figuren auch im US-amerikanischen Kino für Furore[17]. In *The Great White Trail* (USA 1917, Leopold und Theodore Wharton) erleiden gleich zwei Figuren – eine Mutter und ihr erwachsener Sohn – ein Trauma mit Amnesie-Folge. Der hinzugezogene Arzt heilt die Mutter durch Konfrontation mit Objekten aus der biografischen Vergangenheit. Auch der Klerus ist vor posttraumatischen Amnesien nicht gefeit, wie *The Victory of Conscience* (USA 1916, Frank Reicher und George Melford) zeigt, in dem ein traumatisierter Priester versucht die entschwundene Vergangenheit zurückzuerlangen. *Hearts and Diamonds* (USA 1914, George D. Baker) wiederum zeigt einen Sportler, der durch einen Baseball so schwer verletzt wird, dass er „temporarily demented" die Nachbarschaft unsicher macht. Wenn es um die Heilung posttraumatischer Wesensveränderungen (die in der Regel eine Veränderung zum

---

[17] Baxendale 2004.

Abb. 3.6 Harold Lloyds
Figur stehen die Haare
zu Berge, als er eine
Schlafwandelnde in großer
Höhe verfolgt. (Aus: *High
and Dizzy*)

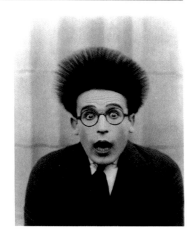

Schlechteren sind) geht, hat das frühe Kino die Schraube der Fiktion überdreht
und ein Klischee („doppelt hält besser") etabliert: „traumatism results in a personality change for the worse, such as in *The Back Trail* 1924, and *De Luxe Annie* in
1918 […]. One of the most surprising cliches surrounding posttraumatic amnesia
is the universal rule of "two is better than one" when it comes to head injury. In
countless movies, amnesic characters regain full faculties, identity, and personality
after a second blow to the head. From Tom Cat to *Tarzan the Tiger* […]"[18]. Der
erwähnte *De Luxe Annie* bedient dieses Klischee allerdings nicht, hier kuriert ein
neurochirurgischer Eingriff die Patientin.

3.3   Varia – Vom Somnambulismus zur zerebralen Ischämie

> *„Die scharfe Zunge ist erst dann gezähmt, wenn Schlaganfall und Tod sie lähmt."* Fried-
> rich Löchner (1915–2013)[19]

Viele neurologische Krankheitsbilder können als „Kolibris" umschrieben werden,
da sie in den gut 35 Jahren Stummfilmgeschichte nur singulär vorkommen. Bevor
diese angesprochen werden, sei an dieser Stelle der Somnambulismus erwähnt:
High and Dizzy (USA 1920, Hal Roach) ist eines der bekanntesten Werke mit dieser Schlafstörung und illustriert, wie das Kino das nächtliche, unbewusste Umherwandern instrumentalisierte, um Lacher zu ernten (siehe Abb. 3.6). Das Motiv des

---

[18] Zit. n. Bernard et al. 2018, S. 73.

[19] Gutezitate.com 2023.

Schlafwandelns wurde von den Filmemachern als Steilvorlage für aberwitzige Un-
fälle und kuriose Verwechslungen genutzt, was dazu führte, dass die Erkrankung
regelhaft in Slapstickfilmen aufs Korn genommen wurde[20]. Weitere gelungene
komödiantische Inszenierungen der Schlafstörung sind in *Hot Water* (USA 1924,
Fred C. Newmeyer, Sam Taylor) und *Ten Dollars or Ten Days* (USA 1924, Del
Lord) zu finden. Medizinische Details, Akkuratesse oder Aspekte, die es aus Perspektive der Medizingeschichte zu beleuchten gäbe, bieten diese Werke allerdings
nicht.

Ein wahrer Kolibri, der sich mit dem Gebiet der Urologie überschneidet,
wird mit *Any Evening After Work* (UK 1930, Mary Field) auf die Leinwand gebracht. Der Protagonist erleidet infolge einer unbehandelten Syphilisinfektion
eine Gangataxie, die dem LKW-Fahrer die berufliche Zukunft verbaut. Ebenfalls
als infektiologisch zu kategorisieren ist die einzige zu eruierende Darstellung der
Meningitis in *Isobel or The Trail's End* (USA 1920, Edwin Carewe) und die Folge
einer Medikamentenverwechselung lässt in *A Snakeville Epidemic* (USA 1914,
Roy Clements) Muskelkrämpfe zu einem Notfall werden – welches Therapeutikum die Ursache ist, bleibt allerdings offen.

Eine der bedeutsamsten Pathologien für die moderne Neurologie ist zweifelsohne der Schlaganfall, sowohl die ischämische als auch die hämorrhagische
Apoplexie. Beide sind im frühen Kino je einmal zu verorten, in beiden Fällen
sind Nebenfiguren am Rande der Handlung betroffen. In *The Struggle* (USA
1916, John Ince) kommt es nach einem Kopftrauma auf hoher See zu einer intra-
kraniellen Blutung, die von einem Mediziner operativ entlastet wird. Ein ischämischer Schlaganfall endet in *The Shuttle* (USA 1918, Rollin S. Sturgeon) letal, ohne
dass ein Arzt involviert ist. Im Sinne einer „honorable mention" soll zum Ende
dieses Kapitels eine Therapieoption erwähnt sein, die in utopisch-fantastischer
Form auf Zelluloid gebannt wurde: Die Elektrotherapie überwindet den natürlichen Determinismus in *Frankenstein* (USA 1910, James Searle Dawley) nach
Mary Shelleys (1797–1851) Roman „Frankenstein or the Modern Prometheus"
(1818) und bringt Tote zurück ins Leben – auch wenn die frühe Adaption der
Wärmeenergie eine gewichtigere Funktion bei der „Reanimation" zugesteht. Was
ohne Frage frei erfunden ist, atmet jedoch den Geist der in jüngster Zeit wieder-
entdeckten Elektrotherapie, die bei Erkrankungen wie dem Morbus Parkinson ein
Revival feiert.

3.4   Summa summarum

> *„Nicht behindert zu sein ist wahrlich kein Verdienst, sondern ein Geschenk, das jedem von
> uns jederzeit genommen werden kann."* Richard von Weizsäcker (1920–2015)[21]

---

[20] Gordon 2001.

[21] Zit. n. Ernst 2021, S. 5.

Die Repräsentation eines Fachgebietes im Film zu bewerten, welches es im Betrachtungszeitraum der Stummfilmepoche nicht gab, ist per se ein schwieriges Unterfangen. Dennoch konnten Grundzüge von Syndromen, Symptomen und Therapien im frühen Kino verortet werden, die heute als neurologisch gelten. Doch was reizte die Filmemacher und das Publikum an Erkrankungen des Nervensystems?

Untersucht man das Korpus neurologischer Filme auf wiederkehrende Aspekte, sticht ein Motiv heraus: Die Behinderung bzw. Funktionseinschränkung. Ob der Verlust von Gehfähigkeit beim Querschnittssyndrom, die unkontrollierbaren muskulären Entäußerungen beim Krampfanfall oder die kognitiven Einschränkungen nach Schädelhirntraumata – der Verlust von alltagsrelevanten Fähigkeiten wurde (bis hin zur Zweckentfremdung von Lehrfilmen) im Sinne eines ultimativen Übels inszeniert und lockte die Kinobesucher zum kathartischen Schaudern in die Vorführungssäle. Ein Trend, der 1932 mit dem zum Klassiker avancierten *Freaks* (USA 1932, Tod Browning) Filmgeschichte schrieb. Es überrascht daher kaum, dass den erkrankten Figuren in nahezu jedem Fall eine Opferrolle zugestanden wird, um effektiv Mitleid bei den Rezipienten zu erregen. Weniger positiv erscheint die Rolle des Nervenarztes: Zwar werden wundersame Heilungen inszeniert, in diesen Fällen aber von chirurgischer Seite, und abseits der wenigen Heilungen durch Gesprächstherapien stoßen Darstellungen auf, die wegen Missbrauch der Arztrolle und bewusster Schädigung der Patienten einer Diffamierung gleichkommen[22].

Literatur

1. Uhlenbruck, Gerhard: Kaffeesätze. Gedankensprünge in den Sand des Getriebes. Erkrath 1987.
2. Ruggeri, Matteo: Naturalistische Anthropologie und ihre Implikationen für die Politiktheorie. Ein Vergleich der Ansätze von Thomas Hobbes und Baruch Spinoza. Graz 2021.
3. Lefebvre, Thierry: Georges Méliès und die Welt der Scharlatane. In: Frank Kessler, Sabine Lenk und Martin Loiperdinger (Hrsg.): KINtop Band 2. Georges Méliès – Magier der Filmkunst. Frankfurt am Main 1993, S. 60–63.
4. Betini, Beatriz Gioppo, Alex Tiburtino Meira und Hélio Afonso Ghizoni Teive: Camillo Negro and his contributions to neurology. Arq Neuropsiquiatr. 2019;77(9):669–671.
5. Brigo, Francesco, Giancarlo Di Gennaro, Alessandra Morano, Vittorio A Sironi und Lorenzo Lorusso: Camillo Negro (1861–1927) and Antonio Carle (1854–1927): Pioneers of non-resective surgical approach to epilepsy treatment. Epilepsy Behav. 2021;125:108360.
6. Brigo, Francesco, Davide Norata, Paolo Benna und Lorenzo Lorusso: Camillo Negro (1861–1927) and his method for eliciting the extensor toe sign. Neurol Sci. 2022;43(4):2887–2889.
7. Chiò, Adriane Claudia Gianetto und Stella Dagna. Professor Camillo Negro's Neuropathological Films. J Hist Neurosci. 2016;25(1): 39–50.
8. Maio, Giovanni: Krampfanfälle im Melodram? Zum Wandel des Epilepsie-Motivs im Medium Film. In: D. von Engelhardt, P. Wolf und H. Schneble (Hrsg.): „Das ist eine alte Krankheit." Epilepsie in der Literatur. Stuttgart 2000, S. 277–290.

---

[22] Vgl. Henkel 2022(b).

9. Posner, Bruce: Unseen cinema. 7, Viva la dance. Epileptic seizures, no 1–8 (1905). PennState University Libraries Catalog 2020: https://catalog.libraries.psu.edu/catalog/31500561 (zuletzt aufgerufen am 14.03.2023).

10. Internet Movie Database (IMDb): https://www.imdb.com (zuletzt aufgerufen am 22.01.2023).

11. Hammond, Paul: The Shadow and Its Shadow: Surrealist Writings on the Cinema. San Francisco 2001.

12. Hjort, Mette und Ursula Lindqvist: A Companion to Nordic Cinema. Ney Jersey, 2016.

13. British Film Institute Collection, 2023: To What Red Hell: https://collections-search.bfi.org.uk/web/Details/ChoiceFilmWorks/150043205 (zuletzt aufgerufen am 14.03.2023).

14. Maio, Giovanni: Die medialen Deutungsmuster von Krankheit und Medizin. Eine Untersuchung der Stereotypien von Epilepsie im Medium Film. Fortschr Neurol Psychiatr. 2001;69(3): 139.

15. Flöel, Agnes: Alzheimer – unabwendbares Schicksal? Moderne Wege zu mentaler Gesundheit. Stuttgart 2013.

16. Baxendale, Sallie: Memories aren't made of this: amnesia at the movies. BMJ. 2004;329(7480):1480–1483.

17. Bernard, Florian, Guillaume Baucher, Lucas Troude und Henri-Dominique Fournier: The Surgeon in Action: Representations of Neurosurgery in Movies from the Freres Lumiere to Today. World Neurosurg. 2018;119: 66–76.

18. Gutezitate.com: Zitat von Friedrich Löchner: https://gutezitate.com/zitat/124609 (zuletzt aufgerufen am 05.07.2023).

19. Gordon, Rae Beth: Hypnotism, Somnambulism, and Early Cinema In: Gordon, Rae Beth (Hrsg.): Why the French Love Jerry Lewis: From Cabaret to Early Cinema. Stanford Kalifornien 2001, S. 127–167.

20. Ernst, Karl-Friedrich: Behinderung und Teilhabe: Alle Leistungen und Rechte. Düsseldorf 2021.

21. Henkel, Dennis: Aberglaube und Angst – Die Anfänge der Neurologie im Kino. Schriftenreihe der DGGN, Band 28. Würzburg 2022(b), S. 23–39.

Zwischen Dystopie und Euphemismus – Das polarisierende Bild der Chirurgie

4

> *„Erst kommt das Wort, dann die Arznei und dann das Messer."*
> Theodor Billroth (1829–1894) [Zit. n. Dovern (2022), S. 4]

Der Chirurg und Geburtshelfer Ignaz Semmelweis (1818–1865) – Medizinhistorikern als „Retter der Mütter" bekannt – stellte kurz vor seinem Tod die grundlegenden Erkenntnisse der Antisepsis vor[1], die dank der Pionierarbeit seines chirurgischen Kollegen Joseph Lister (1827–1912) etabliert und zu Zeiten des Stummfilms bereits standardisiert waren. Gefürchtete postoperative Wundinfektionen konnten so deutlich reduziert werden, was operative Eingriffe für die Patienten ungefährlicher machte. Zudem konstituierten die Arbeiten des schottischen Chirurgen William Macewen (1848–1924) im Jahre 1878 die Einführung der Intubationsnarkose, die Eingriffe in Körperhöhlen ermöglichte und größere Operationen nahezu schmerzfrei werden ließ[2]. Neben diesen wegweisenden Neuerungen sorgte das Fachgebiet der Chirurgie zum Ende des 19. Jahrhunderts für weitere Sensationen: Christian Albert Theodor Billroth (1829–1894) machte Schlagzeilen mit seinen bahnbrechenden Magenoperationen, die noch heute zum Repertoire von Viszeralchirurgen gehören, der Wuppertaler Ferdinand Sauerbruch (1875–1951) entwickelte die medizinische Unterdruckkammer und revolutionierte so die Thoraxchirurgie. Diese Erfolge, die nur die Spitze des Eisberges darstellen, wurden gesellschaftlich gewürdigt und die „großen Chirurgen" der Zeit avancierten zu schillernden Berühmtheiten. Die Chirurgie war demnach ein Fach im Aufwind, das insbesondere die Schmerzproblematik operativer Eingriffe immer effektiver zu lösen vermochte.

---

[1] Semmelweis 1861.

[2] Vgl. Gierhake u. Kyambi 1973, S. 153–163.

Zum Teil findet sich dieses Bild auch in der Darstellung der chirurgischen Leinwandkollegen wieder[3], wenn Operateure wie aus dem Nichts als Retter erscheinen
oder plastische Chirurgen nahezu jeden optischen Makel schnellen Schnittes be-
heben können. Doch neben diesem Image des omnipotenten Heilers schimmert
eine – in Anbetracht der oben genannten Errungenschaften merkwürdige – Kon-
notation durch: Ein gewisses Unbehagen begleitet den Blick der Kamera auf die
ärztlichen Figuren und eine grundlegende Skepsis gegenüber dem Fachgebiet
schimmert durch, was sich darin ausdrückt, dass die Hälfte aller dargestellten
Operateure – lässt man die plastische Chirurgie außen vor – als angsteinflößende
Gestalten auf die Leinwand gebracht werden. Wie kommt dieser Widerspruch zu-
stande? Werden die Fortschritte und Heilungserfolge der Disziplin von den Filmemachern verkannt?

Die ersten chirurgischen Filme stammen aus der Zeit des „Jahrmarktskinos",
hatten aber schon die Entwicklung von der bloßen Abbildung der Wirklichkeit
zu komplexeren Werken durchgemacht. Beliebt waren vor allem Trickeffekte,
die durch Filmmontage und Überblendungen für Erstaunen beim Publikum sorgten. Der heute wohl bekannteste dieser „Trickfilmer" ist Georges Méliès (1861–
1938), dessen *Le Voyage dans la Lune* (FR 1902) als vielfach gerühmter Klassiker aus seinem Œuvre herausragt. Da sich Spezialeffekte bestens zur Visualisie-
rung fantastischer Operationen eignen – als prominentestes Motiv sei hier die
Transplantation genannt –, wundert es wenig, dass Méliès sich schon früh dem
Chirurgie-Film zuwandte. In seinem *Chirurgien américain* (FR 1897) wird mittels Spezialeffekten zuerst die Transplantation beider Beine eines Landstreichers
dargestellt. Dieser zeigt sich aber unerwartet anspruchsvoll und fordert weitere
Körperteilverpflanzungen, bis zuletzt sogar der Kopf des Patienten auf mirakulöse
Weise gegen ein attraktiveres Exemplar getauscht wird. Der Film gilt heute als verschollen, die Handlung konnte aber dank Literaturrecherche nachvollzogen werden[4]. Was wie ein groteskes Spektakel anmutet, kann als erster filmischer Patient
der plastischen bzw. ästhetischen Chirurgie interpretiert werden, dessen „Unersätt-
lichkeit" an die heute hochaktuelle „Sucht" nach Schönheitsoperationen erinnert.

Der Houdini-Verehrer Méliès wagte sich mit *Une indigestion* (FR 1902) – frei
übersetzt etwa „eine Verdauungsstörung" – erneut an chirurgische Topoi, wie der
US-amerikanische Verleihtitel *Up-to-date Surgery* unterstreicht. Hier platzt ein Patient mit starken abdominellen Schmerzen in eine Arztpraxis, woraufhin der findige Chirurg gleich zum Skalpell greift. Nach bekanntem Muster werden Gliedmaßen entfernt und die Schmerzursache wird sichtbar, als der Mediziner kurio-
seste Gegenstände wie Lampen und Gabeln aus der Bauchhöhle entfernt. Als die
erhoffte Linderung ausbleibt, wird der Kopf des Patienten kurzerhand abgetrennt
und mittels einer futuristisch anmutenden Wasserpumpe „aufgepumpt". Endlich
ist er schmerzfrei und zahlt bereitwillig das ärztliche Honorar. Der Regisseur war

---

[3] Vgl. Henkel 2022.
[4] Vgl. Malthête 2002.

bei diesem Werk wahrscheinlich von einer damals populären Theateraufführung inspiriert, die mit dem Titel „Le Charlatan de Fin de Siècle"[5] eine ähnliche Szenerie erfolgreich auf der Theaterbühne darbot – die Popularität aberwitziger Transplantationen und Operationen war also nicht auf die Gattung des Kinos begrenzt. Méliès' Produktionen deuten so auf humoristisch-absurde Weise die therapeutische Potenz des Faches an, andere Werke der Zeit lassen jedoch auch die Kehrseite der „chirurgischen Medaille" durchschimmern.

Dies kann bei genauerer Betrachtung in *Chirurgie fin de siècle* (FR 1900) von Alice Guy-Blaché (1873–1968) verortet werden. Guy-Blaché war eine der ersten Regisseurinnen der Filmgeschichte und gilt heute als bedeutsame Film-Pionierin[6]. Erneut werden hier das Entfernen und Annähen von Gliedmaßen inszeniert, um die Möglichkeiten der neuartigen Filmtricks zur Schau zu stellen – in diesem Fall jedoch ohne den bei Méliès anzutreffenden amüsant-heiteren Duktus: Betrachtet man den gespenstisch wirkenden OP-Saal genauer, schmückt ein „please do not cry"-Schild die Wand. Dies akzentuiert, wie stark der operative Eingriff noch mit Schmerzen, Schreien und Tränen assoziiert war, was – in Anbetracht der bereits etablierten Narkose[7] – als Zerrbild eingestuft werden muss. Diese Skepsis war freilich nicht auf das Feld der Kinematografie begrenzt, wie Presseschlagzeilen zu den Hemikraniektomien des französischen Chirurgen Eugène-Louis Doyen (1859–1916) unterstreichen: Das Operationsbesteck wirke wie eine „Kneifzange, eine Zapfenlochmaschine und eine Rohrsäge."[8] – die wenig schmeichelhafte Wortwahl lässt das Urteil des Verfassers erahnen. Die frühen Filme, die auf den ersten Blick der reinen Unterhaltung dienten, offenbaren so – analog zu den frühen Psychiatriefilmen – ein Unbehagen gegenüber chirurgischen Eingriffen, das durch die große Pein früherer Prozeduren ohne Schmerzblockade ins kollektive Gedächtnis übergegangen war.

Als der Langfilm zur Hauptattraktion für Kinogänger wurde, geriet der Kurzfilm nicht gänzlich ins Abseits. Die Chirurgie blieb ein beliebter Topos kurzer Werke, insbesondere der Slapstickkomödie. Beispiele für die komödiantische Verwendung wurden schon erwähnt, man denke an *No Noise* samt fingierter Mandelentzündung oder an *Good Night, Nurse!*, der hemmungslos das strapazierte Klischee des „blutverschmierten Chirurgen" bedient. Bevor die Aufmerksamkeit dem Langfilm geschenkt wird, soll noch ein kurzer Animationsfilm vorgestellt werden, der mehr medizinische Realität abbildet als auf den ersten Blick offenbar wird: *I'm Insured* (USA 1916, Harry Palmer) animiert einen Mann, der verzweifelt versucht, sich absichtlich in einen Unfall zu verwickeln. Sein Ziel: die unfallchirurgische Behandlung zu provozieren, um das Versicherungsgeld einzuheimsen. Jedem Mediziner, der ungerechtfertigte Frührentenbegehren oder Krankheitssimulation erlebt hat, wird diese Intention bekannt vorkommen.

---

[5] Malthête 1993.

[6] Pearson 1998.

[7] Brandt u. Krausekopf 1996.

[8] Lefebvre 1993, S. 62.

4.1   Der Chirurg als omnipotenter Heiler

„Wunderheiler gibt es immer wieder, dafür sorgt schon die Angst der Patienten." Gerhard
Uhlenbruck (1929–2023)[9]

Der erste Langfilm mit chirurgischem Motiv stammt aus Deutschland: *Das Tage-
buch des Dr. Hart* (D 1916, Paul Leni). Zugleich ist Lenis Werk das erste abendfüllende Opus, in dem das euphemistische Bild des „Retters mit Skalpell" inszeniert wird. Der Protagonist und Arzt muss seine Praxis verlassen, um im Ersten Weltkrieg seinem Land als Feldarzt zu dienen, was er in patriotisch-heroischer
Weise meistert. Im Getöse des Schlachtfelds desinfiziert er Wunden, verabreicht
nicht näher benannte Injektionen, leistet mit Bravour Erste Hilfe und rettet sogar
dank einer improvisierten Operation einer Nebenfigur das Leben. Der Regisseur
schuf große Werke des frühen Kinos – insbesondere den expressionistischen Klassiker *Das Wachsfigurenkabinett* (D 1924) – lieferte hier aber einen schwer zu
konsumierenden Film ab, der filmsprachlich nicht auf der Höhe der Zeit war. Ein-
gebettet ist die monotone Handlung in ermüdende Kriegspropaganda, die der Intention des Films entspricht[10] und die Vermutung aufkommen lässt, man habe eine
lieblos „heruntergekurbelte" Auftragsarbeit vor sich.

Nicht weniger heldenhaft vermag ein Operateur in *When Love Was Blind* (USA
1912, Lucius J. Henderson) einer Patientin das Augenlicht zurückzugeben. Was
den Streifen interessant macht, ist die wohl erste Darstellung einer folgenreichen
Non-Compliance: Obwohl die Operation ein voller Erfolg ist und der Arzt sich sowohl professionell als auch vertrauenswürdig gibt, entfernt die Protagonistin die
postoperativ nötigen Bandagen verfrüht und verliert die Sehkraft erneut. *When
Love Was Blind* (USA, Frederick Sullivan) wurde 1917 erneut verfilmt – die Handlung weicht trotz identischen Titels in einigen Aspekten ab und wird im Kapitel
zur Augenheilkunde detaillierter besprochen – und diesmal kann ein Eingriff die
Sehkraft ohne verkomplizierende Rückschläge wiederherstellen.

Unerschrockene Chirurgen, die Schicksale zum Guten wenden und das Happy
End herbeiführen, wurden an anderen Stellen dieser Arbeit schon erwähnt, da
Überschneidungen mit anderen Fachgebieten mehrfache Zuordnungen möglich
machen. Man denke an die erfolggekrönten Eingriffe in *The Struggle* (1916), die
das Gedächtnis restaurierende Operation in *De Luxe Annie* oder die Reinformen
des Deus ex machina in *Stella Maris* und *Pollyanna*. In *Stella Maris* bleibt der Chirurg nicht näher charakterisiert, in *Pollyanna* hingegen fällt der Mediziner neben
der Retterfunktion auch durch besondere Eitelkeiten auf, wenn nicht gar durch Un-
professionalität: Dr. Chilton, renommierter Fachmann, war einst ein Freund der
Familie, bis er in Streit mit Pollyannas Tante geriet. Diese privaten Scherereien
genügen dem Medicus, um dem kleinen Mädchen die Operation zunächst zu ver-
wehren. Erst als die Familie sich mit dem Arzt versöhnt, heilt er Stella.

---

[9] Uhlenbruck 2012, S. 77.
[10] Baumeister 2003, S. 258.

Eine gewisse Sonderstellung nimmt *Back Pay* (USA 1922) ein, der unter Regie von Frank Borzage (1894–1962) – der später den Oscar in der Kategorie Beste Regie für *Bad Girl* (USA 1931) erhielt – ein im Kino seltenes Phänomen auf Zelluloid verewigte: Das heldenhafte Scheitern. Der Grund für das medizinische Versagen sind die Verletzungen eines Kriegsveteranen, der erblindet und mit einer Lungenschädigung in die Heimat zurückgekehrt ist. Der Gattin des Malträtierten gelingt es, die renommiertesten Experten am OP-Tisch zu versammeln, doch der Eingriff scheitert. Kampfgas hat die Lunge des Patienten derart geschädigt („gassed left lung"), dass eine Resektion als zu risikobehaftet eingeschätzt wird – der Patient verstirbt. Borzage nutzt die Chirurgie jedoch nicht nur, um ein dramatisches Misslingen in Szene zu setzen, er erzeugt mit der Operation auch Suspense: das Warten der Angehörigen vor dem OP-Saal wird derart spannungsgeladen inszeniert, dass die Zuschauer den Eindruck bekommen können, sie seien in einem Thriller gelandet. Es ist erstaunlich, dass Filmemacher der Zeit diesen dramaturgischen Kniff nicht häufiger verwendeten.

4.2   „Mad surgeons" – Der Chirurg als schreckenerregendes Monster

„Der ungeheure Zulauf, den die Scharlatane und Wunderdoktoren finden, erklärt sich nicht nur durch die Leichtgläubigkeit der Massen, sondern auch durch ihr Mißtrauen gegen den medizinischen Betrieb…" Ernst Jünger (1895–1998)[11]

So omnipotent der Chirurg als Retter in der Not fungieren kann, umso erschreckender wirkt er, wenn er seine chirurgischen Fähigkeiten nutzt, um Schandtaten zu begehen. Die Figur des wahnsinnigen Chirurgen, der nach dem Verderben anderer trachtet und jeden Nerv, jede schmerzhafte Stelle des menschlichen Körpers kennt, ist zu einem Klischee geworden. Dieses wird von den Filmemachern des frühen Kinos nur zu gern bedient, aber es ist nicht immer gleich der blutverschmierte, einem Metzger gleichende Rasende mit Skalpell. Oft zeichnet die Figuren eine Empathielosigkeit und Habgier aus, die sich kinematografisch im Motiv der „unbezahlbaren Operation" widerspiegelt. In den meisten Fällen ist es die bloße Gewinnsucht der Mediziner, die von den Werken als Ursache präsentiert wird, in einigen Fällen kann dieses Bild nicht gänzlich von einer Sozialkritik separiert werden. Besonders in den 1920er Jahren wurde der „Raffke", ein wohlhabender und sich am Leid anderer bereichernder Geizhals, zu einem populären Feindbild. Aber selbst wenn die Intention primär Gesellschaftskritik und die Diffamation der Chirurgie „nur" ein Kollateralschaden ist, wirft diese Inszenierung ein negatives Licht auf die Arztprofession und die chirurgische Versorgung.

Die überteuerte Operation ist ein zentrales Motiv in *The Affairs of Anatol* (USA 1921, Cecil B. DeMille). Der Regisseur (1881–1959), heute vielen Cineasten noch

---

[11] Jünger 1960, S. 359.

durch seine Monumentalfilme und Sandalenstreifen wie *The Ten Commandments* (USA 1956) in Erinnerung, entwirft mit Anatol eine eindimensionale weibliche Figur, deren bestimmender Wesenszug die völlige Aufopferung für ihren Ehemann ist. Dieser wurde bei Gefechten im Ersten Weltkrieg schwer verletzt, doch ein Eingriff würde die Gattin 3000 Dollar – nach heutigem Wert etwa 45.000 Dollar – kosten. Um das Geld aufzubringen, ist die hingebungsvolle Anatol gezwungen, zwielichtige Jobs anzunehmen und schafft es, auf Kosten ihrer Würde den Betrag zusammenzubekommen. Dennoch kann die Chirurgie ihrem Ruf als Retterin nicht entsprechen: „We have finished the operation – but I regret to say that his heart is very weak, and you mustn't be surprised if [...] Her husband hasn't much chance! The shrapnel pierced both lungs! I'm sorry, for she's had the best surgeons in the country – though God knows how she got the money". Der Mediziner ist nicht durchweg negativ entworfen. Doch fehlende Empathie – das verheerende Ergebnis der Operation wird lediglich telefonisch übermittelt – und die Botschaft des Films, Medizin sei für den „kleinen Mann" nicht erschwinglich, stellt die Umsetzung des Hippokratischen Eides im Fachgebiet infrage.

Eine ähnliche Konstellation weist *Schmutziges Geld* (D 1928, Richard Eichberg) auf, in dem erneut das Martyrium einer jungen Frau, die Geld für eine Operation ihres erblindeten Geliebten auftreiben muss, inszeniert wird. Sie beginnt zu stehlen und überarbeitet sich als Darstellerin in einem Varieté, was zum Verhängnis des Paares wird: Beim Messerwerfen wird sie tödlich verletzt und dem Blinden bleibt die Operation verwehrt[12].

Das Regie- und Hauptdarsteller-Duo Conrad Veidt und Robert Wiene, welches schon mit *Das Cabinet des Dr. Caligari* einen Meilenstein des Psychiatriekinos schuf, wagte sich ebenfalls an das Gebiet der Chirurgie. *Orlac's Hände*[13] wurde schon aufgrund der Darstellung des Wahns erwähnt, den Veidts Figur erleidet, nachdem er zwei neue Hände per Transplantation erhält (siehe Abb. 4.1). Der Grund für den Eingriff waren die Folgen eines Zugunglücks, welche die Karriere des weltberühmten Pianisten Orlac unsanft beendeten. Die zerstörten Hände – seine Arbeitsinstrumente – können dank der Expertise eines Chirurgen ersetzt werden und funktionieren tadellos. Nun beginnt die erwähnte Wahnsymptomatik, als der Patient befürchtet, die Transplantate würden von einem Mörder stammen. Nicht nur der Gedanke daran, was die neuen Greiforgane zuvor angerichtet haben könnten, quält Orlac, er ist zudem der Überzeugung, diese begännen ihn in einen Straftäter zu verwandeln. Hier beginnt die Figur des Mediziners suspekt zu werden: Der Operateur kennt die Identität des Spenders (der kein Verbrecher war!), wäre also ohne Weiteres in der Lage, den Irrglauben des Pianisten zu entkräften. Doch der Medicus schweigt, denn er hat ein Auge auf die Ehefrau des Patienten geworfen. Zum Ende des Werkes taucht der totgeglaubte Mörder jedoch quicklebendig auf – inklusive seiner mordenden Hände – und Orlac kommt zu Sinnen. Der Film

---

[12] Hodges 2004, S. 83 ff.
[13] Vgl. Henkel et al. 2020.

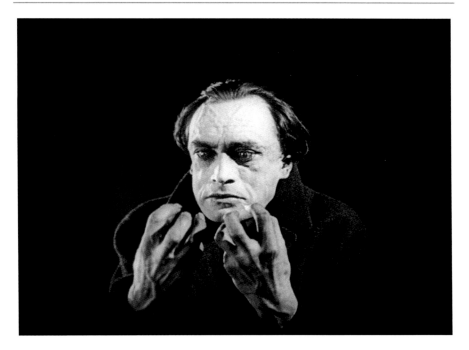

Abb. 4.1 Orlac verzweifelt beim Anblick der vermeintlichen „Mörderhände". (Aus: *Orlac's Hände*)

endet zwar mit Happy End, das Handeln des Arztes erinnert jedoch an den ekla-
tanten Machtmissbrauch des liebestollen Mediziners aus *Zweimal gelebt* (vgl.
Abschn. 3.2). Erneut genügen Amors Pfeile, um das Berufsethos des Ärztestandes
zu vergessen und der Patient wird wissentlich in einem Wahn mit hohem Leidensdruck belassen – alles aus reinem Eigennutz. Das Verschweigen der Herkunft des
Transplantats mag mit dem heutigen Spenderschutz konform gehen, jedoch nicht,
wenn eine Eigen- oder Fremdgefährdung vorliegt. Im Werk ist diese offenkundig,
als Orlac wahnhaft und beinahe fremdgesteuert seine Gattin zu erdolchen droht.
Was wie eine passive Billigung von Gefahr und Agonie erscheint, wurde von der
Filmgeschichtsschreibung sogar als „langsam in den Wahnsinn getrieben"[14] beschrieben und dem Arzt somit eine aktive Rolle in der Misere attestiert.

Die Frage, ob der Chirurg passiv oder aktiv Schaden anrichtet, stellt sich in *Der
Gang in die Nacht* erst gar nicht. Dr. Eigil Börne, ein renommierter Chirurg und
Augenarzt, kann einen Katalog hunderter Operationen nachweisen und gilt als eine
Koryphäe auf dem Gebiet der operativen Ophthalmologie. Diesen Ruhm hat sich

---

[14] Eisner 1980, S. 137.

der Workaholic jedoch auf Kosten seines Privatlebens erarbeitet und seine Ehefrau führt ein vernachlässigtes, einsames Dasein. Doch „die bessere Hälfte" des Arztes stellt ihre Bedürfnisse ohne ein Wort der Klage zurück und gibt der Karriere des Mannes den Vorzug. Dieser lernt jedoch eine Operndiva kennen, verliebt sich und verlässt seine Gemahlin. Die Verliebten machen Urlaub auf einer romantischen Insel, wo ein blinder Maler auftaucht – verkörpert von Conrad Veidt –, der den beruflichen Ehrgeiz Börnes weckt. In einer düster inszenierten, nächtlichen Operation vermag er dem Künstler sein Augenlicht zurückzugeben, doch nach einigen Wochen erlischt die Sehkraft erneut. Börne könnte den Eingriff wiederholen, doch die Umstände haben sich geändert: Seine neue Frau hat eine Liebelei mit dem Maler begonnen und nun ist der Chirurg der Betrogene. Der erzürnte Mediziner verweigert die Operation harsch, es sei denn, die Geliebte erfüllt eine fatale Bedingung: „Töte Dich! Dann heile ich…ihn!!". Diese Forderung setzt die Abwärtsspirale in Gang, die Erpresste suizidiert sich, der Maler wird nicht geheilt und der Medicus sinkt am Ende des Films desillusioniert in seinem Sessel zusammen. Nicht nur die Figur des Mediziners ist desaströs gestaltet, auch das Fachgebiet erscheint in unvorteilhaftem Licht. Dies wird deutlich, als Börne auf den Dank einer Patientin „kein Dank […] Pflicht" erwidert – von Freude am Beruf fehlt hier jede Spur. Regisseur Murnau fragt mit diesem Werk: Wie ist es mit der Ethik des Berufsstandes bestellt, wenn sogar die Großen der Medizin so handeln? Haben Ärzte zu viel Macht? Stellt man sich mit der Aussage des Films konform, ist die Antwort ein klares „Ja". Das bemerkenswerte Werk galt lange als verschollen[15], was die dünne Rezeptionsgeschichte erklärt und zugleich einlädt, diesen Film neu zu entdecken.

The Penalty (USA 1920, Wallace Worsley) wurde schon in Zusammenhang mit der berüchtigten Fähigkeit des Hauptdarstellers Lon Chaney erwähnt, körperlich behinderte Figuren darzustellen. Er mimt hier eine Figur, die als Kind aufgrund eines operativen Kunstfehlers beide Beine verlor – der Chirurg ist nie für seine Nachlässigkeit belangt worden. Fortan trachtet der Junge nach einem Leben in der Unterwelt und mausert sich zum Verbrecherboss, der einen Groll gegen den Operateur aus Kindertagen hegt. Im Verlauf knüpft er Bekanntschaft mit der Tochter des Arztes, um seine Vendetta aus nächster Nähe zu vollstrecken. Er nimmt sie als Geisel und versucht den Arzt so zu einem Eingriff zu zwingen, der den Kunstfehler rückgängig macht. Der findige Chirurg sagt zu, doch als der Erpresser auf den OP-Tisch geschnallt ist, setzt er kurzerhand das Skalpell am Kopf an und bringt den Rachsüchtigen damit zur Raison. Wie genau der Schnitt es vermag, den Delinquenten in einen anständigen und einsichtigen Mitbürger zu verwandeln, verschweigt das Werk allerdings. Dennoch verdeutlicht der Abstieg des stümperhaft operierten Jungen, wie weitreichend ärztliche Behandlungsfehler bzw. Unachtsamkeit das Leben der Betroffenen beeinflussen können.

Lon Chaney spielt erneut die Hauptrolle in *The Monster* (USA 1925, Roland West), dieses Mal gibt er selbst den Chirurgen. Wie der Titel des Werkes impli-

---

[15] Gehler u. Karsten 1990, S. 29.

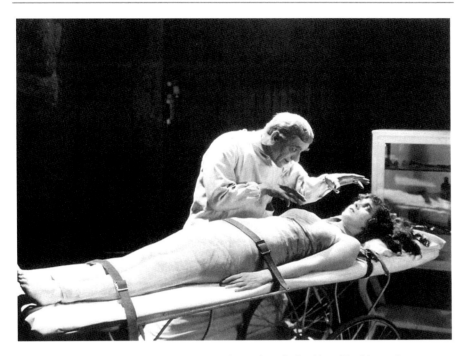

Abb. 4.2 Der wahnsinnige Chirurg bedrängt eines seiner Opfer. (Aus: *The Monster*)

ziert, wird das Klischee des wahnsinnigen Genies bis zum Äußersten strapaziert. Ein gewisser Dr. Ziska, „once a famous surgeon", provoziert mit Spiegeltricks Autounfälle und verschleppt die Verunglückten in ein nahegelegenes, verlassenes Sanatorium. Der Chirurg ist dem Wahn erlegen, eine „most remarkable operation" an den Unfallopfern vollziehen zu müssen, für die er eine eigene Vorrichtung entworfen hat (siehe Abb. 4.2). Die genaue Natur und das Ziel der Operation bleiben allerdings nebulös. Doch dem Bösewicht im Arztkittel kann dank des jungen Detektivs Johnny das Handwerk gelegt werden und der Wahnsinnige landet selbst in seiner Operationsvorrichtung – mit Todesfolge. *The Monster* präsentiert die Reinform des „mad doctors", inszeniert das verlassene Krankenhaus als reinstes Horrorkabinett und treibt die chirurgische Megalomanie auf die Spitze.

4.3   Optische Entstellung und seltsame Eitelkeiten – Die Wunder der plastischen Chirurgie

> „*Chirurgen machen stets einen guten Schnitt.*" Alexander Eilers (*1976)[16]

---

[16] Eilers 2005, S. 22.

Bedenkt man die visuelle Natur des Mediums, wundert es kaum, dass optische Auffälligkeiten und ästhetische Probleme ein gern genutztes Thema für Filmemacher waren. Die Plastische Chirurgie – heute in die Felder Ästhetische Chirurgie, Rekonstruktive Chirurgie, Verbrennungschirurgie und Handchirurgie eingeteilt – war im Lichtspiel schon vor knapp 100 Jahren zur Stelle und konnte von der kleinsten Eitelkeit bis zur entstellenden Verbrennung die äußerlichen Diskrepanzen der Patienten restaurieren. Das Stichwort „Eitelkeit" mag für viele schwer betroffene Fälle – insbesondere für die Rekonstruktive Chirurgie und die Verbrennungschirurgie – ein ungerechtfertigtes Vorurteil sein, dennoch ist dieses Motiv regelhaft im frühen Kino anzutreffen. Es überrascht daher nicht, dass der eitle Patient ein gern genutztes Motiv der Komödie war. Was heute umgangssprachlich als „Schönheitschirurgie" bekannt ist, wird zum ersten Mal in *Musty's Vacation* (USA 1917, Louis Myll) inszeniert. Der Wunsch nach einem ansprechenderen Erscheinungsbild wird geweckt, als ein Mann von einem Dressman derart beeindruckt ist, dass er diesem Schönheitsideal nacheifert. Konsultiert wird ein gewisser „Dr. A. Skin – Beauty Doctor", der versucht, das Streben des Mannes umzusetzen. Das operative Ergebnis ist aber kaum mit den Wünschen des Patienten zu vereinen, denn bis auf eine grotesk anmutende Verlängerung der Beine und des Kopfes ist kein Effekt zu erkennen.

Minnie (USA 1922, Marshall Leilan und Frank Urson) ist ebenfalls in heiterem Duktus in Szene gesetzt. Minnie lebt in einem kleinen Dorf, in dem sie als hässlichstes Mädchen verschrien ist. Dank ihres Charakters und ihrer inneren Werte schafft sie es jedoch, einen wohlhabenden Reporter für sich zu begeistern. Die finanziellen Mittel und die Großzügigkeit des neuen Liebhabers ermöglichen es Minnie, einen Schönheitschirurgen aufzusuchen – dieses Mal mit zufriedenstellendem Ergebnis.

Regisseur Leo McCarey (1898–1969), der mit *The Awful Truth* (USA 1937) und *Going My Way* (USA 1944) gleich zweimal den Oscar für die beste Regie gewann, bringt in *Mighty like a Moose* (USA 1926) gleich zwei Schönheitsfehler auf die Leinwand: Eine kolossale Nase schmückt das Gesicht einer Ehefrau, deren Gatte mit einem enormen Überbiss gestraft ist (siehe Abb. 4.3). Beide lassen die Makel – ohne sich gegenseitig davon zu unterrichten – korrigieren. Die postoperativen Veränderungen sind derart durchschlagend, dass die Eheleute sich nicht wiedererkennen und die Handlung in eine rasante Verwechslungskomödie übergeht.

Die Plastische Chirurgie hatte auch einen festen Platz im seriösen Drama, wie folgendes Zitat verdeutlicht: „Surgery changes people for the better in dramatic films. In *Defying Destiny*, a man's face is burned while he is rescuing his sweetheart, and a surgeon removes the scars. In *The Man Who Married His Own Wife*, a sea captain's face is disfigured when he saves a shipwrecked heiress. They marry, but he believes his wife does not love him. Surgery restores his face, but she struggles with earlier memories of him. In *One Way Street*, a British opera star is cast aside when her voice fails. She returns to a high-society life after her appearance is restored. In *Fashions for Women*, a fashion model retreats from public life and

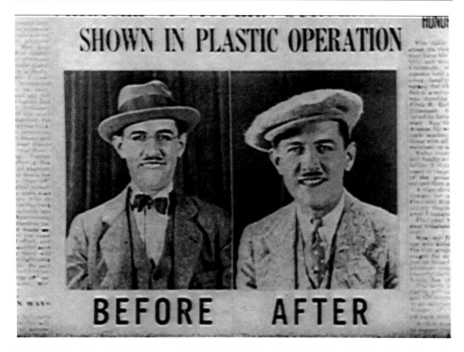

Abb. 4.3   Der Überbiss des Mannes im Vorher-Nachher-Vergleich. (Aus: *Mighty like a Moose*)

has a face lift. In *Gigolo*, a French soldier sustains facial injuries. He becomes a paid dancing partner in Nice after surgery and finds a mate. In *As a Man Lives*, the son of wealthy parents undergoes plastic surgery, and his personality improves. An Apache he fights with seeks a surgeon's help to evade police. In *Scar Hanan*, a rancher wrongly accused of cattle rustling saves a girl's life. His scars are removed by her father, a plastic surgeon."[17]

Von besonderem Interesse ist *Defying Destiny* (USA 1923, Louis Chaudet). Nicht nur, weil das Werk den wahrscheinlich ersten und einzigen verbrennungschirurgischen Fall im Stummfilm darstellt, sondern auch wegen der Inszenierung der Arztfigur sowie des Leidensweges des Betroffenen Jack. Dieser rettet eine Frau, Beth, aus den lodernden Flammen eines Hausbrandes und wird bei der heroischen Tat schwer entstellt. Beths Vater zeigt seine Dankbarkeit und Großzügigkeit, indem er dem entstellten Helden einen gut bezahlten Job in seiner Bank gibt. Jack kompensiert seine optischen Makel nun mit teuren Sportwagen und

---

[17] Callé u. Evans 1994, S. 422–423.

schafft es, das Herz der Geretteten zu erobern. Die vermeintliche Großherzigkeit des Vaters wandelt sich schlagartig, als er erkennt, dass der „Entstellte" nun sein Schwiegersohn werden soll – seine Wohltätigkeit war nur ein Mittel, um sich selbst als Helfer zu inszenieren. Die Konsequenz: Der Vater schiebt Jack seine eigenen Veruntreuungen in die Schuhe, kündigt ihm und zieht seinen Namen öffentlich in den Schmutz. Zwar wird der Beschuldigte vor Gericht entlastet, er findet aber keine neue Anstellung, da niemand jemanden beschäftigen will, der „handicapped by the scarred face" ist. Als er nach vielen Absagen doch eine Beschäftigung als Hilfsarbeiter findet, stürzt er von einer Leiter und lernt bei der Trauma-Diagnostik einen gewissen Dr. Gregory kennen. Der plastische Chirurg sieht in der Rekonstruktion des vernarbten Gesichts einen Weg zu Ruhm und Reichtum. Als Jack die Operation jedoch ablehnt, bietet der Arzt dem Patienten 5000 Dollar, damit er sich der Prozedur unterzieht. Er willigt ein, kehrt operiert und mit falschem Schnurrbart verkleidet in die Bank des Vaters zurück und sagt, nachdem er sich zu erkennen gibt, triumphierend: „plastic surgery". Ein Happy End für alle: Das Paar ist vereint, dem fragwürdig motivierten Arzt winken Glanz und Gloria und dem verbrecherischen Vater wird das Handwerk gelegt. Kurios: Die Figur des Chirurgen ist der zweifelhaften Motivation und der Bestechung des Patienten zum Trotz durchweg positiv inszeniert.

Die plastischen Chirurgen im frühen Kino zückten das Skalpell allerdings nicht nur, um ästhetische Verbesserungen zu erzielen. Die Gründe für operative Veränderungen des Erscheinungsbildes waren vielfältig: Zur Tarnung in *The Hawk's Nest* (USA 1928, Benjamin Christensen), in dem ein Cafébesitzer sich postoperativ als berühmter Gangsterboss ausgibt, zur Flucht vor Delinquenten in *Three Miles Up* (USA 1927, Bruce M. Mitchell) oder um Verbrechern das Handwerk zu legen wie in *Skin Deep* (USA 1922, Lambert Hillyer). Besondere Erwähnung verdient die niederträchtige Arztfigur in *The Broken Mask* (USA 1928, James P. Hogan): Dr. Gordon White entfernt die Narben aus dem Gesicht eines Tänzers, verliebt sich aber in dessen Frau und plant die Narben seines Patienten wieder sichtbar zu machen. Ein erneuter (vgl. *Der Gang in die Nacht* oder *Zweimal gelebt*) Bruch des Hippokratischen Eids, um die Frau eines Patienten für sich zu gewinnen; hier scheitert das Vorhaben jedoch an unumstößlichen Treuebeweisen und der Medicus wird zur Strafe ausgepeitscht.

Die Darstellung der Plastischen Chirurgie überrascht mit Arztfiguren, die in den meisten Fällen (11/14) positiv dargestellt wurden, was einen interessanten Kontrast zu den übrigen, sehr ambivalent inszenierten chirurgischen Disziplinen des frühen Kinos setzt. Zudem steht sie auch konträr zum Leinwand-Image der Tonfilmzeit, welches – insbesondere mit einer katastrophalen Patientenzufriedenheit von 7,7 %[18] – das Fachgebiet sehr negativ repräsentiert.

---

[18] Hwang et al. 2013, S. 106–108.

4.4   Der kalte Schnitt ins Bewusstsein – Die Neurochirurgie

„Gehirn: das Organ, mit dem wir denken, daß wir denken." Ambrose Gwinnett Bierce (1842–1914)[19]

Die Neurochirurgie wird im folgenden Abschnitt relativ oberflächlich – im Sinne eines knappen Überblicks – besprochen. Was wie eine stiefmütterliche Behandlung wirken könnte, ist jedoch weder als eine Geringschätzung des Fachgebietes noch als Ausdruck einer Unterrepräsentation im Stummfilm zu verstehen. Die Gründe sind anderer Natur: Zum einen wurde die Darstellung des Neurochirurgen im Kino in aktuellen Arbeiten umfassend – erfreulicherweise unter entsprechender Berücksichtigung des Stummfilms[20] – abgehandelt, zum anderen sind Überschneidungen mit anderen Fachgebieten die Regel. Da der neurochirurgische Eingriff jedoch zumeist nur am Rande der Handlung Raum findet und die zugrunde liegende Symptomatik – meist primär neurologischer oder psychiatrischer Natur – das bestimmende medizinische Motiv der Werke ist, wurden die Filme an entsprechender Stelle besprochen. Ein Beispiel für Symptome dieser Art ist die Amnesie: „No fewer than 10 silent movies (before 1926) do so. In 1915, *Right of Way* was one of the first films to depict amnesia as the result of an assault, and the trigger for starting a new life. […]. In daily practice, most severe amnesia syndromes have a clear neurologic or psychiatric basis […]. Such a scriptwriting template may find its origins in the cultural impact of the story of Phineas Gage, who famously had a dramatic and spectacular accident in 1848 while working on the railroad when an iron rod was driven through his head, destroying a large part of his left frontal lobe. […] another serious head injury can be totally and unexpectedly redeeming […]. Even although it is occasionally depicted as the source of the amnesic syndrome, neurosurgery is usually considered a viable treatment option."[21]

Des Weiteren sei an dieser Stelle erneut das Querschnittssyndrom erwähnt, insbesondere mit den Mary Pickford-Star-Vehikeln *Stella Maris* und *Pollyanna* (vgl. Abschn. 3.2), in denen neurochirurgische Eingriffe die Gehfähigkeit der Patientinnen wiederherstellen. Ebenfalls beachtenswert ist *The Struggle* (1916), in dem eine intrakranielle Blutung entlastet wird, ebenso kann *The Penalty* neurochirurgisch gesehen werden: Der Operateur, der zu Beginn einen folgenschweren Kunstfehler begeht, setzt zum Ende des Films das Skalpell am Kopf des Bösewichts an. Ob der initiale Eingriff ebenfalls neurochirurgischer Natur war, bleibt unklar, wobei der Verlust beider Unterschenkel kaum mit etablierten neurochirurgischen Operationen zu vereinbaren ist.

---

[19] Zit. n. Jäncke 2016, S. 281.

[20] Vgl. Bernard et al. 2018.

[21] Ebd., S. 74.

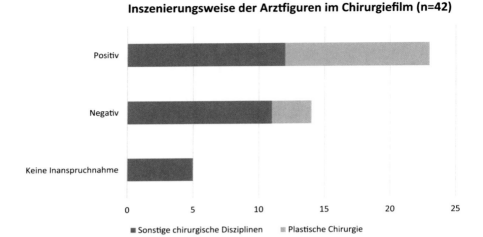

Abb. 4.4 Darstellung der chirurgischen Arztfiguren im Stummfilm

4.5   Summa summarum

„Dieselbe Hand gibt Heilung mir und Wunden." Francesco Petrarca (1304–1374)[22]

Frühe Filmemacher nutzten die Chirurgie zumeist mit der Absicht, bei Rezipienten Spannung, Angst oder gar blanken Horror zu erzeugen. Die Arztfiguren wurden vorwiegend eindimensional gestaltet: Entweder der apotheotisch-unfehlbare Heiler oder das wahnsinnig-rasende Monstrum. Diese Charakterzeichnung hinterlässt ein ausgesprochen ambivalentes „Leinwandimage" des Fachgebietes. Zwar tendiert die Gesamtauswertung zu einer positiven Darstellung, dies ist jedoch der fast gänzlich wohlwollend inszenierten Plastischen Chirurgie geschuldet. Rechnet man diese aus der statistischen Erhebung raus, tritt das ambivalente Bild der Chirurgie im frühen Kino deutlicher hervor, insbesondere wenn man bedenkt, dass eine fehlende Inanspruchnahme eine Irrelevanz implizieren kann (siehe Abb. 4.4).

Weshalb war der böswillige Chirurg ein so anziehendes Motiv? Wie bereits ausgeführt, entwickelte sich das Fach in nahezu allen Feldern rasant weiter. Wie kann dieses Zerrbild also erklärt werden? Die Antwort muss in der Natur des Faches gesucht werden: Betäubt (oder unter stärksten Schmerzen) geben sich die Patienten einem Kontrollverlust hin, einer Zerstörung der Körperintegrität durch beängstigende chirurgische Instrumente – oft mit unklarem Ausgang. Zweifelsohne waren die Erinnerungen an nicht allzu weit zurückliegende Zeiten, in denen

---

[22] Zit. n. Gärtner 1820, S. 245.

ein chirurgischer Eingriff noch mit heftigsten Schmerzen verbunden war, im gesellschaftlichen Gedächtnis verankert und bestimmten die Erwartungshaltung der
Zuschauer – so stark, dass um die Jahrhundertwende der Begriff der „surgical anxiety" geprägt wurde[23].

Dies erklärt auch die vielen durchweg positiv dargestellten Arztfiguren, die
schlimmste Schicksale mit gezielten Schnitten abrupt abwenden können. Denn das
Vertrauensverhältnis, das Patient und Chirurg eingehen, ist nicht zu unterschätzen:
Das Bild des unfehlbaren Operateurs scheint für viele nötig, wenn nicht gar
Voraussetzung zu sein, um sich diesen Risiken einer Operation hinzugeben bzw.
ein derart großes Vertrauen in die Fähigkeiten einer einzigen Person zu setzen.

Chirurgie im frühen Kino spiegelt demnach zugleich die Angst des Publikums
als auch das große Vertrauensverhältnis wider, das Patient und Operateur eingehen. Dies wird dargestellt in kleineren „vergessenen" Filmen, aber auch in Klassikern, die im besten Falle herausragende Kunstwerke sind, was ein Blick auf den
Regiestuhl verdeutlicht: Filmemacher wie Georges Méliès, F. W. Murnau oder Robert Wiene sind heute in den „Olymp" der Kinematografie erhoben worden – ein
Attest für die Qualität des Chirurgie-Kinos.

Literatur

1. Dovern, Kim: Humoralpathologie und Diätetik des Mittelalters. Grundlage für Prävention
   und Therapie von Krankheitsbildern vor dem Hintergrund des Arzneibuchs von Ortolf von
   Baierland. München 2022.
2. Semmelweis, Ignaz Philipp: Die Ätiologie, der Begriff und die Prophylaxe des Kindbettfiebers. Pest, Wien, Leipzig 1861.
3. Gierhake, Friedrich Wilhelm und Julius Muasya Kyambi: Lunge und Pleurahöhle. In: Franz
   Xaver Sailer und Friedrich Wilhelm Gierhake (Hrsg.): Chirurgie historisch gesehen. Anfang-
   Entwicklung-Differenzierung. Mit einem Geleitwort von Rudolf Nissen. München 1973, S.
   153–163.
4. Henkel, Dennis: The two sides of the scalpel: The polarizing image of surgery in early cinema. PLoS One. 2022;17(12): e0279422.
5. Malthête, Jacques: Filmographie Complète de Georges Méliès. In: Jacques Malthête und
   Laurent Monnoni (Hrsg.): Méliès: magie et cinema. Paris 2002, S. 245.
6. Malthête, Jacques: Die Organisation des Raums bei Méliès. In: Frank Kessler, Sabine Lenk
   und Martin Loiperdinger (Hrsg.): KINtop Band 2. Georges Méliès – Magier der Filmkunst.
   Frankfurt am Main 1993, S.36.
7. Pearson, Robert: Das frühe Kino. In: Geoffrey Nowell-Smith (Hrsg.): Geschichte des internationalen Films. Stuttgart 1998, S. 29.
8. Brandt, Ludwig und Karl-Heinz Krauskopf: Eine Entdeckung in der Chirurgie. 150 Jahre
   Anästhesie. Der Anästhesist. 1996;45(10): 970–975.
9. Lefebvre, Thierry: Georges Méliès und die Welt der Scharlatane. In: Frank Kessler, Sabine
   Lenk und Martin Loiperdinger (Hrsg.): KINtop Band 2. Georges Méliès – Magier der Filmkunst. Frankfurt am Main 1993, S. 60–63.

---

[23] Brock 2013.

10. Uhlenbruck, Gerhard: Kopfnüsse – nichts für weiche Birnen. Köln 2012.
11. Baumeister, Martin: »L'effet de réel«. Zum Verhältnis von Krieg und Film 1914 bis 1918. In: Bernhard Chiari, Matthias Rogg und Wolfgang Schmidt (Hrsg.): Militär und Krieg im Film des 20. Jahrhunderts (Beiträge zur Militärgeschichte). München 2003, S. 245–268.
12. Jünger, Ernst: Essays. 1. Betrachtungen zur Zeit. 2. Arbeiter. 3. Das abenteuerliche Herz. 4. Fassungen. Leipzig 1960.
13. Hodges, Graham Russel Gao: Anna May Wong. From Laundryman's Daughter to Hollywood Legend. New York 2004.
14. Henkel, Dennis, Axel Karenberg und Eelco F. M. Wijdicks: Stummfilme als unterschätzte Zeugen der Medizingeschichte. Dtsch Med Wochenschr. 2020;145(25): 1818–1827.
15. Eisner, Lotte: Die Dämonische Leinwand. Neue Auflage. Frankfurt am Main 1980.
16. Gehler, Karsten und Ullrich Kasten: Friedrich Wilhelm Murnau. Leipzig 1990.
17. Eilers, Alexander: Aber-Witz: Ausgewählte Aphorismen. Kaarst 2005.
18. Callé S.C. und J. T. Evans: Plastic surgery in the cinema, 1917–1993. Plast Reconstr Surg. 1994;93(2): 422–33.
19. Hwang, Se Jin, Sowhey Park und Kun Hwang: Global plastic surgeons images depicted in motion pictures. The Journal of craniofacial surgery 2013;24(2): e106.
20. Jäncke, Lutz: Ist das Hirn vernünftig? Erkenntnisse eines Neuropsychologen. Zürich 2016.
21. Bernard, Florian, Guillaume Baucher, Lucas Troude und Henri-Dominique Fournier: The Surgeon in Action: Representations of Neurosurgery in Movies from the Freres Lumiere to Today. World Neurosurg. 2018;119: 66–76.
22. Bernard, Florian, Guillaume Baucher, Lucas Troude und Henri-Dominique Fournier: The Surgeon in Action: Representations of Neurosurgery in Movies from the Freres Lumiere to Today. World Neurosurg. 2018;119: p74.
23. Gärtner, Franz-Wilhelm: Blumenkränze für häusliche Feste und Verhältnisse der Freundschaft und Liebe. Der Liebesdichter: Ein poetisches Hülfsbuch für Liebende und Geliebte, um sich gegenseitig sowohl bey Nahmens- und Geburtsfesten als auch bey anderen Gelgenheiten ihre Gefühle auszudrücken. Pesth 1820.
24. Brock, Claire: Risk, Responsibility and Surgery in the 1890s and Early 1900s. Med Hist. 2013;57(3): 317–337.

Von unsichtbaren Feinden und den Anfängen der Zivilisationskrankheiten – Die Innere Medizin

„*Viren und Bakterien sind die Untergrundkämpfer des Todes.*"
Hans-Jürgen Quadbeck-Seeger (*1939) [Quadbeck-Seeger (2006), S. 56]

Die Innere Medizin ist ein weites Feld, das eine Vielzahl unterschiedlicher Spezialgebiete zusammenfasst. Die Einteilung der Fachdisziplinen erfolgt entweder nach Organsystemen, wie bei der Nephrologie (Niere), Pneumologie (Lunge), Kardiologie (Herz) und Gastroenterologie (Magendarmtrakt), oder nach anderen Klassifikationen, wie bei der Angiologie (Gefäßsystem), Endokrinologie/Diabetologie (hormonelle Erkrankungen) oder der Hämatologie/Onkologie (Blut/Tumore). Zudem erweitern die vielen Zusatzqualifikationen, die internistische Fachärzte erlangen können – wie die der Notfallmedizin oder der Infektiologie – das Feld. Ein besonderer Bezug besteht zur Allgemeinmedizin: Internisten können sich als hausärztliche Internisten niederlassen und die Funktion von Allgemeinmedizinern/Hausärzten übernehmen. Aus diesem Grund werden im Folgenden der Internist und der Hausarzt gleichgesetzt und auf eine explizite Betrachtung der Allgemeinmedizin – ein per se primär deutsches Konstrukt – verzichtet. Die Infektiologie hat sich seit 2021 in fast allen deutschen Bundesländern als Facharztweiterbildung etabliert[1]. Ein Umstand, der sicher der COVID-19-Pandemie und der öffentlichen Aufmerksamkeit geschuldet ist, die Infektiologen in dieser Krisenphase zuteilwurde. Was zugleich eine Anerkennung der Bedeutsamkeit infektiologischer Krankheitsbilder im internistischen Alltag darstellt, täuscht nicht über den Umstand hinweg, dass Infektionen zur Zeit des Stummfilms eine weitaus gewichtigere Rolle für das Fachgebiet einnahmen. Denn die Hitlisten der

---

[1] DGI 2021.

heutzutage am häufigsten diagnostizierten internistischen Erkrankungen wird von Zivilisationserkrankungen wie der Herzinsuffizienz, dem Herzinfarkt, den Krebserkrankungen, der Arteriellen Hypertonie oder der Arthrose angeführt[2]. Wie die folgende Retrospektive unterstreicht, verhielten sich diese Prävalenzen vor knapp 100 Jahren genau umgekehrt: Bakteriell und viral verursachte Pathologien waren mit Abstand die häufigsten und Zivilisationserkrankungen dagegen die Ausnahme[3].

5.1 Die erste Epidemie der Filmgeschichte – Die „Funktionelle Ansteckungskomödie"

> *„Sie werden schon sehen, daß jede Epoche die Epidemie hat, die sie verdient. Jeder Zeit ihre Pest."* Ödön von Horvath (1901–1938)[4]

Die erste Welle von Ansteckungen im Kino überrascht durch ihre Genese. Die sich wie Lauffeuer verbreitenden Infektionen lassen sich nicht wie zu erwarten auf Mikroorganismen zurückführen, die Infekte sind aus heutiger Sicht als psychogen oder funktionell zu klassifizieren – ein psychologisches Phänomen. Die „Pathologien" reichen vom Lachen über das Gähnen bis hin zum Tanz[5] und befeuerten eine „epidemisch" anmutende Flut an Kurzfilmkomödien, die – wie an späterer Stelle ausgeführt – auch mit infektiologischer Terminologie beworben wurden. Gleich zwölf Filme[6] aus dem Zeitraum von 1903 bis 1914 stellen nicht-kontagiöse Geschehnisse als infektiöse Vorfälle dar und versuchen so, ein nicht minder „ansteckendes" Lachen in den Zuschauerräumen zu entfachen.

Im Zusammenhang mit jenen dramaturgisch forcierten Lachausbrüchen wurde vonseiten der Presse wie den Produktionsunternehmen der eigentlich medizinische Terminus „hysterisch" instrumentalisiert. Der Begriff, der zu dieser Zeit noch relativ neu war, wurde in den meisten dieser Fälle jedoch sinnentfremdend genutzt[7,8]: Im Kontext der „Filmepidemien" meinte „hysterisch" eher das umgangssprachliche, „unkontrollierte" Verbreiten eines Automatismus des Lachens: des „Mechanische(n) im Lebendigen"[9]. Der von Charcot propagierte Begriff der Hysterie leitet sich vom griechischen hystéra (z. Dt.: Gebärmutter) ab, da in einigen medizini-

---

[2] Statistisches Bundesamt 2015.

[3] Vgl. Henkel 2022(a).

[4] Zit. n. Herz 2021, S. 114.

[5] Köhler 2007, S. 311–316.

[6] Hennefeld u. Henkel 2022, S. 245–255.

[7] Hennefeld 2016.

[8] Gordon 2001, S. 167–203.

[9] Bergson 2011, S. 35.

schen Kreisen des späten 19. Jahrhunderts der Irrglaube kursierte, der Uterus, falls nicht zum Gebären genutzt, wandere ziellos im Körper umher und verursache so Beschwerden. Auf seinem Wege begegnet der Uterus fortan anderen Organen und Strukturen, die er dann nachahme oder steuere[10]. Gerät das umherirrende Hohlorgan demnach z. B. in den Hals, können Schluckbeschwerden und ein Fremdkörpergefühl die Folge sein (der sogenannte „Globus hystericus"). Gelange die Gebärmutter in die Nähe des Fußes, könne es zu Lähmungen oder „Tanz-Wahn" kommen et cetera. Medizinhistorisch sind reale Vorfälle beschrieben, die diesem Tanz-Wahn ansteckendes Potenzial unterstellen, glaubt man den Berichten von der „tanzenden Pest" (1518) oder der „Choreomanie" (1374) aus der Limburger Chronik[11].

The Epidemic (USA 1914, Regie unbekannt) bedient sich dieses Motivs und stiftet Chaos durch eine rasche infektiöse Verbreitung eines spontanen Tangos. Die Ursachen für die epidemischen Spektakel gehen jedoch weit über das Tanzen hinaus: Der Gähn-Reflex verbreitet sich in *Le bailleur* (FR 1907, Segundo de Chomón) von Bediensteten über Soldaten, Cafégäste und Polizisten bis zum leblosen Portrait einer Dame, das aufgrund des übermächtigen Dranges zu Gähnen lebendig wird. Nervöses Muskelzucken grassiert in *Un tic nerveux contagieux* (FR 1908, Max Linder) und torpediert eine Hochzeitszeremonie, in *Laughing Gas* (USA 1907, Edwin S. Porter) steckt das Gelächter einer mit Lachgas behandelten Frau Gesetzeshüter und Gospelchöre an und in *That Fatal Sneeze* (UK 1907, Lewin Fitzhamon) führt eine Nies-Epidemie (siehe Abb. 5.1) zum Tode eines „Erkrankten". Kratzige Unterwäsche wiederum quält einen älteren Herren im *An All-Wool Garment* (USA 1908, Gilbert M. Anderson) derart, dass sein Umfeld dem Drang, sich zu kratzen, reihenweise nachgibt. Selbst ansteckende Emotionen finden den Weg in die Kinosäle, so z. B. ein häuslicher Streit in *A Contagious Nervousness* (FR 1908, Originaltitel und Regie unbekannt) oder libidinöses Gaffen, das in *Une dame vraiment bien* (FR 1908, Romeo Bosetti, Louis Feuillade) die Männerwelt befällt. Romantischer wird die Wollust in *Matrimonial Epidemic* (FR 1911, Regie unbekannt) persifliert, in dem eine Hochzeitszeremonie zur Epidemie ausartet. Ein Panorama psychogener Epidemie-Variationen, die zugleich als kathartische Realitätsverarbeitung und verharmlosendes Amüsement fungieren können und somit ein recht ambivalentes Bild abgeben – hierzu später mehr.

So absurd und grotesk diese Inszenierungen auch erscheinen mögen, reale Vorbilder für diese funktionellen „Epidemien" lassen sich in der Fachliteratur nachweisen: Bekannte Beispiele sind der „Cotton Mill-Ausbruch" von 1787[12], die „Tanganjika Lachepidemie" 1962[13], die „trembling disease" 1905 oder die „June bug epidemic" im Jahre 1962 – heute werden solche Phänomene als „mass psy-

---

[10] Vgl. Mitchell 2000.

[11] Welle 2018.

[12] Sample 2015.

[13] Rankin u. Philip 1963.

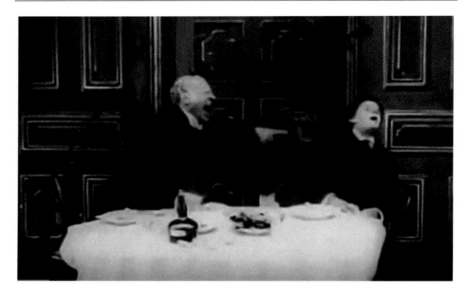

Abb. 5.1 Der erste Nieser der letalen „Nies-Epidemie" führt zu Gelächter. (Aus: *That Fatal Sneeze*)

chogenic illness" zusammengefasst[14]. In ähnlicher Weise hatte schon Gustave Le Bon (1841–1931) in seinen psychologischen Studien vor allem die Urbanisierung und die neuen Metropolen der Zeit um 1900 als wesentliche Ursachen für solche Massenphänomene angesehen[15].

Passend zu dieser komödiantischen Darstellung von Ansteckung verwendete die PR-Maschinerie infektiologische Terminologie, um ihre Werke zu bewerben: „[will] send a convulsive epidemic around the audience[16]", „the spirit of the thing is contagious"[17] oder „the love germ finds lodgment […] raging epidemic of fun"[18] tönte die Werbebranche. Ist diese Instrumentalisierung als eine Bagatellisierung medizinischer Begrifflichkeiten zu werten? Wird hier die infektiologische Gefahr verkannt oder liegt eher ein Gewöhnungseffekt vor? Erforscht man, wie stark die Filmbranche schon vor dem Aufkommen der Spanischen Grippe von Infektionskrankheiten gebeutelt war, erscheint der Gewöhnungseffekt die tref-

---

[14] Schmid 2016.

[15] Vgl. Le Bon 2023.

[16] Zit. n. The Nickelodeon 1910, S. 222.

[17] Zit. n. Moving Picture World 1909, S. 594.

[18] Zit. n. San Francisco Dramatic Review 1910, S. 16.

fendste Hypothese: Kinoschließungen wegen des Scharlachfiebers (1906 bis 1917)[19] oder Kinoverbote für Minderjährige aufgrund der Poliomyelitis[20] wurden von Kinobetreibern als „ernsthafte Bedrohung"[21] für das gesamte Gewerbe angesehen. Man kannte die Gefahr durch Ansteckung demnach aus leidvoller Erfahrung und versuchte mit Komödien und verharmlosenden Werbetaktiken die infektiöse Gefahr für die eigenen Zwecke zu nutzen – denn was man kannte bzw. überstanden hatte, dem wird in der Regel mit weniger Furcht begegnet. Als die Influenza jedoch 1918 alles in den Schatten stellte, was Scharlach oder Polio angerichtet hatten, verschwand das kollektive Amüsieren über Ansteckungsszenarien aus den Lichtspielhäusern. Zwar finden sich selbst zur Hochzeit der Pandemie vereinzelt Filmchen, die z. B. Quarantänemaßnahmen persiflieren wie *Cupid in Quarantine* (USA 1918, Scott Sidney), diese können jedoch als Ausnahmen betrachtet werden.

Die Restriktionen, die der Kinowelt während der Spanischen Grippe (1918–1921) auferlegt wurden, führten angesichts strenger staatlicher Präventions- und Gegenmaßnahmen zu Unverständnis, Empörung, Zorn und Zynismus seitens der Filmwelt. Ein Leitartikel des Springfield News Record verurteilte die Kinoschließungen als „ridiculous" und fragte rhetorisch wie ironisch, wie man einschätzen wolle, ob „the ticket holder will sneeze while he is in the place?"[22]. Das Magazin Variety stufte das kollektive Lachen im Kino als „thousands of times more contagious than the influenza"[23] ein und Kinobesucher fragten in Leserbriefen hämisch, ob Chaplins Filme wegen des ansteckenden Lachens nicht mehr zu sehen seien[24].

Öffentliche Empörung und Zynismus aufgrund staatlicher Restriktionen mögen nach den Erfahrungen während der COVID-Pandemie kaum überraschen, sollte man diese Reaktion aber nur als ein Aufbegehren gegen vermeintliche Willkür der Herrschenden einschätzen? Dies ist sicher ein bedeutsamer Aspekt, berücksichtigt man zusätzlich aber die anxiolytische Wirkung eines gemeinschaftlichen Kinoerlebnisses[25,26], kann eine weitere Erklärung offeriert werden: Das Publikum betrauerte und beklagte den Verlust einer psychischen Stütze – das kollektive Lachen im Kinoraum –, dessen Fehlen besonders in psychologisch belastenden Zeiten wie der Influenzapandemie vermisst wurde.

---

[19] Zit. n. Motion Picture News 1916, S. 2354.

[20] Zit. n. Variety 1912, S. 125.

[21] Zit. n. The Moving Picture Weekly 1916, S. 38.

[22] Zit. n. Motion Picture News 1919, S. 497.

[23] Zit. n. Variety 1918, S. 11.

[24] Photoplay 1919, S. 112.

[25] Hanich 2017.

[26] Hanich 2014.

5.2   Im Schatten der Schwindsucht – die Tuberkulose

„Ich bin zu der Meinung gekommen, daß die Tuberkulose, so wie ich sie habe, keine besondere Krankheit, keine eines besonderen Namens werte Krankheit ist, sondern nur eine ihrer Bedeutung nach vorläufig nicht einzuschätzende Verstärkung des allgemeinen Todeskeims." Franz Kafka (1883–1924)[27]

Der Tuberkulose wurden viele Namen gegeben: Das Eponym Morbus Koch, die Phthisis, die weiße Pest, die Schwindsucht oder die Motten – welche Bezeichnung man auch wählte, zum Anlass epidemischen Lachens wurde die Tuberkulose im frühen Kino nicht verklärt. Warum die Erkrankung nicht als amüsant inszeniert wurde, wird deutlich, wenn man sich vergegenwärtigt, dass die bakterielle Erkrankung in den USA und weiten Teilen Europas lange Zeit die Todesursache Nummer eins war[28]. Zur Zeit des Stummfilms war die Prävalenz der TBC seit Jahrzehnten rückläufig und Experimente mit Impfstoffen wie beim „Lübecker Impfunglück" zum Ende der Stummfilmära[29] gaben Hoffnung, konnten diese aber nicht erfüllen. Die Schwindsucht war als Geißel der Menschheit in den Köpfen der Zuschauer und ihr Vorkommen in seriösen Lichtspielen war die Regel[30,31]. Die Popularität der Erkrankung beschränkte sich nicht auf das Kino: Maler Edvard Munch (1863–1944) bildete die weiße Pest in Farbmeditationen wie „Døden i sykeværelset" („Tod im Krankenzimmer", 1893) oder „Det syke barn" („Das kranke Kind", 1885) ab und Dichtergröße Thomas Mann (1875–1955) hielt im Bildungsroman „Der Zauberberg" (1924) die Freiluftsanatorien im kollektiven Gedächtnis wach. Schon vor der Zeit des stummen Kinos war die schwindsüchtige (zumeist weibliche) Figur in der Literatur gängig: Man denke an Alexandre Dumas' d. J. (1824–1895) „Die Kameliendame" (1848), an die Erzählung „Victoria" (1898) des Nobelpreisträgers Knut Hamsun (1859–1952), an die an „Lungensucht" erkrankte Kunstreiterin aus Kafkas Parabel „Auf der Galerie" (1919) oder an „Jane Eyre" und „Sturmhöhen" (beide 1847) der Schwestern Charlotte (1816–1855) und Emily Brontë (1818–1848). Dieser Trend erreichte auch die Bühnenkünste und kulminierte in bluthustenden Operndiven, die mit Giuseppe Verdis (1813–1901) „La Traviata" (1853) oder Giacomo Puccinis „La Boheme" (1896) in die Musikgeschichte eingingen.

Im Kielwasser von Robert Kochs Nachweis des Mycobacterium tuberculosis im Jahre 1882 nahmen Hygiene und Prävention eine zentrale Stellung im Kampf gegen die Phthisis ein. Diese neue Erkenntnis machte eine Aufklärung breiter Schichten der Bevölkerung notwendig, das Massenmedium Film schien hierfür bestens

---

[27] Zit. n. Brod 1966, S. 177.

[28] Bates 2015, S. 1–8.

[29] Kürze Roloff 2016.

[30] Henkel 2020.

[31] Henkel 2022(b).

geeignet und versuchte dieser Rolle gerecht zu werden. Thomas A. Edison produzierte im Auftrag der „National Association for the Study and Prevention of Tuberculosis"[32] sechs Kurzfilme, von denen die Hälfte als verschollen gilt[33]. Gemeinsam haben die Werke starrsinnige Protagonisten, die gegen jede Aufklärung und Präventionsbemühungen resistent zu sein scheinen: Diese Figurentypen reichen vom wohlhabenden Geschäftsmann, der Spenden verweigert (*Hope, a Red Cross Seal Story* [USA 1912, Charles Brabin]), über Fabrikbetreiber, die Hygienevorkehrungen kategorisch ablehnen (*The Temple of Moloch* [USA 1914, Langdon West]), bis hin zu mittellosen Arbeitern, die ihre Krankheitssymptome ignorieren und Kollegen so gefährden (*The Lone Game* [USA 1915, Edward C. Taylor]). Alle Edison-Filme suggerieren Heilung durch unterschiedliche Varianten der Freilufttherapie, wie folgendes Zitat verdeutlicht: „your boy has tuberculosis, but with proper care he can be cured. I would advise that he go west" und „under ideal conditions, complete rest, bracing air and nourishing food" sei Gesundung zugesichert. Vervollständigt wird dieses Bild mittels einer hyperbolisch gezeichneten „good-doctor-Figur", deren altruistische Vorbildfunktion suggeriert, medizinische Aufklärung und Prävention seien stets von Erfolg gekrönt. Bedenkt man jedoch, dass die erste kurative Therapie der TBC mit Streptomycin erst 1943 entdeckt wurde, stoßen diese kinematografischen Heilungsversprechen als fehlleitende Euphemismen auf.

Eine ähnlich überraschende Restitutio ad integrum präsentiert *Falling Leaves* (USA 1912, Alice Guy-Blaché), in dem die Mutter eines kleinen Mädchens an der Lungenpest erkrankt. Der zurate gezogene Arzt Dr. Heady gibt eine für die Zeit deutlich realitätskonformere Prognose als die Leinwandkollegen aus den Edison-Werken: Die junge Mutter werde nicht mehr leben, wenn die Blätter des Gartenbaumes abgefallen sind (siehe Abb. 5.2). Was als metaphorisch verpackte Überlebensprognose für wenige Monate zu verstehen ist, wird von der Tochter wörtlich aufgefasst: In emsiger, ebenso redundanter wie frustraner Mühe, die an die Figur des Camus'schen Sisyphos erinnert, bindet sie jedes einzelne vom Baum gefallene Blatt wieder an das Geäst und hofft so, ihrer Mutter das Leben zu retten. Als die Zeit immer mehr drängt, erfährt die Mutter jedoch von einem neuen Therapeutikum und kann durch das fiktive Mittel geheilt werden. Eine durchschlagende Metapher einer ambitionierten Filmemacherin: Der Baum als Lebensallegorie, die Mutter als mythologische Gaia und ein Mediziner („bacteriologist") als Deus ex machina – ein märchenhaft komponiertes, ungewöhnliches kleines Werk.

Die Volksseuche erreichte auch den Langfilm: Viktor Sjöström (1879–1960) führte Regie, schrieb das Skript und gab die Hauptrolle im 1921 veröffentlichten *Körkarlen*, frei nach dem gleichnamigen Roman (1912) der Literaturnobelpreisträgerin Selma Lagerlöf (1858–1940). Die Figurenzeichnung dieser Auftragsarbeit der „Nationalen Liga zur Bekämpfung der Tuberkulose"[34] weckt Erinnerungen

---

[32] Jacobs 1904.

[33] Posner 2023.

[34] Norvikpress 2023.

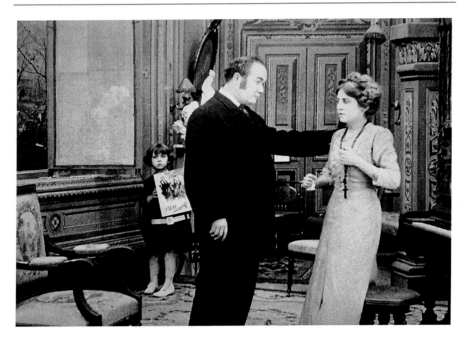

Abb. 5.2 Die Tochter wohnt der schockierenden Diagnosestellung bei, die der Arzt empathisch übermittelt. (Aus: *Falling Leaves*)

an die frühen Edison-Filme: Der Protagonist Holm gibt sich als unverbesserlicher, misanthropischer und beratungsresistenter Charakter, der Hygiene und Prävention als lästig und unnötig erachtet. Er hustet achtlos auf Gegenstände und seine Mitmenschen, scheint diese Hygiene-Fauxpas gar wissentlich zu provozieren und steckt so eine fürsorgliche Krankenpflegerin der Heilsarmee an. Der Rest der Handlung weckt Reminiszenzen an das Scrooge-Motiv aus Charles Dickens' (1812–1870) Novelle „A Christmas Carol" (1843): Nach Holms unvermeidlichem Ableben wird er posthum zum Fuhrmann des Todes – ähnlich dem mythologischen Chárōn – und wie Ebenezer Scrooge mit den Folgen seiner Missetaten konfrontiert, was den Pessimisten in einen reuevollen, empathischen Charakter verwandelt. Die Medizin spielt – bis auf die erwähnte Pflegerin – in diesem zum Klassiker des schwedischen Kinos avancierten Werk keine Rolle.

Dem Tuberkulosefilm ist insbesondere eine omnipotente Darstellung der Medizin, medizinischer Prävention sowie der Ärzteschaft eigen. Eine Verklärung, die vor euphemistischer Überzeichnung und realitätsfernen Heilungen nicht Halt macht. Hierzu wird sogar zu fiktiven Medikamenten, aber auch zu idealisierter therapeutischer Potenz von Freilufttherapie und Schonung gegriffen. Der „Bösewicht" ist meist der gegen Aufklärung und Prävention „immune" Problempatient, der wie eine frühe Variante des modernen Impfgegners erscheint[35]. Historisch könnten die Figuren in einer gesellschaftlichen Ablehnung des Pockenimpfstoffes wurzeln, dem im späten 19. Jahrhundert so große Skepsis entgegengebracht wurde, dass ab 1876 das Monatsblatt „Der Impfgegner" erschien und in den Folgejahren Aufwind erhielt[36]. Der Tuberkulosefilm versprach heilsame Therapien, unfehlbare Hygiene und Prävention. Doch was brachten diese präventiven, fast propagandistischen Bemühungen? Befragungen zu den Edison-Produktionen brachten den Nachweis bestenfalls kurzfristiger positiver Effekte dieser überzogenen bzw. fiktiv ausgeschmückten Aufklärung beim Kinopublikum[37].

Exkurs 1: Pflegerinnen und Pfleger im frühen Kino
Ein Epochenüberblick des frühen Kinos, ohne die Darstellung von Pflegerinnen und Pflegern zu behandeln, würde ein unvollständiges Bild zeichnen. Das Thema wurde in separaten Arbeiten behandelt, der Fokus liegt hier jedoch auf der Tonfilmzeit[38] und eine umfassende Aufarbeitung zum frühen Film würde den Rahmen dieser Arbeit sprengen. Dennoch wird im Folgenden ein kurzer Überblick mit einigen repräsentativen Beispielen angebracht, der sowohl zum Zwecke der Vollständigkeit als auch zur Grundlage weiterer Forschungsarbeit intendiert ist. In vielen Werken sind Pflegekräfte als Randfiguren entworfen und erfüllen eine assistierende Funktion. Beispiele sind das Vorführen des Anfertigens und korrekten Aufsetzens eines Mund-Nase-Schutzes in *Dr. Wise on Influenza* (UK 1919, Regie unbekannt), die Verfolgung entflohener Patienten (z. B. *Maniac Chase*) oder die tatkräftige Unterstützung bei Epidemietumulten in *Tell It to the Marines* (USA 1926, George W. Hill) und *The Catechist of Kil-Arni* (IND 1923, Thomas Gavin Duffy, R. S. Prakash). Dies entspricht einer geschlechtsspezifischen Rollenverteilung, die weiblichen Pflegekräften autonome Wirkmacht abspricht und sich durch die (frühe) Kinogeschichte zieht[39].

Neben dieser Marginalisierung wird der Krankenschwesterfigur – männlichen Pflegekräften wurde im frühen Kino keine größere Rolle zugesprochen – in einigen Filmen eine dramaturgisch bedeutsame Funktion zugestanden: Wie dargestellt, wird eine (ehrenamtliche) Schwester der Heilsarmee in *Körkarlen* Opfer der Schwindsucht, die sie sich bei der aufopferungsvollen Pflege eines Patienten zugezogen hat. In *Das Vaterland ruft* (D 1914, Regie unbekannt) pflegt eine Krankenschwester liebevoll den Vater ihres Geliebten, der daraufhin seinen Segen für die Liaison des Paares gibt. In *Vendetta* (D 1919, Georg Jacoby) sinnt eine

---

[35] Mayr 2020.
[36] ZB MED 2023.
[37] Pernick 1978, S. 21–27.
[38] Wulff 2021.
[39] Vgl. Clarke 2015.

Pflegerin nach Rache für ihren ermordeten Ehemann, bis sie entdeckt, dass sie sich in den Mörder verliebt hat und in *Nurse Marjorie* (USA 1920, William Desmond) entscheidet sich die aristokratische Protagonistin – zum Entsetzen ihrer adeligen Familie – für den Pflegeberuf (siehe Abb. 5.3) und verliebt sich in einen ihrer Patienten; die willensstarke Krankenschwester emanzipiert sich gegenüber ihrer Familie und findet ihr Glück mit dem Genesenen.

The Martyrdom of Nurse Cavell (AUS 1916, John Gavin, C. Post Mason) steigert dieses Motiv und stilisiert – nach einer wahren Geschichte – eine Pflegerin zur Märtyrerin des Ersten Weltkriegs. Es kann also, wenn die pflegenden Schwestern eine Hauptrolle bekleiden, von einem sehr positiven Bild gesprochen werden, das von Aufopferung und Nächstenliebe geprägt ist. Diese wohlwollenden Darstellungen sind aber nicht nur auf die Figuren beschränkt, wie der bemerkenswerte *The Red Kimono* (USA 1925, Walter Lang, Dorothy Davenport) – mit weiblicher Co-Regie – unter Beweis stellt: Gabrielle, die sich nichts mehr wünscht als Krankenschwester zu werden, gerät in die Fänge eines Zuhälters. Im Verlauf der Handlung erschießt sie diesen in Notwehr. Sie wird vor Gericht freigesprochen, erhält aufgrund der kriminellen Vergangenheit jedoch keine Stelle als Kranken-

Abb. 5.3 Die aufopferungsvolle Krankenpflegerin Marjorie kümmert sich auch um die kleinen Patienten. (Aus: *Nurse Marjorie*)

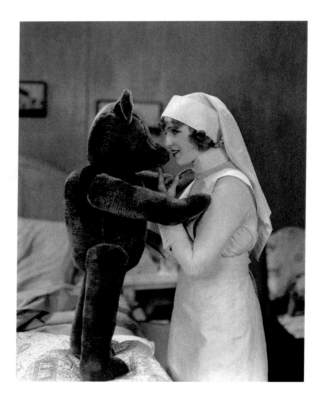

schwester. Als der Erste Weltkrieg ausbricht, ist der Bedarf an „nurses" aber derart hoch, dass sie ihre Chance bekommt. Hier ist nicht nur eine einzelne Pflegerin in positivem Lichte dargestellt; der gesamte Beruf wird als Berufung, Lebensziel und Lebenserfüllung idealisiert. Sie möchte nichts sehnlicher als „useful work" zu verrichten und „become a nurse […] please, please". Krankenpflege als Traumjob: Ein Ritterschlag für den Berufsstand, den der Arztberuf in keinem der frühen Lichtspiele zugestanden bekam.

Exkurs 2: Ärztinnen im frühen Kino

Der Tuberkulosefilm *La Mort du soleil* (FR 1922, Germaine Dulac) ist zwar erhalten, lag aber nicht zur Sichtung vor und musste anhand von Sekundärquellen rekonstruiert werden. Ursächlich für Dulacs Interesse an der Erkrankung war der Tuberkulosetod einer engen Freundin, wahrscheinlich aber auch die finanziellen Mittel eines großen Pharmaunternehmens, das – vermittelt durch das „American Committee Against Tuberculosis" – den Film mitfinanzierte[40]. Bemerkenswert ist dieser Film vor allem, weil eine Frau in der Arztrolle zu sehen ist und sie diese Herausforderung trotz vieler Widrigkeiten bravourös meistert: Sie suchte die „balance between her domestic responsibilities and her work at an orphanage for tubercular children, allegorizing the plight of the modern woman after World War 1"[41]. Obwohl Medizinerinnen im stummen Kino eher eine Rarität waren, brachten Slapstickkomödien Ärztinnen schon vor *La Mort du soleil* auf die Leinwand: *Le mari de la doctoresse* (FR 1907, Max Linder), *The Lady Doctor* (USA 1910, Regie unbekannt), gleichnamige Werke von 1913 (USA, Regie unbekannt) und 1914 (USA, Phillips Smalley) oder *Max et la doctoresse* (FR 1914, Max Linder, siehe Abb. 5.4) sind bekannte Beispiele. *Cupid vs. Cigarettes* (USA 1912, Regie unbekannt) nimmt eine Sonderstellung ein: Er ist nicht nur einer der wenigen Filme, in dem der Nikotinabusus als zentrales Thema problematisiert wird, sondern auch die einzige dieser Komödien, in der die weibliche Arztfigur nicht völlig der Lächerlichkeit preisgegeben wird. Die Doktorin versucht hier, einem Verehrer das Rauchen abzugewöhnen. Das Vorhaben scheitert und der Plot nimmt die finale Wendung, als eine Rechnung über das ärztliche Honorar für die Entwöhnungstherapie präsentiert wird. Freilich wird auch dies ergötzlich dargestellt, denn eine Frau, die plötzlich in die Arztrolle wechselt, scheint ausreichender Anlass zum Amüsement gewesen zu sein.

Die Ärztinnen-Figur muss derart belustigend auf die damaligen Zuschauer gewirkt haben, dass die Medizinerin sogar Thema von abendfüllenden Langfilmkomödien wurde: In *Kitty Kelly, M.D.* (USA 1919, Howard Hickman) erwartet ein Dorf die Ankunft des neuen Landarztes, nachdem der Vorgänger das Zeitliche ge-

---

[40] Williams 2014, S. 120.
[41] Film at Lincoln Center 2023.

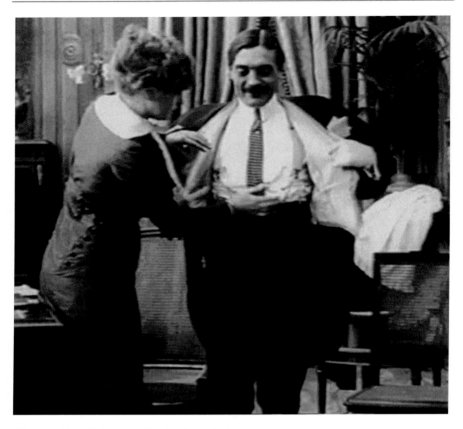

Abb. 5.4   Max Linder als Patient in *Max et la doctoresse*

segnet hat. Als aber eine Frau aus der großen Stadt kommt, ist die Empörung zunächst groß, doch aufgrund ihrer attraktiven Erscheinung findet die junge Ärztin
schnell Patienten – insbesondere Männer, die Erkrankungen fingieren, um in die
Behandlung der schönen Medizinerin zu kommen. Das Werk entwirft eine Blaupause – junge Ärztin vs. konservativ denkende Dorfgemeinschaft – die auch in
der Tonfilmzeit für komödiantische Kassenschlager instrumentalisiert wurde, wie
in *Die Landärztin vom Tegernsee* (D 1958, Paul May). In allen genannten Lust-
spielen wird die weibliche Arztfigur zum Amüsement bzw. zur Initiierung vermeintlich absurder Situationen genutzt – von Kompetenz und Seriosität fehlt hier
nahezu jegliche Spur. Damit imponiert *La Mort du soleil* beim aktuellen Kenntnis-
stand als das einzige Lichtspiel der Stummfilmära, in dem eine ernsthaft ge-
zeichnete Ärztin die Hauptrolle bekleidet, ohne zu einer Belustigung degradiert zu
werden. Ein Unikum und zugleich ein Relikt, denn heute ist die Medizin alles andere als ein Patriarchat.

5.3 Andere unsichtbare Feinde

„Unterschätze niemals Feinde, weil sie klein und zahnlos sind. Nicht Löwen und Kroko-dile töten die meisten Menschen, sondern Viren und Bakterien." Peter Hohl (*1941)[42]

Filmemacher waren sich schon zur Zeit des Stummfilms der Bedrohung durch die für das bloße Auge unsichtbaren Mikroben bewusst und nutzten diese Gefahr als ultimatives Feindbild in Dramen um Epidemien und Pandemien. Häufig wurden die verschwindend kleinen Erreger nicht explizit genannt, wahrscheinlich um die Aura des Mysteriösen und Unbegreiflichen weiter zu intensivieren. Diese fiktiven bzw. ätiologisch nicht näher bestimmten Epidemien werden im Langfilm erstmals in *Lægen* (DK 1918, Fritz Magnussen) zentrales Thema. Ein gewisser Dr. Letter trägt hier den Kampf gegen die Mikroorganismen aus, seine Waffe: eine neuartige Antigentherapie. Bis er diese jedoch erfolgreich gegen die grassierende Seuche anwenden kann, muss sich der Medicus mit Sabotage durch ärztliche Kollegen herumschlagen, die in sein Labor eingedrungen sind, um eine Probe des neuen Medikaments zu verunreinigen. Als er das Therapeutikum vorstellen will, führt die Gabe aufgrund der Fremdmanipulation zum Tode der Versuchspatienten. Let-ter bleibt aber überzeugt von seiner Entdeckung – im Tierexperiment war der Er-folg unzweifelhaft – und als die Seuche immer mehr Tote verursacht und der Arzt schließlich selbst erkrankt, wagt er einen erneuten Versuch: Dank einer neu syn-thetisierten Probe kann er sich todesmutig das vermeintlich todbringende Medika-ment verabreichen lassen und so dessen Wirksamkeit beweisen. Nun kann das Serum in der Bevölkerung angewendet werden und der Arzt bewahrt die Mensch-heit vor der Auslöschung durch Mikroorganismen. Zusätzlich imponiert *Lægen* mit einem wahren Panorama an Seuchen-Klischees: heillose Panik in den Straßen, hilf- und ratlose Debatten der Politik und Raffkes, die in der Katastrophe nur den eigenen Profit sehen. Die Seuche wird hier zum Instrument der Kapitalismuskritik und der garstig porträtierte dänische Geldadel, der die Überzeugung hegt, Seuchen seien ein Problem der Unterschicht, akzentuiert diese sozialkritische Intention.

Eine nicht minder verheerende Seuche tobt in *The Man Beneath* (USA 1919, William Worthington) fernab der westlichen Welt in Indien. Auch hier bleibt der auslösende Erreger nebulös und der Arzt Dr. Chindi Ashutor eilt in seine Hei-mat, um der Epidemie die Stirn zu bieten. Die Handlung verliert sich in einem Plot um eine verbrecherische Geheimorganisation, welcher Ashutor mittels eines Scheintod-Medikamentes das Handwerk legen kann. Was das Werk bemerkens-wert macht, ist die Inszenierung eines Dilemmas: Die beruflichen Pflichten des Mediziners kollidieren mit seinem Privatleben und er muss seine Liebe aufgeben. „Volksheil" gehe über das „Herz" lautet die propagandistisch gefärbte Botschaft der Filmemacher. Ein anderes nicht näher spezifiziertes Ausbruchsgeschehen aus

---

[42] Hohl 1999, S. 7.

Tell It to the Marines lässt den Arzt zum Dirigenten turbulenter Evakuierungsmaß-
nahmen werden. Die Retterfigur des männlichen Militärarztes, der zur Hilfe der
Kranken und Krankenschwestern eilt, ist typisch für die geschlechterrollenspezi-
fische Verteilung der Handlungsmacht in Kriegsfilmen der 1920er Jahre[43]. Ano-
nyme, bedrohliche Mikroorganismen fungieren als Kino-Entitäten, die sowohl als
dramaturgisches Mittel zur Mystifizierung des Feindes als auch zur Apotheose der
Ärzteschaft instrumentalisiert werden.

Wenn die Erreger bzw. infektiologischen Erkrankungen explizit genannt werden, geschieht dies häufig im metaphorischen Sinne: So wird die Pest als figurative Teufelsmetapher in *Danse macabre* (USA 1922, Dudley Murphy) implementiert und ein dämonischer Musiker dirigiert ein makabres Konzert nach Camille
Saint-Saëns' gleichnamiger sinfonischer Dichtung, zu dem die Erkrankten Ballett-
tanz darbieten. In *Faust: Eine deutsche Volkssage* (D 1926, F. W. Murnau) wird die
Pest zum Instrument Satans und in *Nosferatu – Eine Symphonie des Grauens* (D
1922, F. W. Murnau) verbrennen Pestratten die Erde, auf der sie wandern und kün-
digen so ihren todbringenden Herren an.

Die Pest in Florenz (D 1919, Otto Rippert) inszeniert die Erkrankung mit diametral entgegengesetzter Intention (siehe Abb. 5.5): Als Strafe des Himmels und
somit als göttliches Instrument des „Guten" – von Luzifer keine Spur. Florenz
wird als Sodom und Inbegriff des zügellosen Hedonismus dargestellt, in das ein
als Held charakterisierter Mönch die Krankheit absichtlich einschleppt – Die Stadt
der „Qualerkoren" wird die Metropole fortan genannt, ein Anathema erlassen
und das Eindringen der Pest als Happy End gefeiert. Eine perfide Inszenierung
religiöser Propaganda, insbesondere wenn man sich vergegenwärtigt, dass die In-
fluenza-Pandemie 1919 in der Stadt am Arno wütete und ein Massensterben nach
sich zog. Wie schon die Epidemien mit unbekannter Ursache (siehe Abschn. 5.3)
wurde auch die Pest genutzt, um als Initialzündung für eine epidemische Panik
zu fungieren, was anhand des einzigen tschechoslowakischen Werkes des Kanons
– *Příchozí z temnot* (CS 1921, Jan S. Kolár) – nachvollzogen werden kann. Der
Vollständigkeit halber seien in Bezug auf die religiöse Propaganda noch die vielen Monumentalfilme genannt, die Lepra – ausgelöst durch das Mycobacterium le-
prae – zur Verbildlichung göttlicher Macht auf die Leinwand brachten. Berühmte
Beispiele sind *The Ten Commandments* (USA 1923, Cecil B. DeMille) oder *Ben
Hur* (USA 1925, Fred Niblo), in dem der Heiland höchstpersönlich die rasche Ge-
nesung herbeiführt.

Eine historische Erkrankung, die Pocken – deren Ausrottung eine der größten
Erfolgsgeschichten der modernen Medizin darstellt[44] –, war zur Zeit des Stummfilms eine reale und verheerende infektiöse Bedrohung. *Nana* (FR 1926, Jean Renoir), in Szene gesetzt vom Sohn des weltberühmten Impressionisten Pierre-Auguste Renoir, ist eine Adaption Émile Zolas (1840–1902) gleichnamigen Romans

---

[43] Clarke 2015.

[44] Arita 2004.

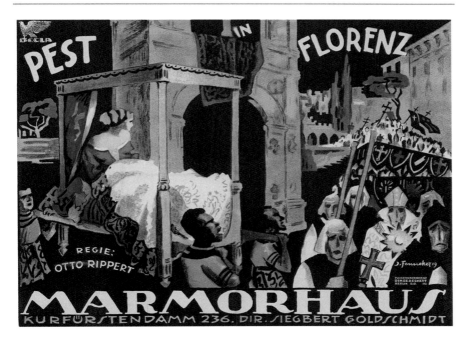

Abb. 5.5 Schon die Reklame polarisiert den ausschweifenden Hedonismus der Florentiner (links) gegen die besorgte Frömmigkeit des Klerus (rechts). Werbeplakat für: *Die Pest in Florenz*

aus dem Jahr 1888. Die titelgebende Protagonistin ist eine Femme fatale, deren liederlicher Lebensstil in einer fatalen Pockeninfektion kulminiert. Die düstere Prognose braucht der Mediziner nicht einmal auszusprechen, ein vielsagender Blick in Richtung des wartenden Ehemannes genügt, um den letalen Verlauf zu verdeutlichen. Die Vorhersage bewahrheitet sich und Bilder einer fiebernden, halluzinierenden Nana im Sterbebett beenden das Drama – Infektion als moralische Strafe, völlig ohne religiöses Missionieren. Die Pocken wurden zuweilen aber auch weniger tragisch in die Kinosäle gebracht, beispielsweise zur Verballhornung von Quarantänemaßnahmen wie im schon erwähnten *Cupid in Quarantine* oder, um die allgemeine Furcht vor Ansteckung auf die Schippe zu nehmen, wie in *Winky Causes a Smallpox Panic* (UK 1914, Cecil Birch).

Eine besondere Stellung nimmt eine virale Zoonose ein, die im Falle eines symptomatischen Verlaufes fast immer letal endet: die Tollwut (Rabies). Die Medizingeschichte kennt nur 29 Fälle, in denen ein Überleben beschrieben wird[45] – ein Grund für diese glimpflichen Verläufe ist jedoch bis heute nicht bekannt. Die Erkrankung beginnt mit einer langen Inkubationsphase, die im Durchschnitt

---

[45] Nadeem u. Kumar Panda 2020.

zwei bis drei Monate dauert und in der Regel ohne Symptome verläuft. Der „Verursacher" ist zumeist eines der beliebtesten Haustiere der westlichen Welt, der Hund, dessen Biss die tödlichen Viren überträgt[46] – bedenkt man, dass der Hund im klassischen Familienbild als nahezu unverzichtbarer „Harmonie-Vervollständiger" und Beschützer gilt, wirkt diese Konstellation besonders tragisch, wenn nicht gar ironisch.

Pasteur (FR 1923, Jean Benoit-Levy, Jean Epstein) ist eines der frühesten Werke mit Rabies als Thema, auch wenn die Handlung eher als kinematografische Hommage an den französischen Bakteriologen zu verstehen ist. Er ist heute durch die Pasteurisierung – ein Konservierungsverfahren durch Erhitzung – selbst vielen medizinischen Laien noch ein Begriff, seine ersten bahnbrechenden Forschungserfolge erzielte der Chemiker jedoch mit der Lösung mikrobiologischer Probleme der Landwirtschaft, bis er sich der Entwicklung einer Postexpositionsprophylaxe gegen die Tollwut widmete. Im Jahre 1885 hatte er einen Mann versucht zu behandeln, der Ausgang dieses Versuches ist heute allerdings unbekannt, ein weiterer Heilungsversuch endete im Tod eines infizierten (und schon symptomatischen) Mädchens. Im selben Jahr stand Joseph Meister (1876–1940), ein Junge der gleich 14-mal von einem kranken Vierbeiner gebissen wurde, vor der Tür des Chemikers. Diesmal war der Wissenschaftler erfolgreich und der Fall Meister ging in die Medizingeschichte ein: Aus dem Rückenmark eines tollwütigen Kaninchens extrahiertes Serum heilte den elsässischen Jungen und die Medizinwelt jubilierte – Pasteur hatte die Postexpositionsprophylaxe und somit die Heilung einer der gefürchtetsten veterinärmedizinischen Erkrankungen entwickelt.[47] *Pasteur*, an dem der Impressionist Jean Epstein beteiligt war, stimmt in diese Laudatio ein: Der Wissenschaftler wird als strahlendes Vorbild gefeiert, „good at heart" sei er, was der Gelehrte mit der hochdramatisch inszenierten Rettung des jungen Opfers bewiesen habe. Auch andere, heute weniger prominente Erfolge Pasteurs bringt das Werk den Zuschauern näher, insbesondere die wertvolle Rolle seiner Arbeiten für die Landwirtschaft: Sein Mikroben-Schutz rettet die Reben verzweifelter Winzer – „Pasteur saved the vine production" –, Pflanzenschutzmittel bescheren der Bierindustrie einen „huge boost" und zugleich sichert er das ökonomische Überleben der Seidenherstellung. Cineasten werden in dem uninspiriert gefilmten Werk kaum Anlass zum Entzücken finden, medizinisch imponiert jedoch die für den zart besaiteten Zuschauer sicher strapaziöse Sequenz der Rückenmarksbiopsie eines Kaninchens.

Fulminant verlaufenden und tödlich endenden Rabies-Infektionen kann das Publikum in zwei eindringlichen Kammerspielen beiwohnen: zum einen im türkischen Film *Kız Kulesinde Bir Facia* (1923, Muhsin Ertuğrul) und zum anderen in *Gardiens de phare* (FR 1929, Jean Grémillon). Beide Werke präsentieren in gro-

---

[46] World Health Organisation 2023.
[47] Vgl. Gerste 2021, S. 69 ff.

ben Zügen die gleiche Handlung: Ein Leuchtturmwärter und sein Sohn müssen auf einer abgelegenen Insel ihrer Arbeit nachgehen. Schnell wird klar, dass der Jüngere vor der Abreise von einem rasenden Hund gebissen worden ist. Die Witterung verschlechtert sich und die stürmische See schneidet jeglichen Kontakt zum Festland ab – das Drama nimmt seinen Lauf. Die pathognomonische Hydrophobie, die einsetzende Paranoia und ein beginnendes Delir lassen die Situation eskalieren, ein Handgemenge des Vaters mit dem mittlerweile umnachteten Sohn ist die Folge und der Tobende stürzt während der Rangelei in den Tod.

Kinematografisch imponiert insbesondere Grémillons (1902–1959) Opus, das dem Poetischen Realismus zugeordnet wird. Es besticht durch eine Vielzahl avantgardistischer Kniffe und kunstvoller Bildkompositionen: Düstere Schatten kontrastieren die helle, stürmische See, ein klaustrophobisch gefilmtes Leuchtturminneres zieht Parallelen zur hoffnungslosen Prognose der Rabies und die Turbulenzen der See nehmen zeitgleich zu den Symptomen der Tollwut zu – eine metaphorische Verbundenheit von belebter (Erreger) und unbelebter Natur (Witterung). Es imponiert die hypnotische Kameraarbeit, die in den wenigen rasanten Sequenzen durch furiose Montage durchbrochen wird. Gekonntes Lichtspiel – insbesondere ein zirkulierendes Leuchtturmlicht – symbolisiert den Circulus vitiosus der Erkrankung und rundet die ambitionierte Regiearbeit ab. Obwohl das Werk für Ärzte keinen Raum findet – sieht man von einem Veterinär ab, der den bissigen Verursacher in einer Rückblende einschläfert –, sind die medizinischen Fakten akkurat porträtiert: Halluzinatorische Episoden, Hydro- und Phonophobie und eine aggressive Verwirrtheit zählen zu den typischen Symptomen der Infektion – ein außergewöhnlicher Film auf allen Ebenen der Analyse, der zu Unrecht in Vergessenheit geraten ist.

Ein Motiv, das allen Tollwutfilmen gemeinsam ist und sich bis heute durch die Filmgeschichte zieht, ist der gesteigerte Speichelfluss des infizierten Tieres bzw. das Bild des „Tiers mit Schaum vorm Mund"[48,49]. Die pathognomonische Hypersalivation wurde besonders gerne in Kinder- und Familienfilmen genutzt: Von heiteren Kurzfilmklamotten wie *The Mad Dog Scare* (USA 1910, Regie unbekannt) oder *The Scarecrow* (USA 1920, Edward F. Cline, Buster Keaton) bis zum animierten Kinderfilm aus dem Hause Disney (*The Mad Dog* [USA 1932, Burt Gillett]) wurde den Jüngsten unter den Zuschauern das animalische, schäumende Maul als Warnsignal ins Gedächtnis transportiert. Man könnte annehmen, die hochfrequente Verwendung dieses Symptoms zur Zeit des Stummfilms sei auf die damals höhere Prävalenz der Tollwut zurückzuführen und somit ein Versuch der medizinischen Prävention oder Prophylaxe durch das Medium Film. Überraschend ist jedoch, dass sich dieses Motiv bis heute durch den Familien- und Kinderfilm zieht, völlig unabhängig von der tatsächlichen Häufigkeit des Krankheitsbildes (s. u.): Ob in Disneyfilmen wie *Porky's Party* (USA 1938, Robert Clampett), Art-

---

[48] Henkel 2021.
[49] Henkel 2022(c), S. 105–125.

house-Animationsfilmen wie *Fantastic Mr. Fox* (USA 2009, Wes Anderson) oder reiner Kinderunterhaltung wie *The Wild* (USA 2006, Steve Williams), *Over the Hedge* (USA 2006, Tim Johnson u. Karey Kirkpatrick) oder *Marmaduke* (USA 2010, Tom Dey) – Hypersalivation fungiert bis heute als böses Omen, in den meisten Fällen sogar als Auslöser heilloser Panik und ist zum klassischen (Warn-)Symbol der Familienunterhaltung avanciert.

Dabei ist die Tollwut längst keine allgegenwärtige Bedrohung mehr, im Gegenteil: In den meisten Industrieländern spielt diese Zoonose kaum noch eine Rolle für die medizinische Versorgung. Von 1977 bis 1995 sind in Europa lediglich 208 Fälle menschlicher Tollwut beschrieben worden, die Gesamtinzidenz von ein bis zwei Erkrankungen jährlich (pro 100 000 Einwohner) ist gering, für den medizinischen Alltag nahezu irrelevant[50]. Dennoch verfügt die Rabies bis heute über eine Signalwirkung, die keiner anderen übertragbaren Tierkrankheit – vielleicht keiner anderen Erkrankung – gleichkommt. Umgangssprachliche Phrasen wie „Schaum vorm Mund" und „vor Wut schäumend" sind nahezu jedem geläufig und ebenso, dass ein Tier mit auffälligem Speichelfluss eine potenzielle Bedrohung für Leib und Leben darstellt. Ein erstaunlich hoher Bekanntheitsgrad, bedenkt man, dass die wenigsten Menschen die Tollwut mit eigenen Augen gesehen haben. Weshalb ist ein solch rares Krankheitsbild aber derart geläufig? Vergegenwärtigt man sich, welch weitreichenden Einfluss das Massenmedium Film besitzt und wie Filmemacher seit über 100 Jahren dieses Symptombild warnend in Kinderfilme – die oft von Millionen Heranwachsenden rezipiert werden – einbauen, kann eine effektive medizinische Prävention angenommen werden. Mehr noch: Das Kino brannte die Bedrohlichkeit der „schäumenden Vierbeiner" in das kollektive Gedächtnis ganzer Generationen und ließ eine seltene, auf Populationsebene irrelevante Infektion zu einer Art Archetypus werden.

Einige infektiologische Pathologien gehören nicht zum Standardrepertoire der Stummfilmregisseure, sind aber als „Kolibris" – äußerst selten anzutreffende Motive – einer Erwähnung wert. Die Cholera hat ihren einzigen „Auftritt" in der zugleich einzigen indischen Produktion des Korpus, *The Catechist of Kil-Arni*, in dem Regisseur Duffy zugleich die Hauptrolle gibt. Er mimt hier einen Missionar und Priester, der dank tatkräftiger Unterstützung von Ordensschwestern gleich zwei Choleraepidemien eindämmen kann. „Get the priest and come at once!" lautet die Order, nachdem der zweite Ausbruch des „Gallenflusses" bemerkt wird. Ein religiös gefärbtes Happy End, in dem der Geistliche Einheimische konvertieren und Katechisten anwerben kann, folgt zugleich. Das Werk setzt Akzente in Sachen Authentizität, denn der Regisseur – selbst Priester und Missionar – warb lokale Laiendarsteller an und wählte echte indische Dörfer als Schauplätze. Dennoch muss der durchaus spannende Einblick in das historische Indien aufgrund der „missionarischen Brille" und kirchlichen Finanzierung mit Vorsicht genossen werden. Den Verdacht eines propagandistischen Untertons bestätigt die Inszenierung

---

[50] Roß et al. 1997.

des Ausbruchsgeschehens: Die einheimischen Krankenlager werden desolat in Szene gesetzt, Kinder krümmen sich vor Schmerzen auf der Erde und autochthone indische Medizinrituale werden diffamierend als abergläubischer Unsinn abgehandelt. Daher wundert es kaum, dass der Streifen in der westlichen Rezeption eher positive Resonanz erhielt, die indische Presse den Film hingegen als herabwürdigend empfand[51]. Letztendlich dominieren bekannte Motive: Krankheit als ultimatives Übel, dem nur das Christentum gewachsen ist.

Der schon aufgrund der Darstellung neurologischer Folgeschäden erwähnte *Any Evening After Work* (siehe Abschn. 6.2) bringt eine seltene kardiologische Spätfolge auf die Leinwand: die „syphilis heart disease". Was medizinisch durchaus akkurat festgehalten wird, übersteigt cineastisch kaum die Qualität von Aufklärungsfilmen. Völlig anders *Finis Terræ* (FR 1929, Jean Epstein), der wie *Gardiens de phare* dem Poetischen Realismus zugeordnet wird. Wie Thomas Gavin Duffy (1867–1932) nutzte auch Epstein authentische Schauplätze und Laiendarsteller, im Fall von *Finis Terræ* bretonische Fischer. In einem Fischerdorf verletzt sich ein junger Mann an der Hand. Er ignoriert die zunächst kleine Wunde, bis das Schicksal seinen Lauf nimmt und Eiterbildung auf eine sekundäre Infektion des Defektes hinweist. Der Verdacht erhärtet sich, als der junge Mann zu fiebern beginnt und einen deliranten Traum durchleidet. Die Inszenierung dieses halluzinatorischen Traumes ist einer der stärksten Momente in Epsteins Opus: Mit künstlerisch raffinierten Kontrasten und rasanter Montage setzt er einen hochdramatischen Kontrapunkt zu seiner sonst lyrischen, fast buddhistischen Regiearbeit. Wie schon in den Leuchtturmdramen um die Tollwut ist es die tobende See, die verhindert, dass der Fischer einen Mediziner aufsuchen kann, doch ein Arzt eilt zur Rettung: Dem stürmenden Meer trotzend gelangt er zum Infizierten und kann die Wunde fachgerecht verarzten. Die heroische Tat vollbracht, verlässt er die Szenerie in Richtung des weiten Horizontes. Ein Motiv, mit dem (Western-) Helden aus der Handlung treten – erneut eine nahezu apotheotische Arztdarstellung. Epstein verschweigt, welche Infektion das Leben des Fischers bedroht. Ob der gefürchtete Wundstarrkrampf (Tetanus) oder eine andere bakterielle Infektion zur fulminanten Sepsis führt, bleibt der Spekulation überlassen.

Zuletzt sei *The Last Man on Earth* (USA 1924, John G. Blystone) vorgestellt, ein Werk, das Fantastik und Medizin vermengt und eine absurde Zukunftsvision entwirft, in der eine Plage namens „Maskulitis" die Zivilisation schwer gebeutelt hat. Der Keim hat es bewerkstelligt, alle Männer der Schöpfung zu eliminieren, tragischerweise bevor die brillante Forscherin Dr. Prodwell ein Gegenmittel synthetisieren kann. Von diesem kann ein plötzlich auftauchender Überlebender profitieren, der die rein weibliche Zivilisation auf den Kopf stellt. Der Plot driftet nun weiter ins absurd-komische und kulminiert in einer Versteigerung des Herren – den Zuschlag bekommen lüsterne Millionärinnen –, was Erinnerungen an moderne Reality-Shows weckt.

---

[51] Chabria 2013, S. 47 f.

5.4   Wie das Kino den demografischen Wandel und Zivilisationskrankheiten antizipierte

„…er wünschte die Ursache eines so unerklärlichen Übels zu wissen. Ich sagte ihm, wir nährten uns von tausend Dingen, die einander zuwiderwirkten; wir aßen, wenn wir nicht hungrig waren, und tränken, ohne vom Durst gereizt zu sein; wir säßen ganze Nächte lang beisammen und schlürften starkwirkende Getränke, ohne einen Bissen dazu zu essen." Jonathan Swift (1667–1745)[52]

Das junge Kino antizipierte Missstände, die heute zu den dringlichsten Brennpunkten der Medizin gehören und stellte sie einem breiten Publikum vor. Eines dieser Probleme ist eher struktureller Natur: Der Ärztemangel, der national[53] wie international[54] besonders die ländlichen Regionen schwer trifft und die ärztliche Versorgung zu einer Herausforderung werden lässt. Auf diesen Umstand machte schon 1909 der Filmpionier D. W. Griffith[55] in seinem Kurzfilm *The Country Doctor* (USA 1909) aufmerksam[56]: Der titelgebende Landarzt wird zu einem Notfall gerufen. Ein junges Mädchen bekommt hohes Fieber und droht zu ersticken, schwerer Husten und Atemnot quälen die junge Patientin. Welche Erkrankung ursächlich für die schweren Symptome ist, klärt das Werk nicht en détail auf, doch die dargestellte Symptomatik legt die insbesondere im Kindesalter gefürchtete Diphtherie nahe. Der Mediziner rettet die unter Luftnot leidende Patientin souverän mit einer Tracheo- bzw. Koniotomie, während zeitgleich seine eigene Tochter unter ähnlichen Symptomen zu leiden beginnt. An dieser Stelle wird der Landarztmangel überdeutlich: Kein weiterer Kollege ist zur Stelle und der weite Weg zurück zu seiner Tochter kann nicht rechtzeitig bewältigt werden. Das Kind muss sterben (siehe Abb. 5.6), weil die ärztliche Unterversorgung eine zeitnahe Behandlung zweier Notfälle unmöglich macht. Dem foucaultschen Ideal des „Wächters der Moral auf dem Feld der öffentlichen Gesundheit"[57] kann der Arzt aufgrund des Versorgungsnotstandes nicht entsprechen – ein Dilemma, das schon vor 100 Jahren Leben kostete und doch bis heute nicht gelöst worden ist. Griffith selbst gibt in seinem Werk keine Lösungsvorschläge, doch zwei Interpretationsansätze bieten sich an:

1. Der machiavellistische: Eine mögliche Schlussfolgerung des Mediziners wäre, in Zukunft das Wohl seiner Familie an erste Stelle zu setzen. Berufliche Pflichten würden natürlich weiterhin erfüllt werden, jedoch nur, solange die Gesundheit

---

[52] Zit. n. Haffter 2013, S. 230.

[53] Deutscher Bundestag 2017.

[54] Sukel 2019.

[55] Jesionowski 1993.

[56] Vgl. Henkel 2022(d).

[57] Foucault 1988, S. 58.

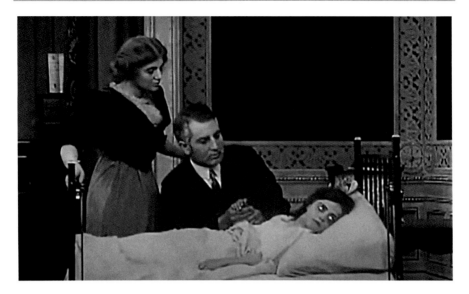

Abb. 5.6 Der Hausbesuch des Landarztes kommt zu spät. (Aus: *The Country Doctor*)

der Liebsten gesichert ist. Diese Deutung impliziert, der Regisseur habe mit dem Film ein Plädoyer für weniger ärztliche Uneigennützigkeit geschaffen und fordere eine Fokussierung auf das wirklich Wichtige: die eigene Familie.

2. Der systemkritische: Hier ist die Frage, ob der Arzt das Problem mit einer Verhaltensänderung lösen kann, gar nicht relevant. Denn die Arzt-Figur ist ein Musterbeispiel an Pflichtbewusstsein, scheinbar unfähig, unmoralisch zu handeln.

Die Figurenzeichnung ist das entscheidende Indiz, um der zweiten Interpretationsvariante den Vorzug zu geben. Insbesondere, wenn man sich vergegenwärtigt, wie stark dieses Bild dem Prototyp des idealisierten Internisten des Stummfilmkinos entspricht.

Diese Systemkritik ist nicht wie zumeist bei Verwendung dieses Begriffes als Kritik an Regierungsformen oder Staatssystemen zu verstehen, sondern explizit auf das Gesundheitssystem bezogen. Zur Zeit des Stummfilms war diese Art der direkten Kritik an der Gesundheitsversorgung keine Seltenheit, ein prominentes Beispiel ist die Erzählung „Ein Landarzt" (1918) des Literaten Franz Kafka, dessen Leben und Karriere tragisch früh durch die Tuberkulose beendet wurden. Unabhängig von der Aussage des Films ist das Werk filmhistorisch als Meilenstein einzustufen, der die Entwicklung der Filmsprache maßgeblich geprägt hat: Griffith bewegt sich weg von der Totalen als vorherrschender Kameraperspektive, nutzt Einstellungsgrößen wie die Halbtotale oder die Detailaufnahme, setzt rasante Schnitttechniken wie die spannungserzeugende Parallelmontage ein und verfeinert überschwänglich-theatralisches Schauspiel zu Darbietungen subtiler Gesten und bedeutungsvoller Mimik[58].

Die Antizipation von Zivilisationskrankheiten geschieht im frühen Kino fast unbemerkt, wenige Werke greifen jene Pathologien auf, die heute oft als Geißel der Menschheit charakterisiert werden. Ob kardiovaskuläre Erkrankungen oder Malignome – zu Beginn des 20. Jahrhunderts spielten diese Krankheiten in der Gesellschaft wie auf der Leinwand eine marginale Rolle. Schaut man jedoch genauer hin, können einzelne Darstellung dieser Leiden spätere Entwicklungen ankündigen. Markante Einzelbeispiele, die Herz-Kreislauf-Erkrankungen thematisieren, sind *Stronger Than Death* (USA 1920, Rollin S. Sturgeon), basierend auf dem Roman „The Hermit Doctor of Gaya" (1916) von Ida Alexa Ross Wylie (1885–1959), in dessen Adaption einer Artistin aufgrund einer gnadenlos fortschreitenden Herzinsuffizienz das Tanzen verboten wird, da ihr sonst ein Herzinfarkt drohe. Eine ähnliche Konstellation bietet *The Scarlet Letter* (USA 1926, Victor Sjöström), dessen Protagonist im Verlauf der Handlung rezidivierende Brustenge (Angina pectoris) verspürt, bis ihn ein plötzlicher Herztod dahinrafft. Vermutlich ein letaler Myokardinfarkt, der mit einer beachtenswerten Geste inszeniert wird: Er greift sich schmerzverzerrt an die linke Brust, ein Bild, das heute selbst dem Laien als Symbolhandlung für einen Herzinfarkt geläufig ist und hier vermutlich zum ersten Mal auf die Leinwand gebracht wurde. Ebenso sei der schon erwähnte *The Shuttle* genannt, in dem der Bösewicht an einem ischämischen Schlaganfall verstirbt. Kürzlich konnte die „National Library of Medicine" sogar das erste Lichtspiel wiederentdecken, das sich der bösartigen Krebserkrankung widmet: *The Reward of Courage* (USA 1921, Regie unbekannt)[59]. Das Werk stellt sich als wenig inspirierende Melange dar, die sich nicht gänzlich zwischen fiktionalem Spielfilm und pseudodokumentarischem Aufklärungsfilm entscheiden will, es warnt jedoch eindringlich vor den Schrecken entarteten Gewebes. Zuletzt sei nochmal auf den mehrfach angeführten *Pollyanna* verwiesen, der anhand einer Nebenfigur ein Leiden aufgreift, das schwerlich als Geißel der Menschheit gilt, aber heutzutage viele Patienten plagt: Die Refluxösophagitis. Eher amüsant versinnbildlicht das Werk die übermäßige Säureproduktion des Magens durch animierte Teufelchen, die den Bauch eines Mannes mit kleinen Dreizacken malträtieren.

5.5   Die tödlichste Pandemie der Neuzeit – unzumutbar?

„Nicht ein Stück Brot am Heiligen Abend! Hungrig gingen wir ins kalte Bett. Das war der schrecklichste Winter, 1918/19. Da brach die große Grippeepidemie aus. Die Menschen, halbverhungert, hatten keine Kraft, keine Abwehrkräfte. Sie starben dahin, alt und jung."
Marie Toth (1904–2006)[60]

---

[58] Vgl. Gunning 1993.

[59] Cantor 2013.

[60] Zit. n. Wiener Zeitung 2021.

Vergegenwärtigt man sich medizinhistorische Ereignisse der Stummfilmzeit, sticht die Jahrhundertpandemie der Spanischen Grippe als eine der bedeutendsten Zäsuren der Epoche heraus. Diese verheerende Variante der Influenza raffte bis zu 50 Mio. Menschen (bei einer Weltbevölkerung von ca. 1,8 Mrd.) dahin und wütete im Zeitraum von 1918–1920. Zu Beginn der Pandemie stellte das Ausbruchsgeschehen für die Medizinwelt ein vollkommenes Rätsel dar[61], was die Erkrankung in einem noch bedrohlicheren Licht erscheinen ließ. Was in Anbetracht der gesellschaftlichen Bedeutung der Spanischen Grippe jedoch verblüfft, ist die standhafte Weigerung der Filmindustrie, ein solch relevantes und traumatisierendes Thema kinematografisch aufzuarbeiten. Beim derzeitigen Überlieferungsstand des frühen Kinos lässt sich lediglich ein einziges Werk eruieren: *Dr. Wise on Influenza*, ein Kurzfilm, der wie schon *The Reward of Courage* am treffendsten als Hybrid aus Lehrfilm und Spielfilm umschrieben werden kann. Das kurze Lehrstück lässt seinen erkälteten Protagonisten wiederholt Hygiene-Fehltritte begehen, deren Folgen er unterschätzt: Er geht eindeutiger Symptome zum Trotz seiner Arbeit nach, gefährdet Kollegen und vernachlässigt in öffentlichen Verkehrsmitteln Abstands- und Reinlichkeitsregeln, verfällt letztendlich in eine „critical condition" und stirbt. Zu Beginn imponiert das Werk mit frühen mikroskopischen Aufnahmen und präsentiert zum Ende sogar eine Therapieoption: das Gurgeln mit Kaliumlösung. Ein Vorgehen, das heutzutage in der Alternativmedizin praktiziert wird (z. B. Kalium chloratum in den sogenannten Schüßler-Salzen). Eine Wirkevidenz besteht jedoch nicht und das Präparat ist ohne Relevanz im klinischen Alltag.

Als cineastischer Solitär wirkt *Dr. Wise on Influenza* wie ein Schulungsversuch in Präventionsmaßnahmen. Da sein Erscheinen mitten in der Pandemie des H1N1-Subtypus lag, kann die Produktion zugleich als akuter Interventionsversuch interpretiert werden. Freilich mit überschaubarem Erfolg, denn die Spanische Grippe zeigte sich unbeeindruckt und die weniger letal zuschlagende dritte Welle (1920) ist wahrscheinlich einer Immunisierung bzw. Adaption des Immunsystems der Gesellschaft oder einer Attenuierung des Erregers geschuldet. Der Film schließt die Belehrungen mit einer Sequenz, die in Zeiten von COVID-19 wie ein anachronistisches Déjà-vu imponiert: Die theatralische vierte Wand wird durchbrochen, der Zuschauer direkt adressiert und ein „do-it-yourself"-Anfertigen mit Schulung zum korrekten Aufsetzen eines Mund-Nasen-Schutzes vorgeführt (siehe Abb. 5.7).

Abgesehen von diesem kuriosen kleinen Filmchen fehlt im Stummfilm jede Spur von der Jahrhundertpandemie. Man mag argumentieren, es sei dem desolaten Überlieferungsstatus (zur Erinnerung: 80 % aller Stummfilme gelten als verschollen) geschuldet, dass weitere Produktionen um die Spanische Grippe nicht nachzuweisen sind. Diese Tendenz zieht sich jedoch weit bis in die Tonfilmzeit und erste Werke zum Thema lassen sich erst für die späten 1950er Jahre nachweisen[62]. Wie kann dieses eklatante Fehlen dramaturgischer Aufarbeitung inter-

---

[61] Soper 1919.

[62] Wulff 2022.

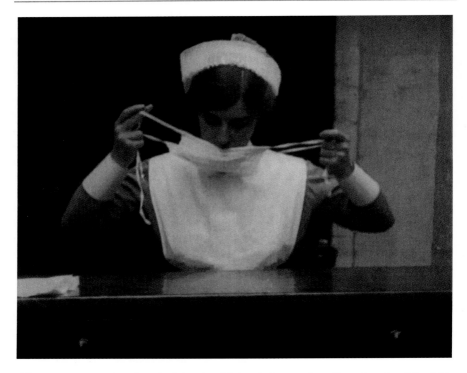

Abb. 5.7 Eine Krankenpflegerin führt das richtige Aufsetzen des selbstgebastelten Mund Na-sen-Schutzes vor. (Aus: *Dr. Wise on Influenza*)

pretiert werden? Hatte die Pandemie durch den Zusammenbruch vieler lokaler Märkte die Kinoindustrie in eine Art Schockstarre versetzt[63]? Denn erst als die Infektionszahlen fielen, nahmen viele Filmstudios ihre Arbeit wieder auf[64], be-gleitet von Widerstand gegen restriktive staatliche Maßnahmen, die Reminiszen-zen an „Corona-Proteste" aufkommen lassen[65]. Dies mag erklären, warum Film-studios das Thema während der Pandemie mieden, schwerlich jedoch, weshalb noch fast vierzig Jahre danach Vorbehalte gegen die Fiktionalisierung bestanden.

Eine andere Hypothese erscheint plausibler: Filmemacher nahmen an, die Zu-schauer wollten einen solch realen Schrecken nicht zusätzlich auf der Leinwand erleben. Ein „Reflex", den man später auch im deutschen Kino nach der NS-Zeit beobachten konnte, als Salven von honigsüßen Heimatfilmen dem Publikum Eskapismus boten und eine kinematografische Aufarbeitung der Traumata für

---

[63] Koszarski 2005.

[64] Meares 2020.

[65] Strassfeld 2018.

Jahrzehnte vermieden wurde. Was als legitime Möglichkeit zur Distanzierung für traumatisierte Kinogänger durchaus einen Mehrwert hat, bringt aber auch Probleme mit sich: Studien konnten zeigen, dass der Konsum von Filmen, TV-Shows und Serien durchaus einen therapeutischen, der Verarbeitung von Traumata dienlichen Effekt haben kann, selbst wenn das Dargebotene tragisch oder hoffnungslos erscheint[66],[67]. Dieser kathartische Effekt lässt sich auch für psychologische Probleme nachweisen, die durch Restriktionen in Pandemiezeiten entstehen, beispielsweise depressive Episoden durch Isolation bei Quarantäne oder andersartigen Kontaktbeschränkungen[68],[69].

Diese Erkenntnis wirft die Frage auf, ob das Kino aus Angst vor finanziellen Einbußen die Chance auf eine therapeutische Intervention verspielte. Vielleicht noch wichtiger ist die Überlegung, ob sich dieses Versäumnis zu wiederholen droht: Während der COVID-19 Pandemie machten die großen Filmstudios erneut einen großen Bogen um das Thema, eine Bestandsaufnahme zu den bis dato (Stand 2022) produzierten „Corona Movies" fällt mehr als ernüchternd aus: Wenn sich Filmemacher an das Motiv wagten, waren es kleine, internationale Produktionen, die einen heiteren oder verharmlosenden Duktus bevorzugten, wie beispielsweise *Locked Down* (UK 2021, Doug Liman) oder *8 Rue de l'Humanité* (FR 2021, Dany Boon). Traute man sich in ernsteren Filmen an das Virus heran, geschah dies in B- und C-Movies, deren Zielpublikum zu klein ist, um eine Wirkung in der breiten Masse zu erzielen. Beispiele für solche low-budget-Produktionen sind *COVID-21: Lethal Virus* (ESP 2021, Daniel H. Torrado) und *Corona Zombies* (USA 2020, Charles Band). Wie die Filmindustrie in den folgenden Jahren mit dem Thema umgehen wird, bleibt abzuwarten. Derzeit fehlt von Produktionen à la Hollywood & Co. – die Millionen erreichen – jedoch jede Spur.

5.6 Summa summarum

„Der Chirurg neigt zur Intoleranz, der Internist zur Selbstzufriedenheit." William James Mayo (1861–1939)[70]

Die Innere Medizin im Stummfilm: Viele Aspekte überraschen kaum, insbesondere die Dominanz des Themas „Ansteckung und Infektionskrankheiten", da dies ein zu erwartendes Abbild der damaligen Realität darstellt. Die erste kinematografische Epidemie mit ihren psychogenen Ansteckungsbildern spiegelt einen gefassten und durch Erfahrung fast schon abgestumpften Umgang mit An-

---

[66] Testoni et al. 2021.

[67] Scrivner et al. 2021.

[68] Boursier et al. 2021.

[69] Radanliev u. Roure 2021.

[70] Zit. n. Schmitt 1988, S. 66.

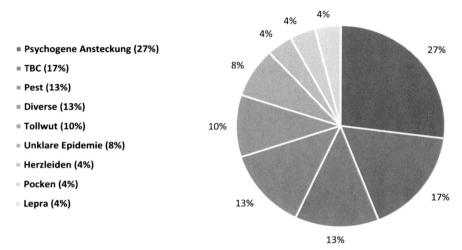

Verteilung internistischer Erkrankungen (n=47)

- Psychogene Ansteckung (27%)
- TBC (17%)
- Pest (13%)
- Diverse (13%)
- Tollwut (10%)
- Unklare Epidemie (8%)
- Herzleiden (4%)
- Pocken (4%)
- Lepra (4%)

Abb. 5.8 Internistische Krankheitsbilder im Stummfilm

steckung wider, der jedoch abrupt abbrach, als die Spanische Grippe in all ihrer Härte zuschlug. Es folgten mehr oder weniger gelungene kinematografisch-mediale Aufklärungsversuche, deren Einfluss auf die Denkmuster der Öffentlichkeit nur kurzfristige Effekte zu haben schien – ein Umstand, der sich mit aktuellen Untersuchungen zur Meinungsbeeinflussung nach Filmkonsum deckt[71]. Dies könnte als Hinweis verstanden werden, dass mediale Aufklärungsstrategien langfristiger gedacht werden müssen, womöglich als wiederholte Vorführungen bzw. Ausstrahlungen, analog zur Verschreibung fester medikamentöser Schemata.

Die Tuberkulose war der prominenteste infektiologische Topos (wenn man das heterogene Feld der psychogenen Ansteckung außer Betracht lässt), gefolgt von Epidemie- und Pandemieszenarien, die oft missionarische oder andere medizinferne Intentionen offenbaren (siehe Abb. 5.8). Was den internistischen Film jedoch in deutlichen Kontrast zum restlichen Medizinkino setzt, ist die Zeichnung sowohl der Arzt- als auch der Patientenfiguren. Der jegliche Infektionsprophylaxe ignorierende Sturkopf ist ein Patientenbild, das die sonst regelhaft zugestandene Opferrolle relativiert, zum Teil sogar negiert. Diametral entgegengesetzt erscheint die Darstellung der Mediziner: Unfehlbar, von höchster Professionalität und Integrität, fungiert der Arzt als gottgleicher Retter, der Patienten, „Fremde" und ganze Zivilisationen vor dem Verderben bewahrt – ein starker Kontrast zum sonst ambi-

---

[71] Kubrak 2020.

valenten und oft sogar negativ inszenierten Bild des Mediziners. Der Antagonist des Arztes, der mit dem bloßen Auge unsichtbare Erreger, wird zum Prototyp einer universellen Bedrohung stilisiert und als solcher in der Filmmotivik etabliert. Der kontagiöse Keim erfüllt lediglich den Zweck, in schlimmster symptomatischer Ausprägung Schrecken und Tod zu verbreiten. Ein figuratives Stilmittel, welches deontologisch oder teleologisch nur die Pflicht bzw. das Ziel hat, die menschliche Zivilisation ins Wanken zu bringen.

In Einzelfällen eröffnet sich die Funktion der Kinematografie als ein Omen, als Medium mit Warnfunktion, das mit Darstellungen damals marginal erscheinender Probleme auf die Herausforderungen der Zukunft hinweist: Ob Zivilisationserkrankungen, strukturelle Diskrepanzen oder Instrumentalisierungen der Medizin zu ideologischen Zwecken – Kino ist in diesen Fällen weitaus mehr als eine historische Momentaufnahme. Es wird zum Brennglas, das wiederkehrende bzw. kommende soziale und medizinische Phänomene deutlich macht bzw. antizipiert.

Literatur

1. Quadbeck-Seeger, Hans-Jürgen: Im Labyrinth der Gedanken: Aphorismen und Definitionen. Norderstedt 2006.
2. DGI: Deutsche Gesellschaft für Infektiologie. Facharzt für Innere Medizin und Infektiologie (02/21): https://www.dgi-net.de/fort-und-weiterbildung/facharzt-fuerinfektiologie/ (zuletzt aufgerufen am 14.04.2023).
3. Statistisches Bundesamt: Die zehn häufigsten Diagnosen für Krankenhausbehandlungen (04/15): https://www.gbe-bund.de/gbe/abrechnung.prc_abr_test_logon?p_uid=gast&p_aid=0&p_knoten=FID&p_sprache=D&p_suchstring=24755 (zuletzt aufgerufen am 19.04.2023).
4. Henkel, Dennis: Der Kampf gegen die Ansteckung im frühen Kino – Eine Retrospektive in Zeiten von COVID-19. Dtsch Med Wochenschr. 2022(a);147: 1617–1627.
5. Herz, V. C.: Das ist doch zum Hundemelken! Pflanzliche Kurzgeschichten. Norderstedt 2021.
6. Köhler Katarina: Der tänzerische Film. Frühe Filmkultur und moderner Tanz. Marburg 2017.
7. Hennefeld, Maggie und Dennis Henkel: Hysterisches Gelächter und ansteckendes Niesen: Die psychogene Ansteckung als erste Epidemie der Filmgeschichte. In: Henkel, Dennis und Hans Jürgen Wulff (Hrsg.): Seuchen, Epidemien und Pandemien im Film – Ein kaleidoskopisches Panorama zur Geschichte des Infektionsfilms. Münster 2022, S. 245–255.
8. Hennefeld, Maggie: Death from Laughter, Female Hysteria, and Early Cinema. Differences. A Journal of Feminist Cultural Studies. 2016;27(3): 45–92.
9. Gordon, Rae Beth: Hysterical Gesture and Movement in Early Film Comedy. In: Gordon, Rae Beth (Hrsg): Why the French love Jerry Lewis: From Cabaret to Early Cinema. Stanford 2001, S. 167–203.
10. Bergson Henri: Das Lachen. Neue Auflage. Hamburg 2011.
11. Mitchell, Jeanne: Madmen and Medusas. Reclaiming Hysteria and the Effect of Sibling Relationships on the Human Condition. London 2000.
12. Welle, Daniel: Mysteriöse Tanzwut 1518. Der unheimliche Drehwurm (03/18): https://www.sueddeutsche.de/panorama/mysterioese-tanzwut-1518-der-unheimlichedrehwurm-1.3858345 (zuletzt aufgerufen am 18.04.23).
13. Sample, Ian: Was Ripon school gripped by mass psychogenic illness? (11/2015): https://www.theguardian.com/science/2015/nov/14/was-ripon-school-gripped-by-mass-psychogenic-illness (zuletzt aufgerufen am 16.04.2023).
14. Rankin, A.M. und P.J. Philip: An Epidemic of Laughing in the Bukoba District of Tanganyika. Central African Medical Journal. 1963;9: 167–170.

15. Schmid, Gary Bruno: Mass Psychogenic Illness: Psychogene Krankheit als Massenphänomen. DGH-Hypnose: https://dgh-hypnose.de/images/upload/file/gary-bruno-schmid---kompletter-artikel-aus-suggestionen-2016.pdf (zuletzt aufgerufen am 16.04.2023).
16. Le Bon, Gustave: The Crowd: A Study of the Popular Mind. ISN ETH Zürich: https://www.files.ethz.ch/isn/125518/1414 LeBon.pdf (zuletzt aufgerufen am 20.01.2023).
17. The Nickelodeon: 1910; 4(8): https://archive.org/details/niekelodeon04elec/page/222/mode/2up?view=theater (zuletzt aufgerufen am 14.04.2023).
18. Moving Picture World: Jan.-June 1909: https://archive.org/details/moviwor04chal/page/595/mode/2up?view=theater (zuletzt aufgerufen am 14.04.2023).
19. San Francisco Dramatic Review: 1910; 23(2): https://archive.org/details/sanfrandram-1910sanf/page/n531/mode/2up?view=theatertexts (zuletzt aufgerufen am 16.04.2023).
20. Motion Picture News: 1916;13(16): https://archive.org/details/motionpicturenewl9moti3/page/n496/mode/2up?view=theater (zuletzt aufgerufen am 14.04.2023).
21. Variety: 1912;27(9): https://archive.org/details/variety27-1912-08/page/n125/mode/2up?view=theater&q=epidemic (zuletzt aufgerufen am 14.04.23).
22. The Moving Picture Weekly: 1916;2(4): https://archive.org/details/movingpicturewee24movi_l/page/n333/mode/2up?view=theater (zuletzt aufgerufen am 14.04.23).
23. Motion Picture News: 1919;19(3): https://archive.org/details/motionpicturenewl9moti3/page/n496/mode/2up?view=theater (zuletzt aufgerufen am 14.04.2023).
24. Variety: 1918;2(10): https://archive.org/detailsNar52-1918-ll/page/nl0/mode/2up?view=theater (zuletzt aufgerufen am 14.04.23).
25. Photoplay: 1919;15(16): https://archive.org/details/phojanjun16chic/page/n113/mode/2up?view=theater (zuletzt aufgerufen am 14.04.2023).
26. Hanich, Julian: The Audience Effect: On the Collective Cinema Experience. Edinburgh 2017.
27. Hanich, Julian: Laughter and collective awareness: The cinema auditorium as public space. NECSUS. European Journal of Media Studies. 2014;3(2): 43-62.
28. Brod, Max: Briefe 1902–1924. Frankfurt am Main 1966.
29. Bates Barbara: Bargaining for Life A Social History of Tuberculosis, 1876–1938. Philadelphia 2015.
30. Kürze Roloff, Eckart: Das Lübecker Impfunglück von 1930. Ein Lehrstück der Medizingeschichte. Naturwissenschaftliche Rundschau. 2016;69,9(819): 461–463.
31. Henkel, Dennis: Der Seuchenfilm: Epidemien und virale Infektionen im Film. Teil I: Früher Seuchenfilm / Seuchen im Stummfilm. Eine Filmographie der Darstellung von Infektionskrankheiten im Stummfilm. In: Wulff, Hans Jürgen und Ludger Kaczmarek (Hrsg.): Medienwissenschaft: Berichte und Papiere 192. Themenheft: „Epidemiefilm". Westerkappeln 2020.
32. Henkel, Dennis: Tuberkulose im frühen Kino: Existenz und Dasein im Schatten der Schwindsucht. In: Henkel, Dennis und Hans Jürgen Wulff (Hrsg.): Seuchen, Epidemien und Pandemien im Film – Ein kaleidoskopisches Panorama zur Geschichte des Infektionsfilms. Münster 2022(b), S. 61–69.
33. Jacobs, Henry Barton: National Association for the Study and Prevention of Tuberculosis. JAMA. 1904;XLIII(23): 1712.
34. Posner, Miriam: Miriam Posner's Blog. Digital humanities, data, labor, and information – Thomas Edison Films about Tuberculosis: http://www.miriamposner.com/tuberculosis.html (zuletzt aufgerufen am 14.04.2023).
35. Norvikpress: The Lagerlöf in English series – updates: https://norvikpress.com/tag/nils-holgerssons-wonderful-journey-through-sweden/ (zuletzt aufgerufen am 14.04.2023).
36. Mayr, Patrick: Die Impfgegnerschaft in Hessen: Motivationen und Netzwerk (1874–1914). Frankfurt am Main 2020.
37. ZB MED: Deutsche Zentralbibliothek für Medizin – Informationszentrum Lebenswissenschaften. Der Impfgegner: Monatsschrift für praktische Volkswohlfahrt und naturgemäße Gesundheitspflege: https://digital.zbmed.de/sammlungimpfen/periodical/titleinfo/5567835 (zuletzt aufgerufen am 22.10.23).

38. Pernick, Martin S.: Thomas Edison's Tuberculosis Films: Mass Media and Health Propaganda. Hastings Center Report; 1978;8(3): 21–27.
39. Wulff, Hans Jürgen: Zwischen humanitärem Auftrag und militärischer Pflicht Die Kriegsschwestern der Filmgeschichte. Tà katoptrizómena, 2021,131(23): https://www.theomag.de/131/hjw19.htm (zuletzt aufgerufen am 22.07.23).
40. Clarke, Liz: Ladies last: Masculinization of the American War Film in the 1920s. Journal of Popular Film and Television. 2015;43(4): 171–187.
41. Williams, Tami M.: Germaine Dulac. A Cinema of Sensations. Illinois 2014.
42. Film at Lincoln Center: Germaine Dulac Program 2: La Mort du soleil: https://www.filmlinc.org/films/germaine-dulac-program-2/ (zuletzt aufgerufen am 02.02.2023).
43. Hohl, Peter: Ein Mittel gegen Einsamkeit.... Ingelheim 1999.
44. Arita, Isao, John Wickett und Miyuki Nakane: Eradication of infectious diseases: its concept, then and now. Jpn J Infect Dis. 2004;57(1): 1–6.
45. Nadeem, Mahd und Parasan Kumar Panda: Survival in human rabies but left against medical advice and death followed – Community education is the need of the hour. Journal of Family Medicine and Primary Care. 2020;9(3): 1736–1740.
46. World Health Organisation (WHO): „Fact sheet" zu Rabies: https://www.who.int/en/newsroom/fact-sheets/detail/rabies (zuletzt aufgerufen am 22.01.23).
47. Gerste, Roland D.: Die Heilung der Welt. Das goldene Zeitalter der Medizin 1840–1914. Stuttgart 2021.
48. Henkel, Dennis: Tollwut im Film. Eine Filmographie. In: Wulff, Hans Jürgen und Ludger Kaczmarek (Hrsg.): Medienwissenschaft: Berichte und Papiere 201. Westerkappeln 2021.
49. Henkel, Dennis: Antizipation einer Jahrhundertpandemie. Prolegomena zur Spanischen Grippe am Beispiel von David W. Griffiths The Country Doctor (1909). In: Henkel, Dennis und Hans Jürgen Wulff (Hrsg.): Seuchen, Epidemien und Pandemien im Film – Ein kaleidoskopisches Panorama zur Geschichte des Infektionsfilms. Münster 2022(c), S. 69–75.
50. Roß, Stefan, P. Kruppenbacher, Wolf-Georg Schiller, Ingrid Marcus, Wolf-Dietrich Kirsch, Manfred Wiese, Michael Adamczak und Michael Roggendorf: Menschliche Tollwuterkrankungen in Deutschland. Dt Ärztebl. 1997;94: A-34–37.
51. Chabria, Suresh: Light of Asia: Indian Silent Cinema 1912–1934. New Delhi 2013.
52. Haffter, Carl: Die Entstehung des Begriffs der Zivilisationskrankheiten. E-Periodica 2023: https://www.e-periodica.ch/digbib/view?pid=ges-001:1979:36::380#265 (zuletzt aufgerufen am 05.05.2023).
53. Deutscher Bundestag: Ärztliche Versorgung auf dem Land Vom 18. Jahrhundert bis in die Gegenwart. Berlin 2017: https://www.bundestag.de/resource/blob/505506/d74620cf215e4f-4c82ca5f2e9c589a6_3/wd.-9–008–17-pdf-data.pdf (zuletzt aufgerufen am 14.04.2023).
54. Sukel, Kayt: Dealing with the shortage of rural physicians. Medical Economics Journal 2019;96(17): https://www.medicaleconomics.com/view/dealing-shortage-rural-physicians (zuletzt aufgerufen am 06.09.2024).
55. Jesionowski, Joyce E.: D.W. Griffith and the Origins of American Narrative Film: The Early Years at Biograph. Illinois 1993.
56. Henkel, Dennis: Antizipation einer Jahrhundertpandemie. Prolegomena zur Spanischen Grippe am Beispiel von David W. Griffiths The Country Doctor (1909). In: Henkel, Dennis und Hans Jürgen Wulff (Hrsg.): Seuchen, Epidemien und Pandemien im Film – Ein kaleidoskopisches Panorama zur Geschichte des Infektionsfilms. Münster 2022(d), S. 69–75.
57. Foucault, Michel: Die Geburt der Klinik: Eine Archäologie des ärztlichen Blicks. Frankfurt 1988.
58. Gunning, Tom: D.W. Griffith and the Origins of American Narrative Film: The Early Years at Biograph. Illinois 1993.
59. Cantor, David: A Rediscovered Cancer Film of the Silent Era. Medicine on Screen. Films and Essays from NLM. (08/2013): https://medicineonscreen.nlm.nih.gov/2013/08/02/the-reward-of-courage/ (zuletzt aufgerufen am 14.04.2023).

60. Wiener Zeitung: SPANISCHE GRIPPE: „Sie starben dahin, alt und jung": Eine Spurensuche in Originalzitaten. (11/21): https://www.wienerzeitung.at/nachrichten/reflexionen/vermessungen/2099646-Sie-starben-dahin-alt-und-jung-Eine-Spurensuche-in-Originalzitaten.html (zuletzt aufgerufen am 22.01.23).
61. Soper George A.: The Lessons of the Pandemic. Science. 1919;49(1274): 501-6.
62. Wulff, Hans Jürgen: Eine vergessene Pandemie? Die Spanische Grippe in Film und Fernsehen. In: Henkel, Dennis und Hans Jürgen Wulff (Hrsg.): Seuchen, Epidemien und Pandemien im Film – Ein kaleidoskopisches Panorama zur Geschichte des Infektionsfilms. Münster 2022, S. 75–85.
63. Koszarski, Richard: Flu Season. Moving Picture World Reports on Pandemie Influenza, 1918–19. Film History. 2005;17(4): 466–485.
64. Meares, Hadley: Closed Movie Theaters and Infected Stars: How the 1918 Flu Halted Hollywood: https://www.hollywoodreporter.com/movies/movie-news/how-1918-flu-halted-hollywood-1286640/ (zuletzt aufgerufen am 14.04.2023).
65. Strassfeld, Ben: Infectious Media: Debating the Role of Movie Theaters in Detroit during the Spanish Influenza of 1918. Historical Journal of Film, Radio and Television. 2018;38(2): 227–245.
66. Testoni, Ines, Emil Rossi, Sara Pompele, Ilaria Malaguti und Hod Orkibi: Catharsis Through Cinema: An Italian Qualitative Study on Watching Tragedies to Mitigate the Fear of COVID-19. Front Psychiatry. 2021;12: 622174.
67. Scrivner, Coltan, John A. Johnson, Jens Kjeldgaard-Christiansen und Mathias Clasend: Pandemic practice: Horror fans and morbidly curious individuals are more psychologically resilient during the COVID-19 pandemic. Pers Individ Dif. 2021;1;168: 110397.
68. Boursier, Valentina, Alessandro Musetti, Francesca Gioia, Maèva Flayelle, Joël Billieux und Adriano Schimmenti: Is Watching TV Series an Adaptive Coping Strategy During the COVID-19 Pandemie? Insights From an Italian Community Sample. Front Psychiatry. 2021;21;12: 599859.
69. Radanliev, Petar und David De Roure: Alternative mental health therapies in prolonged lockdowns: narratives from Covid-19. Health Technol (Berl). 2021;11(5): 1101–1107.
70. Schmitt, Walter: Aphorismen, Sentenzen und anderes, nicht nur für Mediziner. Leipzig 1988.
71. Kubrak, Tina: Impact of Films: Changes in Young People's Attitudes after Watching a Movie. Behav. Sei. 2020,10(5): 86.

Von der Augenheilkunde zur Zahnmedizin – Weitere Fachbereiche im Überblick

6

„Es ist kein Unglück, blind zu sein. Es ist nur ein Unglück, die Blindheit nicht zu ertragen." Konfuzius (551–479 v. Chr.) [Zit. n. Weishaupt (2019), S. 2]

Im Folgenden werden die medizinischen Disziplinen besprochen, die eher selten in Filmhandlungen der Stummfilmzeit auftauchen. Viele dieser Werke überschneiden sich thematisch mit anderen Fachgebieten und wurden im Rahmen dieser schon angeführt. Um jedoch einen möglichst repräsentativen Überblick über die Darstellung aller im frühen Kino zu eruierenden medizinischen Motive zu erlangen, sollen in diesem Kapitel solche Produktionen gesondert bzw. fachspezifisch gruppiert betrachtet werden. Dies gilt insbesondere für die Augenheilkunde, die Pädiatrie und die Gynäkologie, wobei letztere im Kapitel zu medizinethischen Aspekten des frühen Kinos eine wichtige Rolle spielen wird (siehe Kap. 6). Die Radiologie hingegen präsentiert sich völlig losgelöst von anderen Medizinthemen und überrascht mit einem Filmtrend, der in dieser Art in keiner anderen Epoche denkbar ist. Zusätzlich zu diesen humanmedizinischen Gebieten wird ein Blick über den Tellerrand gewagt und die kinematografische Repräsentation des Dentisten und Zahnmediziners der Zeit ergänzt. Es gibt allerdings auch große medizinische Fachdisziplinen, von denen bei aktuellem Überlieferungsstatus jede Spur fehlt, beispielsweise die Pathologie oder die Dermatologie. Man könnte argumentieren, vernarbte Gesichter (siehe Abschn. 4.3) oder sich kutan manifestierende Infektionskrankheiten wie die Pocken (siehe Abschn. 5.3) seien als dermatologisch zu interpretieren. Da eine explizite Nennung in allen Fällen jedoch fehlt, wird auf diese Sichtweise verzichtet. Ebenfalls nicht berücksichtigt wurde die Veterinärmedizin, die in den (aus humanmedizinischer Sicht) relevanten Darstellungen exemplarisch im Rahmen der Tollwut abgehandelt wurde (Vgl. Abschn. 5.3). Erwähnt sei an dieser Stelle jedoch die wohl erste Darstellung der Tiermedizin im Kino: *The Sick Kitten* (UK 1903) aus der Feder des englischen

Filmpioniers George Albert Smith (1864–1959) ist ein kaum einminütiges Werk, das illustriert, wie einem kranken Kätzchen eine unbenannte Medizin mit einem Löffel eingeflößt wird. Ob ein Tierarzt das Arzneimittel verabreicht, enthüllt der Film jedoch nicht.

6.1 Vom Verlust der Sinneswahrnehmung – Die Augen- und die Hals-Nasen-Ohrenheilkunde

> *„Mein Hauptorgan ist das Auge. Alles geht bei mir durch das Auge ein."* Christian Morgenstern (1871–1914)[1]

Es braucht wenig Fantasie, um sich in die individuelle Tragödie hineinzudenken, die der Verlust von Sinnesfunktionen und Sprache für Betroffene mit sich bringen. Insbesondere sind hier Verluste der Seh-, Hör- und Sprechfähigkeit gemeint, die Patientinnen und Patienten nicht nur essenzieller Kommunikationsmöglichkeit berauben, sondern die gesamte Wahrnehmung verschieben können. Die Filmemacher waren sich der Wirkung dieses Motivs bewusst und bauten blinde, stumme oder taube Figuren in ernste Dramen ein, um das Publikum mit diesen tragischen Schicksalen zu fesseln. *Schmutziges Geld* wurde schon im Rahmen der „unbezahlbaren Operation" (siehe Abschn. 4.2) erwähnt und wirft durch diesen Beweggrund ein wenig schmeichelhaftes Licht auf die Ophthalmologie. Zudem ist bemerkenswert, wie die Blindheit des Betroffenen genutzt wird, um ihn zu täuschen: Dem Erblindeten wird vorgespielt, eine ehemalige Geliebte würde ihn finanziell unterstützen – kurioserweise indem die Kleider jener Verflossenen angezogen werden. Das Werk stellt auch ein Klischee zur Schau, das im Grunde nur dazu dient, die dramaturgische Fallhöhe zu steigern und die Pein der Erblindung zu intensivieren: Der Erkrankte war bis zu jenem Schicksalsschlag Maler, verdiente sein tägliches Brot demnach mit einer Tätigkeit, bei der das Augenlicht unabdinglich ist. Dieses Stereotyp kam auch in *Der Gang in die Nacht* zum Einsatz, dessen maximal negatives Ophthalmologen-Bild schon ausführlich dargelegt wurde (siehe Abb. 6.1, vgl. Abschn. 4.2). Ferner gibt der Film einige augenärztliche Untersuchungsszenen wieder, die jedoch nicht über eine Inspektion und das Anlegen eines Verbandes hinausgehen. Die Operation selbst wird nicht direkt gezeigt, doch hüllt eine spätromantisch anmutende Montagesequenz mit nächtlich-gruseligem Sturm das Ereignis in eine mysteriöse Aura – im Gegenzug wird die Szene der Verbandabnahme hochdramatisch en détail abgelichtet und zelebriert.

In positiverem Lichte erscheint der Operateur in *Back Pay* (siehe Abschn. 4.1), dessen frustrane Operation an einer Kampfgasschädigung der Lunge scheitert, zudem war der Patient durch Granatsplitter erblindet. Ob das okuläre Trauma bei dem spannungsreich inszenierten Eingriff ebenfalls im Fokus steht, bleibt unklar

---

[1] Zit. n. Morgenstern 2022, S. 39.

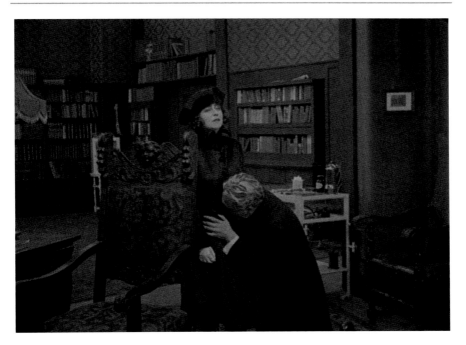

Abb. 6.1 Noch fleht der Augenarzt die Untreue an, bei ihr zu bleiben – doch schon bald folgt die niederträchtige Erpressung. (Aus: *Der Gang in die Nacht*)

und somit auch, ob der Chirurg ein Ophthalmologe ist. Das weitere Geschehen folgt einem bekannten Muster: Infolge der vergeblichen Intervention verfällt die Gattin des verstorbenen Veteranen in eine Depression, die mit Landluft und der Abkehr vom Großstadtleben kuriert wird.

When Love Was Blind von 1912 fand schon Erwähnung aufgrund der postoperativen Non-Compliance (siehe Abschn. 4.1). Hier wird das Motiv der Blindheit zudem in dramaturgisch äußerst geschickter Art und Weise inszeniert: Die Protagonistin ist von Geburt an blind und lebt mit ihrem Ehemann, dessen Gesicht von Narben verunstaltet ist. Die Sorge des Gatten, wie die Ehefrau auf sein entstelltes Antlitz reagieren wird, nutzt der Film effektiv zur Erzeugung eines Spannungsbogens. Wie erwähnt verliert die Operierte das Augenlicht aufgrund des verfrühten Entfernens der Bandagen, sie kann jedoch einen flüchtigen Blick auf ihren verunstalteten Ehemann und das gemeinsame Kind erhaschen, was trotz des Rückschlages als Happy End konzipiert wird. Im gleichnamigen Werk von 1917 (siehe Abschn. 4.1) wird erneut die Konstellation „Erblindung und die Malerei" strapaziert, diesmal jedoch in einer etwas verschachtelten Variante: Die Tochter eines Künstlers erblindet, was den Maler derart traumatisiert, dass er an seiner Trauer stirbt und sein großes Meisterwerk nicht vollenden kann. Die Sehkraft der Tochter wird jedoch operativ wiederhergestellt und die Handlung fortan von ihrem

Streben getragen, mit dem wiedergewonnenen Augenlicht jenes Gemälde zu ver-
vollständigen, das der Vater nicht beenden konnte. In beiden Fällen nehmen die
Arztfiguren wie auch die operativen Eingriffe eine marginale Stellung im Handlungsgerüst ein, werden jedoch durchweg positiv und durchschlagend erfolgreich
dargestellt. Der Vollständigkeit halber sei noch der Syphilis-Film *Any Evening
After Work* (siehe Abschn. 6.2) erwähnt, der in einem Nebenstrang der Handlung
das Neugeborene eines Paares zeigt, das an „congenital syphilis" leidet und das
Augenlicht zu verlieren droht. Ebenso kann *Un chien andalou* als erste grafische
Darstellung eines okulären Traumas gelten (siehe Abschn. 2.10).

Besondere Aufmerksamkeit verdient *Deliverance* (USA 1919, George Foster
Platt), nach der wahren Geschichte um Helen Keller (1880–1968), die im Alter
von zwei Jahren sowohl ihr Gehör als auch ihre Sehkraft verlor – vermutlich auf-
grund einer Hirnhautentzündung. Verantwortlich für das Drehbuch zeichnete sich
Dr. Francis Trevelyan Miller (1877–1959), ein bekannter Historiker und Heraus-
geber des Fachjournals „The Journal of American History", der zugleich ein enger
Freund Kellers war[2]. Die Besonderheit dieses Filmes ist die große Rolle, die Anne
Sullivan (1866–1936) – dargestellt durch Edith Lyle (1890–1982) – und andere
Therapeuten einnehmen: Sprachtherapie und Orientierungstraining sind die Eck-
pfeiler des Werkes und werden realitätskonform abgebildet. Die Handlung des
Films kulminiert in der kollektiven Verpflichtung der Protagonisten, in einem
Heim für erblindete Kriegsveteranen ihr therapeutisches Wissen anzuwenden und
zu vermitteln.

Der alleinige Verlust der Sprachproduktion spielt eine Rolle in *The Dumb
Girl of Portici* (USA 1916, Phillips Smalley und Lois Weber), einem Historien-
film nach Daniel Aubers (1782–1871) Grand opéra „La muette de Portici" (1828).
Die Protagonistin wird von keiner Geringeren als Anna Pavlova (1881–1931) dargeboten, dem vielleicht bekanntesten weiblichen Mitglied des legendären Tanz-
ensembles „Ballets Russes" und einer der schillerndsten Ballettberühmtheiten des
20. Jahrhunderts. Der Plot ist der Vorlage entsprechend durchzogen von Liebe,
Verrat, Intrigen, vermengt mit Wendungen und Verstrickungen, die im medizinischen Kontext wenig Relevanz haben. Die Unfähigkeit zu Sprechen führt im Verlauf der Handlung jedoch zu Problemen, als in einer Vernehmung kein Antworten möglich ist und die Befragte ohne die Chance, sich zu rechtfertigen, inhaftiert
wird. Unter dem Titel *Die Stumme von Portici* (D, Arthur Günsburg) wurde die
Oper 1922 erneut in die Kinos gebracht. Eine weitere Bühnenadaption, *The Silent Voice* (USA 1915, William Bowman) nach dem gleichnamigen Theaterstück
(1914) von Jules Eckert Goodman (1876–1962), thematisiert den plötzlichen Verlust der Hörfähigkeit. Die Handlung ist kurios: Der Musiker – man beachte die
Analogie zum „Maler-Blindheits-Dualismus" – mit dem klingenden Namen Starr
lebt mit seiner Mutter, bis diese plötzlich stirbt und der Sohn in tiefe Agonie verfällt. Kurz darauf verliert er auch noch (ohne erkennbare Ursache) sein Gehör, was

[2]Vgl. American Film Institute 2023.

nicht nur sein Berufsleben torpediert, sondern zu manifesten Gefahrensituationen führt: Er wird in einen Forstunfall verwickelt, weil er die Geräuschkulisse der Waldarbeiter nicht wahrnimmt. Zum Ende des Films vermag ein nicht näher spezifizierter Mediziner mit einem ebenso unklaren Verfahren das Hörvermögen wiederherzustellen.

Die kinematografische Darstellung der Augen- und der Hals-Nasen-Ohrenheilkunde konzentriert sich – klammert man die simulierte Mandelentzündung in *No Noise* (siehe Abschn. 2.11) aus – auf die tragischen Krankheitsbilder, die in der Regel den kompletten Verlust einer oder mehrerer Sinnesfunktionen gemeinsam haben. Die Leinwand-Patienten sind zumeist in positivem Lichte inszeniert und die Tragik der schicksalhaften Erkrankungen wird regelhaft potenziert, indem das Scheitern der beruflichen Existenz direkt mit dem Verlust des jeweiligen sensorischen Vermögens gekoppelt wird. Das Bild der Medizin und der Mediziner hingegen weist Schattenseiten auf: Oft spielt die Medizin gar keine Rolle – eine Implikation von Irrelevanz. Wird die medizinische Fachwelt in Anspruch genommen, überwiegen die Erfolge und man kann – insbesondere in Relation zum allgemeinen Chirurgenbild des frühen Kinos – von einer tendenziell wohlwollenden Repräsentation der Ophthalmologie und insbesondere der Hals-Nasen-Ohrenheilkunde sprechen.

6.2 Von Geburten und Geschlechtskrankheiten – Die Gynäkologie und die Venerologie

„Die Wehen der Geburt sind der Atem der Schöpfung." Manfred Poisel (*1944)[3]

Das Fachgebiet der Gynäkologie inklusive der Geburtshilfe wird mit der Venerologie (die Lehre von den sexuell übertragbaren Erkrankungen) zusammen behandelt, nicht nur wegen der Nähe der anatomischen Strukturen zueinander, sondern auch, weil Gynäkologinnen und Gynäkologen sich mit der Diagnose und Behandlung weiblicher Geschlechtskrankheiten befassen und befassten. Die Auswahl der Werke, die im medizinhistorischen Kontext relevant sind und somit in das Korpus aufgenommen wurden, stellte eine Herausforderung dar: Viele Filme inszenieren Geburten, zumeist im Off als „normaler" Verlauf von Familienentwicklung, ohne sich dem Thema wirklich zu widmen oder den Vorgang selbst in Szene zu setzen. Häufig gibt es auch eine Arztfigur, dessen Funktion aber auf eine freundliche Gratulation und die Übergabe des Neugeborenen begrenzt ist. Die Anzahl dieser Werke ist unüberschaubar und die Relevanz gering, sodass von einem Einschluss abgesehen wurde. Bemerkenswert erscheint das einzige chinesische Werk des Korpus, *Tao hua qi xue ji* (CN 1931, Wancang Bu), in dem eine Geburt zum Tode der Mutter führt.

---

[3] Poisel 2001, S. 11.

Die Themen der Schwangerschaft und Geburt, vor allem des Schwangerschaftsabbruches und des berüchtigten § 218 des StGBs, waren aber wiederholt in höchst kontroversen Filmen anzutreffen und befeuerten ein ums andere mal Debatten um Abtreibungen, Moral und strafrechtliche Konsequenzen von Schwangerschaftsabbrüchen. Diese Werke werden aufgrund der medizinethischen Bedeutung detailliert im (folgenden) Kapitel zur Medizinethik besprochen. An dieser Stelle soll dennoch ein Werk vorgestellt sein, das schon im Rahmen von Herzerkrankungen Erwähnung gefunden hat (siehe Abschn. 5.4) und zugleich der Geburt und vor allem der Arztrolle im Rahmen der Entbindung eine besondere Rolle zuschreibt: *The Scarlet Letter* (1926). Lillian Gish (1893–1993) – eine der großen Berühmtheiten der Stummfilmzeit – bekleidet die Hauptrolle des Historienstücks nach dem gleichnamigen Roman von Nathaniel Hawthorne (1804–1864), der auch 1908, 1911, 1913 und 1917 als Kurzfilm adaptiert wurde und schon 1920 als Langfilm in die Kinos kam. Sie gibt die naive junge Hester, die sich im zugeknöpft puritanischen Boston in einen Geistlichen verliebt, der ihr zur Seite steht, als sie für Nichtigkeiten an den Pranger gestellt wird (siehe Abb. 6.2).

Die Liaison mit dem Pastor führt zu einer Schwangerschaft, was aus zweierlei Gründen zu allgemeiner Entrüstung führt: Das Kind ist unehelich und Hester ist bereits mit einem Arzt verheiratet. Der betrogene Ehemann ist allerdings vor einigen Jahren auf Reisen verschollen, die Ehe war zudem arrangiert und die Beziehung der

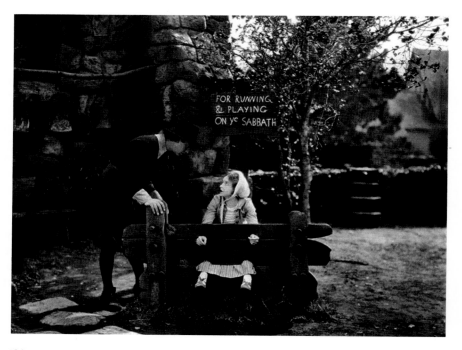

Abb. 6.2 Der zukünftige Vater des unehelichen Kindes steht der Bloßgestellten bei. (Aus: *The Scarlet Letter*)

beiden frostig. Der Verlauf der Handlung wird geprägt von der standhaften Weigerung Hesters, die Identität des Vaters preiszugeben, obwohl sie öffentlich mit dem
scharlachroten Buchstaben „A" (für „adultery", z. Dt.: „Ehebruch") gebrandmarkt
wird. Der Pastor gibt seine Vaterschaft jedoch preis, kurz bevor er am plötzlichen
Herztod dahinscheidet. Einer näheren Betrachtung ist die Figur des gehörnten Arztes würdig, der nicht nur optisch Grigori Jefimowitsch Rasputin (1869–1916) ähnelt: Er taucht erst nach der Geburt aus der sprichwörtlichen Versenkung auf, als
das Kind erkrankt ist. Doch der Medicus verwehrt dem Kind vorerst die Therapie,
es solle besser sterben denn als Schande über die Erde zu wandeln. Wie schon bei
Dr. Eigil Börne aus *Gang in die Nacht* (siehe Abschn. 4.2) genügt die persönliche
Kränkung durch Betrug, um die Berufsethik über Bord zu werfen. Zudem schika-
niert und bedroht er den Vater des Kindes ohne Unterlass, sodass der Verdacht aufkommt, der plötzliche Herztod sei von dem Heilkundigen durch pausenlosen Stress
induziert worden. Ein vernichtendes Porträt einer puritanischen Arztfigur, die in
starkem Kontrast zu den Medizinern der Venerologie-Filme steht.

Ob die folgenden Werke als Spielfilme oder reine Aufklärungsfilme intendiert
waren, ist aus heutiger Perspektive schwer zu bewerten. Die Handlungen erscheinen zwar fiktiv, doch alle Werke driften schnell ins Dozieren ab und erinnern
streckenweise an reine Lehrfilme. Am ehesten sind hier Hybridvarianten anzunehmen, die sowohl vor einem bestimmten Zielpublikum (z. B. dem Militär) als
auch vor zahlendem Publikum aufgeführt wurden. Wie diese Werke das Thema
„venereal diseases" angingen, verdeutlicht *Whatsoever a Man Soweth* (UK 1917,
Joseph Best): Nachdem ein Soldat von einer Prostituierten angesprochen wird,
belehrt ihn sein Vorgesetzter und untermauert die mahnenden Worte mit dem gemeinsamen Besuch einer Station für Geschlechtskrankheiten. Im Gegensatz zu
reinen Lehrfilmen der Zeit arbeitet das Werk weniger mit Zwischentiteln, dafür
mit umso drastischeren Bildern. Man sieht „wild oaths","rotten hands and feet",
ein nekrotisches Gesicht und andere verstörende Entstellungen. Auf der Kinderstation wird die Ätiologie von Blindheit zu 58 % auf die Syphilis zurückgeführt
und nach diesem bedrückenden Rundgang muss der Soldat erfahren, dass sein
Bruder ein ähnliches Schicksal erlitten hat: Aufgrund einer intrauterinen Syphilisinfektion kam sein Kind blind zur Welt. Medizinisch von Interesse sind mikro-
skopische Aufnahmen von Erregern und die Vorführung des Wassermann-Tests.
Jenseits dieser Faktenschau provoziert das Werk mit einer Warnung, die als herab-
lassende Verallgemeinerung aufstößt: „There is no such thing as a safe prostitute.
They are practically all diseased." In der einschlägigen Literatur kann eine wahre
Flut an Filmen zu den „social diseases" nachgewiesen werden: *Damaged Goods*
(USA 1914, Tom Ricketts), *Ghosts* (USA 1915, George Nichols und John Emer-
sen), *The Scarlet Trail* (USA 1918, John S. Lawrence), *Fit to Win* (USA 1919,
Edward H. Griffith und Lewis Milestone), *Open Your Eyes* (USA 1919, Gilbert
P. Hamilton) und *The End of the Road* (USA 1919, Edward H. Griffith)[4] – leider

---

[4] Brownlow 1990, S. 56–70.

war keines dieser Werke zu beschaffen und es bleibt unklar, wie viele dieser Filme verschollen sind. Der erhaltene *Whatsoever a Man Soweth* endet mit lyrischer Note und zitiert das Gedicht „The Price He Paid" (1914) von Ella Wheeler Wilcox (1850–1919): „And the child she bore me was blind /And stricken and weak and ill / And the mother was left a wreck./It was they who paid the bill."

In eine ähnliche Kerbe schlägt auch *Any Evening After Work* (siehe Abschn. 6.2), der in gewisser Hinsicht die unverbesserlichen Patientenfiguren der Tuberkulosefilme wiederaufleben lässt. „I can take care of myself", tönt ein Erkrankter, obwohl er sich „rotten" fühle. Nach langem Hadern sucht er einen Arzt auf, der ihn zu einer Informationsveranstaltung schickt, auf der fünf abschreckende Pathografien – erneut mit Augenmerk auf die Prostitution und die männliche Selbstkontrolle – präsentiert werden:

1. Die eines Seemanns, der seine Frau und sein Kind über ein gemeinsames Handtuch ansteckt. Eine Hospitalisierung des Kindes ist die Folge.
2. Die eines Farmers, der infolge einer Gonorrhoe eine chronische Entzündung im Knie erleidet. Er verliert seine Arbeit.
3. Die eines LKW-Fahrers, der aufgrund einer Syphilisinfektion mit „locomotor ataxia" zu kämpfen hat. Sein Gang wird unsicher und er verliert seinen Job.
4. Die eines „city clerks", der an einer „general paralysis of the insane" leidet. Zudem schwindet die Sehkraft seines Kindes aufgrund einer „congenital syphilis" und die Familie verarmt.
5. Die eines Stahlarbeiters, der seine Syphilis-Therapie frühzeitig abbricht, als Folge eine „syphilis heart disease" erleidet und daraufhin bei Gerüstarbeiten tödlich verunglückt.

Dieser gewichtige Mix aus potenziellen Folgen einer Syphilisinfektion lässt den geläuterten Patienten in ein „free treatment center" eilen.

Noch vor der eigentlichen Infektion mit dem Bakterium Treponema pallidum setzt der englische *How To Tell* (1931, Regie unbekannt) an und betont, wie bedeutsam die richtige und rechtzeitige Aufklärung ist – auch hier mit Ermahnung zur (männlichen) „self control". Es fällt auf, dass die Krankheit als primär männliches Problem, erst sekundär als gesellschaftliches Problem gesehen wurde – oft mit der Aura des Selbstverschuldeten. Dennoch wird den Figuren eine gewisse Opferrolle zugestanden, obwohl in diesen Fällen eine gewisse (initiale) Starrköpfigkeit die Charaktere kennzeichnet. Diese Momente können auf den modernen Zuschauer herablassend wirken, sind jedoch mit einer gesellschaftlichen Verklärung der Krankheit zur Zeit des Stummfilms in Verbindung zu setzen: Das Zerrbild der syphilitischen Künstlerfigur, eine überspitzte Idealvorstellung des 19. Jahrhunderts, die dem Irrglauben erlegen war, eine Infektion mit der Lues führe zu Genialität. Sich absichtlich ansteckende Menschen in der Hoffnung, Inspiration aus der Krankheit zu gewinnen, waren die abstrus wirkende Folge. Das Thema wurde prominent von Thomas Mann (1875–1955) in seinem Roman „Doktor Faustus – Das Leben des deutschen Tonsetzers Adrian Leverkühn, erzählt von einem

Freunde" von 1947 verarbeitet[5] und beeinflusste ganze Künstlergenerationen[6]. Dieser selbstzerstörerische Trend verdeutlicht, wie fehlende medizinische Bildung samt dem Irrglauben, Syphilis sei eine Muse, die Problematik der sexuell übertragbaren Krankheit potenzieren konnte. Dieses willentliche Streben, das (männliches) Selbstverschulden impliziert, mag den leicht degradierenden Duktus der Syphilisfilme erklären. Aufklärung in jeglicher Form kann dieses Wissensdefizit natürlich vortrefflich adressieren, leider behandelt keiner der genannten Filme diesen Aspekt der Prävention.

6.3   Von Pathologien des Kindes – Die Tragik der Pädiatrie: marginalisiert

„Kinder machen des Lebens Mühsal süß, aber das Unglück um so bitterer. Sie vermehren die Sorgen des Lebens, aber lindern den Gedanken an den Tod." Francis Bacon (1561–1626)[7]

Kinder gelten für viele als Erfüllung des Familienglücks, als Gottesgeschenk und tieferer Sinn des menschlichen Daseins – kurz: als Lebensziel. Diese gewichtige Funktion im menschlichen Streben nach Glück erklärt – neben der tiefen emotionalen Eltern-Kind-Bindung –, weshalb schwer erkrankte oder verstorbene Kinder eine Tragödie für die Eltern bedeuten können. Die möglichen Folgen sind tiefgreifende Verlusttraumata, deren wirkmächtige Tragik zur Fiktionalisierung wie prädisponiert erscheint. Die Rolle, die das Motiv des (tod-)kranken Kindes im Kanon des frühen Kinos einnimmt, entspricht dieser dramaturgischen Wirkpotenz jedoch nur bedingt. Bevor spekuliert werden kann, weshalb dieses dramaturgische Potenzial von den Filmemachern nicht bereitwillig und in Gänze ausgeschöpft wurde, soll eine Bestandsaufnahme der pädiatrischen Figuren und Fälle des Stummfilms die Darstellungsweise zusammenfassen.

Drehbuchautoren und Regisseure nutzten die Wirkmacht des Motivs besonders prominent in Kurzfilmen, die fast alle Dimensionen des Verlusttraumas bzw. der Angst vor diesem in den Fokus rücken: *The Country Doctor* (siehe Abschn. 5.4) dramatisiert die ärztliche Unterversorgung auf dem Lande anhand des Schicksals eines geretteten wie eines verstorbenen Mädchens, im Zentrum des Werkes steht jedoch zweifelsfrei die Arztfigur. In *The Mothering Heart* (USA 1913, D. W. Griffith) bringt die kollektive Trauer über den Tod des gemeinsamen Kinds ein Paar wieder zusammen, jedoch liegt auch hier der Fokus auf den erwachsenen Protagonisten. *A Home at Last* (USA 1909, Regie unbekannt) beginnt mit einem drama-

---

[5] Koopmann 2008/09.

[6] Vgl. Schonlau 2005.

[7] Bacon 1980, S. 189.

tisch inszenierten Kindestod: Ein alter Arzt hält Wache am Bett eines Babys, bis er den Puls nicht mehr fühlen kann. Im weiteren Verlauf wird der beschwerliche Weg der Mutter nachgezeichnet, den sie zur Bewältigung des Verlusttraumas hat beschreiten müssen. In diesem Fall vermag es – wie vom Arzt empfohlen – ein gleichaltriges Adoptivkind, die Frau über den Verlust hinwegzutrösten.

Im abendfüllenden Langfilm nimmt das Motiv eine noch geringfügigere Rolle ein, als sie im Kurzfilm zugestanden bekam. Die Ärztin aus *La Mort du soleil* (siehe Abschn. 5.2) geht ihrer Arbeit in einem Hospital für tuberkulosekranke Kinder nach, der Schwerpunkt der Handlung liegt jedoch auf der Work-Life-Balance. Ebenso wurde zwar dargestellt, wie der (uneheliche) Nachwuchs aus *The Scarlet Letter* (siehe Abschn. 5.4) erkrankt, jedoch primär um die moralischen Ungerechtigkeiten in der puritanischen Gesellschaft anzuprangern. Auch der operative Kunstfehler aus *The Penalty* (siehe Abschn. 4.2) betrifft ein Kind, beschränkt sich aber auf wenige einleitende Sekunden und beschwört im Grunde nur die steile Verbrecherkarriere des Bösewichts herauf. Mary Pickfords querschnittsgelähmte Figuren aus *Stella Maris* und *Pollyanna* (siehe Abschn. 3.2) sind der erwachsenen Pickford zum Trotz als Kinder- bzw. Teenagerrollen entworfen, instrumentalisieren kindliche Naivität jedoch nur, um eine religiös-optimistische Gesinnung zu propagieren.

Das sozialkritische Werk *The Italian* (USA 1915, Reginald Barker) wurde erst in den 1970er Jahren wiederentdeckt und ist seither als Meilenstein eingestuft worden: „camera movement", „striking images" und „towering achievements" zeichnen „one of the greatest frontiers of film scholarship" aus, so die Filmgeschichtsschreibung[8]. Der Kampf eines jungen Paares vom Lande ums blanke Überleben in der Großstadt erreicht einen tragischen Tiefpunkt, als ein Neugeborenes während einer Hitzewelle erkrankt. Ein Arzt wird konsultiert, die unspezifische Blickdiagnose ist „brain fever", das durch den Verzehr von bei Hitze verdorbener Milch entstanden sein soll. Hilfe für das mittellose Paar gibt es aber keine, denn die finanziellen Mittel, um frischere Milch während der Hitzewelle zu erstehen, fehlt den Eltern. Es bleibt ihnen nur noch die Wahl, das Kind entweder verhungern zu lassen oder es weiter zu vergiften – das verzweifelte Pärchen wählt Option eins und das Kind muss verhungern (siehe Abb. 6.3). Was durchaus eindringlich und gekonnt inszeniert wurde, dient aber auch hier weniger der Darstellung der Geschichte eines kranken Kindes denn dem Aufzeigen sozialer Missstände und der Kritik an Urbanisierung und Großstadtleben.

Der Vollständigkeit halber werden noch die peripheren Erwähnungen betroffener Kinder aus den Spiel- und Lehrfilmhybriden zu den sexuell übertragbaren Erkrankungen angeführt: so in *Any Evening after Work* (siehe Abschn. 6.2), in dem „congenital syphilis" das Augenlicht eines Sprösslings bedroht, ebenso die in drastischen Bildern gefilmte Kinderstation in *Whatsoever a Man Soweth* (siehe Abschn. 6.2), der auch eine kurze pädiatrische Augenuntersuchung mit Vergrößerungsglas in petto hat, oder in *The Temple of Moloch* (siehe Abschn. 6.2) das

---

[8] Zit. n. Everson 1998, S. 60–66.

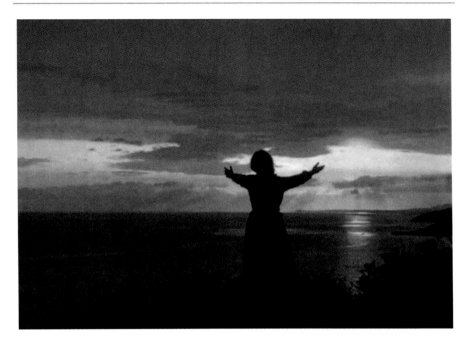

Abb. 6.3   Die epochale Bildsprache unterstreicht die Verzweiflung der Mutter. (Aus: *The Ita-lian*)

tuberkulosekranke Kleinkind, das bei einem ärztlichen Hausbesuch als „too fra-gile" zum Überleben eingestuft wird.

Weshalb wurde die Figur des (tod-)kranken Kindes im frühen Kino zu einer Randerscheinung? War das Thema zu verstörend, sodass man von einer latenten Tabuisierung ausgehen kann? Oder war der Topos schlicht zu allgegenwärtig, um als großer Aufhänger für Langfilme und Kassenschlager zu funktionieren? Be-denkt man den historischen Kontext, erscheint letztere Interpretation zielführend: Zur Zeit des Stummfilms war die Kindersterblichkeit enorm hoch, um 1900 star-ben weltweit noch knapp 40 % aller Kinder vor dem fünften Lebensjahr, in den Industriestaaten wie den USA waren es knapp 35 %[9]. Im Grunde hatte man etwa eine 2:1 Chance, dass das eigene Kind überlebt und eine weitaus höhere, Kinder-sterblichkeit im persönlichen Umfeld mitzuerleben. Das schwerkranke Kind war demnach ein ubiquitär anzutreffendes Phänomen, das dem Kinopublikum stets präsent gewesen sein muss. Filmemachern und Produzenten erschien dies als un-geeignetes Thema, Zuschauer an die Kassen zu locken – es war vermutlich zu nahe an der Erlebniswelt des Publikums. Und die Kinderärzte? Technisch gesehen

---

[9] Our World in Data 2019.

findet man Mediziner, die Kinder – beratend, medikamentös oder operativ – behandeln, eine explizite Nennung der Fachrichtung kommt aber nie vor. Dies mag der Stellung der Pädiatrie um 1900 geschuldet sein, die noch im Begriff war, sich von der Inneren Medizin abzulösen und sich als eigenes Fachgebiet zu etablieren: Erst 1850 wurde eine der ersten speziellen Universitäts-Kinderkliniken der Welt in Würzburg eröffnet und die akademische Akzeptanz folgte in kleinen Schritten[10]. Dieses Bild zeichnete auch die frühe Filmkunst nach und die Behandlung von Kindern wurde als Teilaspekt des internistischen Alltags verstanden. Will man aus den Daten dennoch ein Bild der Kinderärzteschaft herauskristallisieren, ist die Darstellung mit 9/12 positiven Medizinerfiguren als wohlwollend anzusehen, auch wenn die therapeutischen Erfolge (gerade einmal drei der gezeigten Kinder können kuriert werden) bescheiden sind.

6.4   Das Röntgenmanie-Kino

„Ich hatte von meiner Arbeit niemanden etwas gesagt; meiner Frau teilte ich mit, daß ich etwas mache, von dem die Leute, wenn sie es erfahren, sagen würden, der Röntgen ist wohl verrückt geworden." Wilhelm Conrad Röntgen[11]

Bildgebende Verfahren waren zur Zeit des Stummfilms kaum verfügbar, die Sonografie wurde erst in den späten 1940er Jahren für medizinische Zwecke entwickelt, die Computertomografie (CT) oder die Magnetresonanztomografie (MRT, Kernspintomografie) folgten später. Die Entdeckung der Röntgenstrahlung (siehe Abschn. 1.7) konstituierte demnach nicht nur die Erforschung eines bahnbrechenden bildgebenden Verfahrens, es war der Beginn jeglicher bildgebenden Diagnostik in der Medizin. Dass ein solch epochaler Erfolg der physikalischen Grundlagenforschung und medizinischen Diagnostik Aufsehen erregte, ist unschwer nachzuvollziehen. Das Ausmaß der „Röntgenmania" war jedoch so durchschlagend, dass selbst der zum „Strahlenkönig" getaufte Remscheider Wilhelm Conrad Röntgen – der 1901 für seine Entdeckung den Nobelpreis für Physik erhielt – mit Ironie und Sarkasmus auf den Rummel um die Röntgenstrahlen reagierte: „Werter Herr! Leider habe ich augenblicklich keine X-Strahlen auf Lager. Außerdem ist das Übersenden dieser Strahlen sehr schwierig. Übersenden Sie mir doch einfach Ihren Brustkorb"[12] war die spöttische Antwort Röntgens auf eine postalische Bitte, die Strahlen einem Patienten zu senden, der mit einem Projektil im Brustkorb leben musste. Anfragen dieser Art müssen zuhauf an den Physiker adressiert worden sein, denn die „X-Rays" waren eine Sensation, die Laien und anderen Interessierten auf Jahrmärkten und bei Röntgenshows nahezu aufgedrängt

---

[10] Keil 2002, S. 38 ff.

[11] Zit. n. Zehnder 1935, S. 39.

[12] Zit. n. NRW-Stiftung 2023.

wurde. Es dauerte nicht lange, und das Röntgenologische in der Kinematografie wurde zur reinen Belustigung der breiten Masse.

Vergegenwärtigt man sich die Natur der jungen Filmkunst als Jahrmarktsattraktion (vgl. Abschn. 1.3), wirkt es fast wie eine Zwangsläufigkeit, dass der Film ein bedeutender Faktor im Trend der Röntgenmanie wurde. Heute sind noch mindestens acht Werke erhalten, die nur Darstellungen von möglichst aufsehenerregenden Röntgenaufnahmen auf die Leinwand brachten. Im Regiestuhl saßen oft namhafte Filmemacher: Die französische Pionierin Alice Guy-Blaché (1873–1968) zeigte in *L'Utilité des rayons x* (FR 1898) wie ein Schmuggelversuch mit einer Röntgenkamera vom Zollamt verhindert wird, George Albert Smith (1864–1959) lässt in seinem *The X-Rays* (UK 1897) einen „Röntgenkasten" das „Innerste" eines flirtenden Paars offenbaren, was die beiden in einen Disput treibt; und in Wallace McCutcheons (1862–1918) *The X-Ray Mirror* (USA 1899) fällt eine Dame bei der Hutanprobe in Ohnmacht, als sie in einen Röntgenspiegel schaut. Auch die lange Zeit als Erfinder der Kinematografie angesehenen Gebrüder Lumière lassen in *Le squelette joyeux* (FR 1898, Louis Lumière) einen (Skelett-)Tanz dank der Röntgenstrahlung gespenstisch wirken und der Trickfilmpionier Georges Méliès extrahiert mit einer Röntgenmaschine – in für ihn typischer, höchst fantastischer Manier – in *Les rayons Röntgen* (FR 1898) ein ganzes Skelett aus dem Körper eines Patienten. Alle dieser Kurzfilme nutzen die Möglichkeiten der Röntgenstrahlen, um absurde Situationen zu erzeugen, die zumeist wenig Authentizität bieten.

Doch es gab auch wissenschaftskonforme Filme um die Röntgenkunde, insbesondere die des schottischen Arztes John Macintyre (1857–1928), der schon 1896 mit *X-Ray Cinematography of Frog's Legs* (GB-SCT) den Bewegungsapparat von Amphibien in die Kinos brachte, gefolgt von Studien menschlicher Röntgenaufnahmen in *Dr. Macintyre's X-Ray Film* (GB-SCT 1897) und *Dr. Macintyre's X-Ray Cabinet* (GB-SCT 1909). Letztgenanntes Werk ist eine Kompilation Macintyres früherer Filme, die im Gegensatz zu den erstgenannten wahrscheinlich für zahlendes Publikum produziert wurde und demnach kein medizinischer Lehrfilm ist. Es ist jedoch anzunehmen, dass auch die frühen Produktionen des Schotten auf Jahrmärkten dargeboten wurden. *Dr. Macintyre's X-Ray Cabinet* wartet mit einem besonderen Bonmot für das Publikum auf: Eine Röntgensequenz des Magen-Darm-Traktes zeigt postprandiale Peristaltik nach einer sogenannten „Wismutmahlzeit" (siehe Abb. 6.4). Hierfür wurden Bismutsalze als Röntgenkontrastmittel verwendet, die im heutigen klinischen Alltag durch Bariumsulfat ersetzt worden sind.

Das Kino kam also nicht nur zeitgleich mit den Röntgenstrahlen auf, es war auch ein wegweisender Faktor in der Verbreitung, Kommerzialisierung und auch Bagatellisierung der wegweisenden medizinisch-diagnostischen Revolution durch Röntgenstrahlen. Zumeist wurde die ionisierende Strahlung genutzt, um Komödiantisches zu erschaffen, Macintyres Filmstudien können aber als Vorläufer des medizinischen Dokumentarfilms gelten. Die Inszenierung der Patienten hingegen ist nicht wegweisend: Entweder bleiben sie passiv oder werden im Rahmen komischer Geschehnisse albern inszeniert. Der Arzt übernimmt – wenn überhaupt –

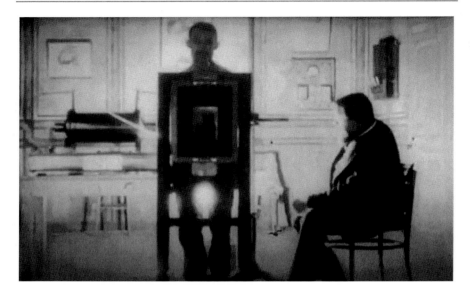

Abb. 6.4 Mit X-Strahlen wird der Verdauungstrakt eines Mannes röntgenografisch dargestellt. (Aus: *Dr. Macintyre's X-Ray Cabinet*)

eine ebenso passive Rolle. Die Ausnahme bietet hier Méliès' Werk, dessen Arztfigur unprofessionell erscheint und sich mit einem unzufriedenen Patienten derart streitet, dass es zu einer tödlichen Explosion kommt[13].

6.5 Von Dentisten und Zahnmedizinern – Die Zahnheilkunde

„Man verbringt dieses Leben im Wartezimmer Gottes. Und es ist wie beim Zahnarzt: keiner will drankonnnen." Sigbert Latzel (*1931)[14]

Die Zahnmedizin hatte – analog zur Chirurgie – lange Zeit den Ruf einer tendenziell handwerklichen Tätigkeit, erlangte jedoch durch verbesserte Anästhesieverfahren und weitere Modernisierungsschritte zunehmend akademisches Ansehen[15]. Dies führte nach dem Ersten Weltkrieg zu einer Aufwertung und Würdigung der jungen Disziplin durch die Erteilung einer Promotionserlaubnis – dennoch exis-

[13] Lefebvre 1993, S. 63.

[14] Zit. n. Latzel 1983, S. 12.

[15] Hoffmann-Axthelm 1985.

tierte ein Dualismus von akademisch ausgebildeten Zahnärzten und eher handwerklich angelernten Dentisten[16]. Die Patientenerfahrung konnte also, je nachdem,
wo die Therapie in Anspruch genommen wurde, eine völlig andere Qualität und
unterschiedliche Vorgehensweisen mit sich bringen. Diese uneinheitlichen Behandlungen waren zusammen mit der oft schmerzhaften Natur zahnmedizinischer
Eingriffe höchstwahrscheinlich ein gewichtiger Grund, weshalb das Fachgebiet
mit wenig ernsthaften kinematografischen Darstellungen gewürdigt wurde.

So wurde die Zahnmedizin in den meisten frühen Filmen zu einer Belustigung
degradiert und die Filmemacher schlachteten das Motiv des qualvollen zahnärztlichen Eingriffs hemmungslos aus. Eines der frühesten dieser Komödien war der
deutsche Kurzfilm *Beim Zahnarzt* (1907, Regie unbekannt), in dem ein professionell ausgerüsteter Zahnarzt – Zahnarztstuhl, Fußtretbohrmaschine, Tray und Spei-
gefäß schmücken die Praxis – beim Anblick des schmerzverzerrten Patienten zur
Zange greift. Zuerst scheint er den falschen Zahn zu extrahieren, aber ein zweiter
folgt zugleich und der Patient verlässt die Praxisräume. Es ist möglich, dass der
fiktive Patient zwei behandlungsbedürftige Zähne aufwies und die erste Extraktion
ebenfalls lege artis durchgeführt wurde, an anderer Stelle[17] wurde das Vorgehen
jedoch als Fehlbehandlung interpretiert. Der Film selbst gibt hier keine Erklärung,
die überzogen anmutende Darstellung der Schmerzsymptomatik lässt jedoch eine
komödiantische Intention durchschimmern und kann ein Argument für letztere
Deutung sein. Das unspektakulär inszenierte Werk ist filmhistorisch dennoch von
Interesse, weil mit *Beim Zahnarzt* ein sogenanntes „Tonbild" vorliegt: Mit Tonbild
war ein Film oder eine Aufführungsmodalität gemeint, bei der ein Grammofon,
das synchron den Ton von einer Schellackplatte zum Besten gab, die bewegten
Bilder begleitete. Von ca. 1903 bis 1914 wurden allein im deutschsprachigen
Raum weit über 1.000 Tonbilder produziert, die große Beliebtheit genossen[18]. In
diesem Falle ist die begleitende Schallplatte leider verschollen und der Inhalt der
Tonspur – es scheint ein kurzer Monolog des Arztes zu sein – war nicht zu rekonstruieren.

Zahnärzte blieben ein beliebtes Sujet der deutschen Komödie, wie sich schon
anhand von Titeln deutscher Produktionen bis in die 1930er Jahre nachvollziehen
lässt: *Zahnarzt wider Willen* (1919, Regie unbekannt), *Karlchen beim Zahnarzt* (1919, Emil Albes), *Wenn Zahnarzt Krause spazieren geht* (1921, Regie unbekannt) oder *Weekend im Paradies* (1931, Robert Land) – der Überlieferungsstatus dieser Werke ist jedoch ungewiss[19]. Erhalten ist jedoch ein Fragment der
wahrscheinlich ersten Rolle einer Zahnärztin aus *Fräulein Zahnarzt* (D 1919,
Joe May). Der Streifen diente jedoch nur der Verbreitung erzkonservativen Ge-

---

[16] Groß 1994.

[17] Petzke 2009, S. 14.

[18] Filmportal 2014.

[19] Henkel et al. 2022.

dankenguts und lässt die Protagonistin letztlich reuevoll zur Hausfrauentätigkeit zurückkehren – „Zähmung der Widerspenstigen" nannte die „Die Neue Kino-Rundschau" die anderthalb Stunden lang zelebrierte Zurechtweisung der Ärztin im Jahre 1919[20]. *Emil hat Zahnschmerzen* (1921, Albert Lastmann) inszenierte die Handlung von *Beim Zahnarzt* in deutlich derberer Art und Weise: Emils Versuche, sich einen schmerzenden Zahn selbst zu ziehen, scheitern. Er wendet sich an einen auffallend diabolisch grinsenden Zahnarzt, der umgehend die Kneifzange nimmt, um sich an einem gesunden Zahn zu vergreifen – das therapeutische Fiasko endet in Handgreiflichkeiten.

Auch im Ursprungsland der Slapstickkomödie, den USA, genoss das Motiv der absurd komischen Zahnarztbehandlung Popularität: *The Tramp Dentists* (USA 1913, Allen Curtis), in dem ein Komiker-Duo eine Zahnarztpraxis „übernimmt", oder *The Dippy Dentist* (USA 1920, Alfred J. Goulding), in dem zwei liebestolle Zahnmediziner um die Gunst einer jungen Dame werben, sind treffende Beispiele[21].

Ein nicht minder gefragtes Motiv war die überschießende Lachgasanästhesie, die in *Cupid in a Dental Parlor* (USA 1913, Henry Lehrman) zur Überwältigung eines potenziellen Schwiegervaters missbraucht wird oder schlicht – wie in *Laughing Gas* (USA 1914, Charles Chaplin) oder *Leave 'Em Laughing* (USA 1928, Clyde Bruckman) – als Auslöser unkontrollierbarer Lachsalven fungiert und in komödiantischem Chaos kulminiert.

Eine besondere Stellung unter den „Dentalfilmen" nimmt *Greed* (USA 1924, Erich von Stroheim) ein: Der Bergarbeiter McTeague wird von einem Wanderzahnarzt ausgebildet und schafft es so, der Bergwerksmaloche zu entfliehen. Er eröffnet eine erfolgreiche Praxis in der Großstadt und heiratet seine Herzensdame. Die Geschäfte laufen erfreulich (siehe Abb. 6.5), bis er aufgrund seiner fehlenden Lizenz angeschwärzt wird und seine Praxisräume unwiderruflich verliert. Ein Nebenbuhler hat McTeague diffamiert und das Ehepaar erfolgreich ins Verderben gestürzt: Eklatante Armut, vergebliche Jobsuchen, ausufernder Alkoholismus und heftige häusliche Dispute sind die Folgen. Ein Hoffnungsschimmer erscheint, als die Gattin des ehemaligen Zahnarztes eine stattliche Summe in der Lotterie gewinnt. Doch sie denkt nicht daran, das Gewonnene auszugeben, um dem Paar einen würdigen Lebensstandard zu ermöglichen. Den prekären Lebensumständen zum Trotz hortet sie den unverhofften Reichtum und entwickelt eine pathologische Gier, deren Auswirkungen die Liebe des Paares in blanken Hass transformieren. Eines Tages eskaliert die Situation und McTeague erdrosselt seine Frau, wird zum gesuchten Verbrecher und stirbt beim Fluchtversuch durch die glühende Hitze des Death Valleys.

„I saw a wonderful picture the other day – that no one else will ever see"[22], tönte ein Rezensent des „Motion Picture Magazine" 1924, nachdem er die ungekürzte Fassung von Stroheims Meisterwerk sichten konnte. Ein Privileg, denn die neun-

---

[20] Zit. n. Österreichische Nationalbibliothek 2023.

[21] Gierok et al. 2022.

[22] Zit. n. Pratt 1973, S. 332.

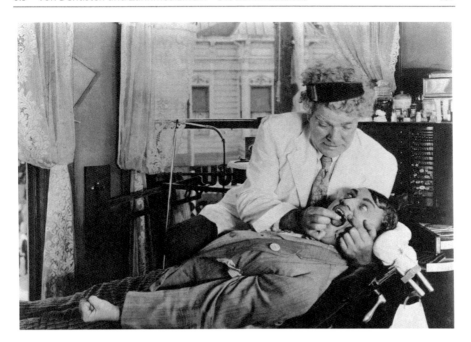

Abb. 6.5 McTeague während einer Behandlung eines Patienten, der ihn im Verlauf der Handlung anschwärzen wird. (Aus: *Greed*)

stündige Version gilt heute als verschollen und avancierte zu einer Art heiligem Gral der Filmgeschichte. Im Jahre 1999 wurde versucht, die Originalfassung mit Standbildern und Zwischentiteln zu rekonstruieren und dies ermöglicht es, zu erahnen, wie das komplette Werk einst aussah. Diese Restauration beginnt das Werk mit einem berühmten Zitat um die Pein des Regisseurs: „Auch wenn ich drei Wochen Zeit zum Reden hätte, könnte ich nicht annähernd den Schmerz beschreiben, welchen mir die Verstümmlung meines Werkes bereitet hat." Trotz dieses fragmentarischen Status gilt *Greed* gemeinhin als Meilenstein der Filmkunst, wie der Filmhistoriker Robert K. Klepper (1967–2000) unterstreicht: „*Greed* is recognized by film critics the world over as Erich von Stroheim's undisputed masterpiece. It is also ranked as one of the greatest films in the entire history of the cinema."[23] Über diese künstlerische Exzellenz hinaus imponiert *Greed* als einzig ernsthaftes Werk aus dem Kanon der frühen Zahnmedizinfilme, das Schattenseiten des Dentisten-Zahnmediziner-Dualismus aufzeigt und ein höchst ambivalentes Bild der Profession entwirft – zutiefst menschlich, fehlerhaft und zuletzt fatal scheiternd. Eine bemitleidenswerte Figur, die im Leben wie im Beruf versagt.

---

[23] Klepper 2005, S. 286.

Häufigkeit sonstiger medizinischer Fachgebiete (n=61)

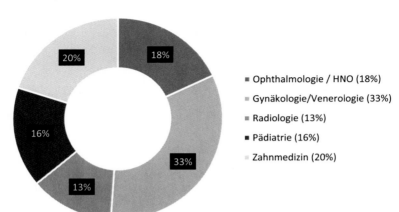

■ Ophthalmologie / HNO (18%)

▨ Gynäkologie/Venerologie (33%)

■ Radiologie (13%)

■ Pädiatrie (16%)

▨ Zahnmedizin (20%)

Abb. 6.6   Die Darstellungsfrequenz weiterer medizinischer Disziplinen im frühen Kino

Am Ende bleibt das Bild der Zahnmedizin ein unvorteilhaftes: Schmerzhafte Behandlungen und unseriöse Zahnärzte prägen die Darstellung der Disziplin, die meist als Kanonenfutter für Komik missbraucht wurde und keinen Raum für „Götter in Weiß" lässt.

6.6   Summa summarum

„Non omnia possumus omnes. (Keiner kann alles)." Vergil (70–19 v. Chr.)[24]

Die Darstellung weiterer Fachgebiete (siehe Abb. 6.6) bringt die tragischen Verluste der Sinneswahrnehmungen infolge von Pathologien aus der Augen- und Hals-Nasen-Ohrenheilkunde in die Kinos. Die Werke warten in der Regel mit einer positiven Patientenzeichnung auf und inszenieren die Medizinwelt tendenziell wohlwollend.

Der Gynäkologie-Film entwirft eine rachsüchtige Arztfigur und stilisiert den Archetypus der Mutter als Opfer – der Löwenanteil der Produktionen wird aufgrund der thematischen Brisanz erst im folgenden Kapitel besprochen (siehe Abschn. 7.1). Die zahlreichen Produktionen um Geschlechtskrankheiten verbergen die aufklärerische Intention kaum und stellen die Medizin als unfehlbar dar, den Patienten als Opfer – zumeist das Opfer von Unwissen, nicht selten jedoch bloß maskuliner Libido.

[24] Vergil 2001, S. 70.

Einer hohen Prävalenz pädiatrischer Erkrankungen und Todesfälle zum Trotz nimmt das Motiv des kranken Kindes eine periphere, fast marginale Rolle ein, die lediglich zur dramaturgischen Verstärkung anderer (häufig sozialkritischer) Aussagen bzw. als Mittel zur Erzeugung einer Peripetie verwendet wird. Eine Eigenständigkeit wird dem Fach nicht zugestanden und die „Pädiatrik" als Nebenaspekt der Inneren Medizin abgehandelt. Das Röntgenmanie-Kino wiederum illustriert trefflich, wie schnell das frühe Kino gesellschaftliche Entwicklungen aufgriff und durch reziproke Beeinflussung bahnbrechende Neuerungen der Medizin popularisierte.

Die Zahnmedizin wurde im frühen Kino lediglich zur Befriedigung sensationshungriger Zuschauer thematisiert, die sich an der Misere der schmerzgeplagten Patienten weideten. Mit drastischen Schauwerten und oft derber Situationskomik zeichnen die nahezu ausnahmslos der komödiantischen Unterhaltung dienenden Werke einen dementsprechend unprofessionell porträtierten Berufsstand. Die Ausnahme bietet *Greed*: Die künstlerische Brillanz, die authentischen Einblicke in den damaligen Dualismus des Berufsstandes und die ernsthafte Herangehensweise an den Topos nominieren den Film als vielleicht bemerkenswertesten des frühen Zahnmedizinfilms.

Literatur

1. Weishaupt, Heribert: Tödliche Dunkelheit: Troisdorf-Krimi. Lohmar 2019.
2. Morgenstern, Christian: Stufen. Unveränderter Nachdruck. Frankfurt am Main 2022.
3. American Film Institute (AFI): Deliverance: https://catalog.afi.com/Film/2110-DELIVER-ANCE?sid=77311de2-d47c-4990-b31d-0bf63e92461a&sr=0.16359173&cp=1&pos=2 (zuletzt aufgerufen am 10.05.2023).
4. Poisel, Manfred: Küsschen vom Mann im Mond. Der Mensch & Die Liebe. Berlin 2001.
5. Brownlow, Kevin: Behind the Mask of Innocence. Los Angeles 1990.
6. Koopmann, Helmut: Teufelspakt und Höllenfahrt. Thomas Manns Doktor Faustus und das dämonische Gebiet der Musik im Gegenlicht der deutschen Klassik. GoetheZeitportal 2008/2009: http://www.goethezeitportal.de/fileadmin/PDF/db/wiss/goethe/koopmannfaustus.pdf (zuletzt aufgerufen am 12.05.2023).
7. Schonlau, Anja: Syphilis in der Literatur: Über Ästhetik, Moral, Genie und Medizin. Würzburg 2005.
8. Bacon, Francis: Essays. Stuttgart 1980.
9. Everson, William K.: American Silent Film. New York 1998.
10. Our World in Data: Child and Infant Mortality (11/2019): https://ourworldindata.org/child-mortality (zuletzt aufgerufen am 19.05.2023).
11. Keil, Gundolf: 150 Jahre Universitäts-Kinderklinik Würzburg. In: Michael Stolberg, Karen Nolte, Johannes G. Mayer, Ralf Vollmuth und Tilmann Walter (Hrsg.): Würzburger medizinhistorische Mitteilungen, Band 21. Köln 2002, S. 37–42.
12. Zehnder, Ludwig: Briefe an L. Zehnder. Zürich 1935.
13. NRW-Stiftung: Die Schattenbilder des Herrn Röntgen: https://www.nrw-stiftung/entdecken/storys/die-schattenbilder-des-herrn-roentgen.html (zuletzt aufgerufen am 21.05.2023).
14. Lefebvre, Thierry: Georges Méliès und die Welt der Scharlatane. In: Frank Kessler, Sabine Lenk und Martin Loiperdinger (Hrsg.): KINtop Band 2. Georges Méliès – Magier der Filmkunst. Frankfurt am Main 1993, S. 60–63.
15. Latzel, Sigbert: Stichhaltiges. Sankt Michael 1983.

16. Hoffmann-Axthelm, Walter: Geschichte der Zahnheilkunde, 2. Aufl. Berlin 1985.
17. Groß, Dominik: Die schwierige Professionalisierung der deutschen Zahnärzteschaft (1867–1919). Frankfurt am Main 1994.
18. Petzke, Andreas: Zelluloid-Zahnärzte. Die Darstellung eines Berufsstandes im deutschen Kinofilm (1903–2005), Diss. med. dent., Institut für Geschichte und Ethik in der Medizin, Universität zu Köln 2009.
19. Filmportal: Beim Zahnarzt (1907) (05/14): https://www.filmportal.de/film/beim-zahnarzt_fa963a71d1234ae4b481b28568e266d0 (zuletzt aufgerufen am 25.05.2023).
20. Henkel, Dennis, Andreas Petzke, Axel Karenberg und Joachim Zöller: Zahnärzte im deutschen Kinofilm (Teil 1). Zahnärztliche Mitteilungen (zm). 2022,17: 92–97.
21. Österreichische Nationalbibliothek: Neue Kino-Rundschau, Nr. 133 (20.09.1914): https://anno.onb.ac.at/cgi-content/anno?aid=nkr&datum=19190920&seite=27&zoom=51 (zuletzt aufgerufen am 19.05.2023).
22. Gierok, Samuel, Shahzeb A. Mirza und Axel Karenberg: Dentists in action: a profession on-screen (1913–2013). Br Dent J. 2022;232(10): 737–741.
23. Pratt, George C.: Spellbound in Darkness – A History of the Silent Film. New York 1973.
24. Klepper, Robert K.: Silent Films, 1877 – 1996: A Critical Guide to 646 Movies. London 2005.
25. Vergil: Bucolica. Hirtengedichte. Neue Auflage. Stuttgart 2001.

Moralische Brennpunkte auf Zelluloid – Medizinethische Themen des Stummfilms

> *„Ein Film … Was kann das schon sein, wenn es die*
> *Zensur erlaubt hat."* Kurt Tucholsky (1890–1935) [Zit. n.
> Tonnemacher (2003), S. 247]

Staatliche Zensur war stets schnell zur Stelle, wenn sich Kunstwerke mit kontroversen Themen auseinandersetzten. Kontroversen sind bei ethisch brisanten Themen nahezu vorprogrammiert, was die Werke des folgenden Abschnitts häufig zu Opfern von Zensurschnitten werden ließ. Gelegentlich können über sogenannte „Zensurkarten" aus der Zeit die Maßnahmen der Zensoren nachempfunden werden, in der Regel ist jedoch nicht einmal zu ermitteln, aus welchem Land die erhaltene Filmrolle des jeweiligen Werkes stammt. Die folgenden Ausführungen zu den medizinethischen Filmen sind also mit Vorsicht zu genießen, da die Werke in der Originalfassung möglicherweise völlig anders aussahen und unter Umständen divergierende Aussagen tätigen. Freilich war eine regulierte, einheitliche Zensur zur Zeit des Stummfilms nicht die Regel und Lichtspiele mussten eine enorm polarisierende Wirkung ausüben, um überhaupt auf den Plan der Zensurorgane zu kommen. Dass dies bei medizinethischen Filmen eher die Regel denn die Ausnahme war, stellt einen unabweisbaren Beleg für die Sprengkraft dieser teils sehr provokanten Kunstwerke dar.

Die Ethik im allgemeinen Sinne ist ein Teilbereich der Philosophie, der menschliches Handeln kontextualisiert und bewertet. Gegenstand der Ethik ist die Moral der Gesellschaft oder eines Individuums, die reflektiert und bezüglich ihrer handlungsorientierten Konsequenzen untersucht wird – dieser auf die Lebenswelt orientierte Teil der Ethik bedingt dessen Zugehörigkeit zur „praktischen Philosophie". Die Medizinethik beschäftigt sich dementsprechend mit sittlich-moralischen Normsetzungen, die für das Gesundheitswesen und insbesondere das ärztliche Handeln gelten sollen. Maximen moderner Medizinethik sind die Wahrung von Würde und Autonomie der Patienten sowie das Credo „Primum non

D. Henkel, *Medizin und Krankheit im frühen Kino*,
https://doi.org/10.1007/978-3-662-70240-6_7

nocere", welches patientenschädliches Handeln untersagt. Zu den wichtigsten Themen dieser Wissenschaft gehören insbesondere der Schwangerschaftsabbruch, die Sterbehilfe, die „Euthanasie", die Pränatal- und Präimplantationsdiagnostik sowie die Stammzell- und Organtransplantation. So aktuell diese Themen auch anmuten, viele waren schon Thema zur Zeit des frühen Kinos. In Bezug auf den Punkt Transplantationen sei auf *Orlac's Hände* verwiesen (siehe Abschn. 4.2), der mit einem eklatant unethischen ärztlichen Vorgehen nach einer Organtransplantation aufwartet.

7.1   § 218 – Oder: Der Schwangerschaftsabbruch

„Erst wenn dieser Paragraph, der ein werdendes Leben seiner eigenen Mutter gegenüber schützen soll, fällt, erst dann, wenn jeder Zwang behoben ist, wenn jede Schwangerschafts-Unterbrechung in Freiheit und unter eigener Verantwortlichkeit geschieht, erst dann kann sich das mütterliche Verantwortlichkeitsgefühl ganz entwickeln." Helene Stöcker (1869–1943)[1]

Die Frage, ob ungeborenes Leben in jedem Fall zu erhalten sei oder unter bestimmten Gegebenheiten beendet werden darf, bestimmt die ethische Debatte um Legitimation und Reglementierung von Schwangerschaftsabbrüchen. Dieses Dilemma geriet zur Zeit des frühen Kinos besonders häufig in den Fokus hitziger Debatten, was nachzuvollziehen ist, vergegenwärtigt man sich nochmals die weit auseinandergehenden und ständig aufeinanderprallenden Vorstellungen in der Gesellschaft der Zeit: Technisierung, Industrialisierung und vor allem die Säkularisierung kollidierten mit religiös geprägten Weltbildern, zudem trafen frühe feministische Bewegungen auf das patriarchisch geprägte Geschlechterrollenverständnis des 19. Jahrhunderts. Diese Spannungsverhältnisse fanden Entsprechung in den Lichtspielen der Zeit, zuerst in den Vereinigten Staaten von Amerika der 1910er Jahre.

Where Are My Children? (USA 1916, Lois Weber, Phillips Smalley) ist das erste Werk der Filmgeschichte, das sich an das Thema Schwangerschaftsabbruch wagte. Wie simplifizierend das komplexe Thema abgehandelt wurde, verdeutlicht schon ein grober Abriss der Handlung: Der Anwalt Walton klagt gegen einen Arzt, der unerlaubte Abtreibungen durchführt (siehe Abb. 7.1). Der Advokat wünscht sich im privaten Leben nichts sehnlicher als eigenen Nachwuchs – aber seine Gattin kann scheinbar keine Kinder bekommen. Im Laufe des turbulenten Prozesses kommen die Namen der Patientinnen des verrufenen Arztes ans Tageslicht. Was Walton nicht erwartete: Auch seine Ehefrau ist unter den Zeuginnen. Trotz der erschütternden Enthüllung bleibt er seiner Ehefrau treu, bis beide kinderlos altern und sterben. Der heroische Rechtsanwalt, der stets konservative Tugenden

---

[1] Zit. n. Jütte 1993, S. 162.

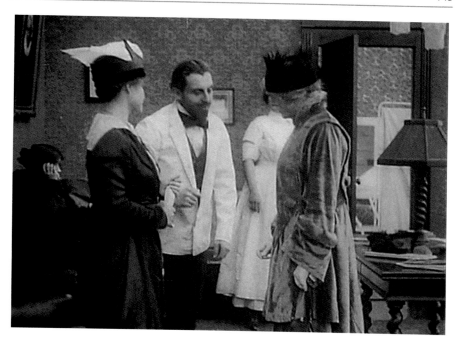

Abb. 7.1 Der Gynäkologe empfängt seine „Kundinnen". (Aus: *Where Are My Children?*)

verteidigt hat, fristet nun dank der „Verwerflichkeit" seiner Frau ein kinderloses Dasein. Um seinen Standpunkt zu vermitteln, schöpft der Film alle technischen Kniffe der Zeit aus: Zu Beginn sieht man kunstvoll animierte Sequenzen, die den Himmel mit Sphären für gewollte, ungewollte und abgetriebene Kinder vorführen – Gott liebe nur gewollte Kinder. Die religiös gefärbte Argumentationsführung driftet aber ein ums andere mal in die Sphären des Aberglaubens ab, beispielsweise wenn Zwischentitel behaupten, nicht gewollter Nachwuchs käme unter dem unheilvollen (Stern-)Zeichen „serpent" und daher oft missgebildet zur Welt – der Schritt zur Astrologie ist nicht weit. Doch nicht nur das Schicksal der Ungewollten und Abgetriebenen im Jenseits werde vom sündhaften Agieren der Mütter und „Abtreibungsärzten" bestimmt, das Schicksal der ganzen menschlichen „Rasse" stehe auf dem Spiel: „When only those children are born, the race will conquer the evils that weigh it down". Faktisch-argumentativen Unterbau für diese Postulate bietet *Where Are My Children?* nicht. Doch was dem Werk an Argumenten fehlt, macht es mit künstlerischer Finesse und tragisch wie melodramatisch entworfenen Schicksalen wett: Bevor der Vorhang fällt, sieht man Walton samt Gattin – durch die Schwangerschaftsabbrüche unfruchtbar – in kunstvoll inszenierten Überblendungen altern, bis Doppelbelichtungen spielende Kinder über das alte Paar legen, die eine verlorene Zukunft illustrieren. Eine geschickt animierte Sequenz, die dramaturgisch überzeugt und verdeutlicht, was das Paar niemals haben kann. Zu diesen tragischen Bildern stellt der Kinderlose immer und immer wieder die (rhetorische) Frage: „Where are my children?" – zutiefst aufwühlende Propaganda.

Medizinische Fakten und Details bietet dieses leidenschaftliche Manifest gegen Abtreibung kaum. Der Arzt wird als gewissenloser Scharlatan porträtiert, der nach seiner Urteilsverkündung (15 Jahre Haft) im Gerichtssaal zu randalieren beginnt. Die Eingriffe selbst geschehen nur im Off, auch ein postinterventioneller Sterbefall wird als Synkope sehr unspezifisch auf die Leinwand gebracht. Die Resonanz dieser einseitigen Darstellung war überraschend positiv, wie der Filmhistoriker Kevin Brownlow (*1938) nachzeichnet: „very fine and sweet", „handsomely shot" und mit einem „extra layer of seriousness". Die Kritik der Zeit wird als gänzlich positiv aufgezeigt, außerdem geht Brownlow auf die Kontroversen vor und nach der Premiere ein: Das Produktionsstudio Universal Pictures „feared the local censorship boards" und insbesondere, dass die „Catholics" auf die Barrikaden gehen würden. So soll der Bürgermeister Bostons, James Michael Curley (1874–1958), in einen handfesten Skandal getrieben worden sein, weil er den Film gewähren ließ. Als anstößig empfand man Argumente, die von der Arztfigur vor Gericht angebracht werden, obwohl diese offenkundig als Rechtfertigungsversuche eines skrupellosen Verbrechers inszeniert wurden. Im puritanisch geprägten England durfte das Werk sogar nur dann beworben werden, wenn Universal sich bereit erklärte, den Film nur „to adults in special halls" zu zeigen.[2]

Das Ehepaar Lois Weber (1879–1939) und Phillips Smalley (1865–1839) drehte ein Jahr später mit *The Hand That Rocks the Cradle* (USA 1917) eine Art Sequel. Es gilt heute als verschollen und erzählt die Geschichte einer Frau, die Aufklärungsbroschüren zu Verhütung bzw. Geburtenkontrolle verteilt. Als sie deshalb in Haft kommt, tritt sie in einen Hungerstreik und ihr Gatte – ein Arzt – befreit sie aus der Inhaftierung. Brownlow spekuliert, das Paar habe die Fortsetzung gedreht, „because she realized the shortcomings of the first", der Zeitschrift Variety hingegen stieß auf, dass der wahre Fall um Margaret Sanger (1879–1966), auf der die Handlung basiert, zur reinen Geldmache ausgeschlachtet wurde – „making a quick dollar". Auch der New York Dramatic Mirror ärgerte sich über „exceedingly painful […] unnecessary frankness", lobt am Ende jedoch, wie gekonnt das brisante Thema mit „utmost delicacy and skill" behandelt wurde – dennoch wurde das Werk in New York verboten.[3] Weber brachten die hitzigen Debatten um ihre Werke Ruhm ein: „She rapidly became one of the highest-paid directors in the industry. […] Weber was one of the first American women directors to head her own production unit, Lois Weber Productions, in 1917."[4]

---

[2] Vgl. Brownlow 1990, S. 50–56.

[3] Vgl. Brownlow 1990 S. 55–56.

[4] Foster 1995, S. 365.

Auch im deutschsprachigen Raum genossen Filme um Schwangerschaftsab-
brüche Konjunktur: Werke wie *Sündige Mütter (Strafgesetz § 218)* (D 1918, Richard
Oswald) und *Frühlings Erwachen* (D 1929, Richard Oswald) oder *Zwischen vier-
zehn und siebzehn* (D 1929, E. W. Emo) sind einschlägige Filme, die leider nicht
zur Sichtung vorlagen, aber das Thema als zentralen Handlungsaspekt beinhalten.[5]
Auch der starbesetzte *Kreuzzug des Weibes* (D 1926, Martin Berger) – mit Conrad
Veidt als konservativer Staatsanwalt und Werner Krauß (1884–1959) als debiler
Vergewaltiger – muss gesellschaftlich für Furore gesorgt haben, wie man bei Stu-
dium des Plots unschwer erkennen kann: „Conrad Veidt spielt einen Staatsanwalt,
der einen verbissenen Kampf gegen Frauen führt, die abgetrieben haben und der
Gründe und Motivationen nicht gelten lässt, der nur die Strafe will. Als jedoch
seine Verlobte Opfer einer Vergewaltigung und dadurch schwanger wird, gerät seine
Haltung ins Wanken. Einer der besten Filme, die in der Weimarer Republik für die
Abschaffung des Paragraphen 218 eintraten."[6] Das Werk wurde von der deutschen
Presse trotz wiederholten Jugendverbots wohlwollend aufgenommen[7], obwohl die
Aussage den US-amerikanischen Werken von Weber und Smalley diametral ent-
gegengesetzt ist – womöglich ein Indiz für die stärkere calvinistische Prägung der
USA.

Als höchst ungewöhnliches Zeitdokument imponiert der Film *Frauennot –
Frauenglück: Das Hohelied der ärztlichen Kunst* (CH 1930, Sergei M. Eisenstein,
Eduard Tisse). Nicht nur, weil er ein Hybrid aus Stumm- und Tonfilm ist, sondern
auch, weil die Darstellung der medizinischen Fakten als so detailliert und authen-
tisch besticht, dass die Internetdatenbank Filmportal den Film als „Dokumentarfilm mit Spielhandlung" umschreibt[8]. Die Ikone der russischen Montageschule
Sergei M. Eisenstein (1898–1948) brachte seine bahnbrechende Filmsprache und
rasanten Montagesequenzen in einem Potpourri an Fallbeispielen um betroffene
Frauen unter und erschuf ein künstlerisch bestechendes Werk, dessen Aussage
weitaus differenzierter ist als die der zuvor besprochenen Lichtspiele. Insgesamt
sechs Episoden werden präsentiert: Die ersten drei warnen eindringlich vor den
potenziell letalen Folgen unsachgemäßer Abtreibung, die übrigen illustrieren die
Vorteile von lege artis durchgeführten Schwangerschaftsabbrüchen, falls eine
rechtfertigende Indikation vorliegt. Die medizinischen Fakten beeindrucken,
vermutlich dank der Beratungsfunktion des Gynäkologen Prof. Max Walthard
(1867–1933) aus dem Universitätsspital Zürich. Zu Beginn wird das Publikum
mit epidemiologischen Zahlen konfrontiert: Pro Jahr seien 33/100 Abtreibungen
mit gesundheitsschädlichen Folgen für die Mutter verbunden, 10/100 sogar mit
Todesfolge. Die Ursachen seien falsche Erziehung, mangelndes Verantwortungs-
gefühl, Nachlässigkeit und Elend. Es folgt eine Episode, in der eine Frau mit

---

[5] Sneff 2023.

[6] Zit. n. Filmblatt 1992.

[7] Thissen 1995, S. 123.

[8] Filmportal.de 2023.

starker vaginaler Blutung aufgrund eines Abtreibungsversuchs in ein Krankenhaus gebracht wird. In der Klinik wird detailliert gezeigt, wie eine Vene der in-
stabilen Patientin für die Bluttransfusion punktiert und eine manuelle Pumpe zum
Transfundieren genutzt wird. Eine andere Patientin wird eines Nachts von ihrem
Geliebten im Stich gelassen, woraufhin sie sich an einen Arzt wendet. Dieser erhebt die Sozialanamnese und erklärt der Hilfesuchenden die legale und hygieni-
sche Abtreibung: Blutkulturen, eine vaginale Untersuchung und eine Agar-Kontrolle werden gezeigt („keine Eiterbakterien") und ergänzen die Arztkonsultation.
Dem wird eine illegale Abtreibung in Parallelmontage entgegengesetzt, in der die
„peinliche Sauberkeit" der Klinik mit den desolaten Hygieneverhältnissen einer
Heimabtreibung kontrastiert wird. Es folgt eine kurze Tonsequenz, die medizinische Komplikationen (Infektion, Tod) und rechtliche Konsequenzen (Zuchthaus)
warnend bekundet. Dazu wird den Zuschauern eine Animation der möglichen Verletzungen des Uterus präsentiert, die in eine allgemeine anatomische Erklärung
des weiblichen Genitaltrakts übergeht. Ergänzend werden weitere Komplikationen angeführt: innere Blutungen, Eiterherde, Bauchfellentzündungen, Sepsis,
Sterilität und Tod (siehe Abb. 7.2). Darüber hinaus werden den Zuschauern aufwühlende Bilder einer von Abszessen geplagten Frau zugemutet. Ein umsichtiges,

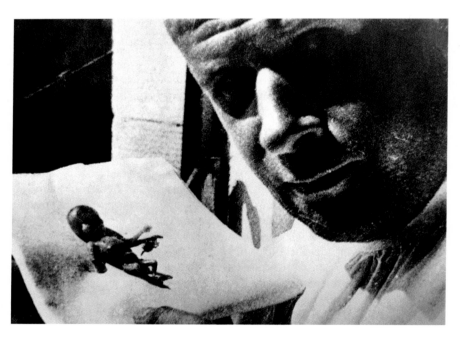

Abb. 7.2 Schockierend direkte Bilder einer Todgeburt aus *Frauennot – Frauenglück: Das
Hohelied der ärztlichen Kunst*

tiefsinniges und höchst differenziertes Werk aus der Feder eines wahren Regie-großmeisters, das dennoch von der Zensur gebeutelt wurde.[9]

Cyankali (D 1930, Hans Tintner) ist ebenfalls ein Stumm-Tonfilmhybrid – lediglich zum Ende wartet das Werk mit auditiven Dialogen auf – und basiert auf dem gleichnamigen Theaterstück des Arztes und Dramatikers Friedrich Wolf (1888–1953). Die Bühnenfassung erschien ein Jahr vor der Filmadaption, sorgte für heftige Kontroversen und fand international Beachtung.[10] Die Handlung erscheint simpel und gradlinig: Ein junges Pärchen erwartet Nachwuchs und zum Unglück der beiden wird die Fabrik, in der sie angestellt sind, bestreikt. Das Paar ist plötzlich mittellos und je länger der Ausstand andauert, desto tiefer stürzt er die Liebenden ins Elend. Die schwangere Hete sieht keinen anderen Ausweg als eine illegale Abtreibung. Auch Tintner (1894–1942) präsentiert zu Beginn des Werkes die fast obligaten epidemiologischen Zahlen: 10.000/800.000 Fälle von Abtreibung mit Zyankali enden tödlich für die Betroffenen – eine deutliche Warnung. Bemerkenswert ist die Szene, in der Hete versucht, eine legale Abtreibung in einer gynäkologischen Praxis durchführen zu lassen. Einer anderen Frau, die vor ihr den Arzt konsultiert, wird aufgrund einer Lungenerkrankung ein Schwangerschaftsabbruch bewilligt, bei Hete bleibt der Arzt jedoch hart, ihm seien die Hände gebunden. Nachdem der Arzt ihr den Gesetzestext mit den entsprechenden Paragrafen zeigt, fragt sie, wo der Sinn sei, wenn das Kind „kein[en] Platz zum Liegen, keine Windeln, keinen Korb" habe und reagiert mit zunehmender Verzweiflung sogar ein wenig vorwurfsvoll: „und dann sind sie noch Arzt?" Der Gynäkologe wird nicht als herzlos oder empathielos hingestellt, eher als in seinen Möglichkeiten limitiert. Sein Rat: Sie solle ins Krankenhaus gehen, dort gebe es „Wochenbeihilfen" – nur nicht „da hin", dies wäre Hetes „sicherer Tod".

Der Vater des Kindes ist es, der mit dem blauen Gift zur vermeintlichen Hilfe eilt. Woher er das Zyankali bekommen hat, verrät der Film nicht. Der Abtreibungsversuch endet mit Fieber und ohne erfolgreichen Abort. Fiebernd geht die Verzweifelte nun doch „da hin": Eine nicht näher bezeichnete Frau, die zunächst ihre hohen Standards für „Sterilisation und Antisepsis" anpreist, wartet dort und will sogleich den illegalen Abbruch durchführen. Die zugesicherte Hygiene scheint jedoch nur ein Lippenbekenntnis zu sein, denn die Instrumente holt die Dame ohne Desinfektion aus einer Schublade. Als sie jedoch das Fiebern der Kundin bemerkt, will sie abbrechen („das geht nicht"). Doch die herzerweichenden Bitten Hetes zeigen Wirkung und der Eingriff wird durchgeführt. Zuhause solle die Patientin zur Sicherheit nochmal Zyankali „nach-trinken" – tragischerweise verabreicht die eigene Mutter die finale Giftdosis (siehe Abb. 7.3) – und wenige Stunden später liegt Hete im Sterben. Die Tonfilmpassagen nutzt *Cyankali* geschickt, um den Legalisierungsappell zu transportieren: „Zehntausende sterben, hilft uns denn niemand?".

---

[9] Deutsches Filminstitut 2023.

[10] Kiesel 2017, S. 1127 ff.

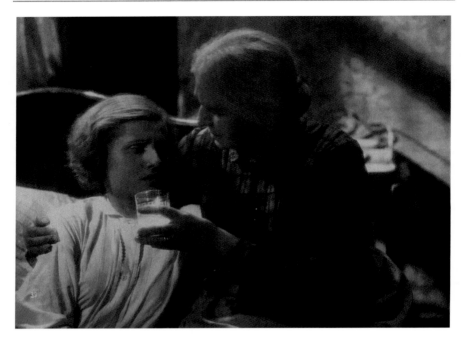

Abb. 7.3 Die eigene Mutter reicht der Fiebernden die letale Dosis Zyankali. (Aus: *Cyankali*)

Kinematografisch imponiert der Film mit kunstvoll handgemalten Zwischentiteln sowie einer erdrückenden Atmosphäre, erzeugt durch geschicktes Spiel mit Licht und Schatten. Hauptaugenmerk Tintners ist aber ohne Frage die Sozialkritik, die durchaus harsch präsentiert wird und doch weitestgehend ohne Schwarz-Weiß-Malerei auskommt: Weder der Arzt, noch der Streik oder die illegal agierende Frau mit dürftigen Hygienestandards werden an den Pranger gestellt, ein „Bösewicht" wird nicht präsentiert, der Adressat der Sozialkritik ist der Staat bzw. der Gesetzestext, unter dem – so das Werk – alle Beteiligten leiden. Eine leidenschaftliche Forderung nach humanerer Gesetzgebung und dem Selbstbestimmungsrecht der Frauen, die einiges an Mut erforderte, wie das tragische Schicksal des Regisseurs verdeutlicht: Nach der Machtübernahme der Nationalsozialisten fielen ihnen sowohl der Film als auch sein jüdischer Macher zum Opfer, das Werk wurde verboten und Tintner 1942 im KZ Auschwitz-Birkenau ermordet.[11]

Das frühe Kino bringt uns eindringlich die Debatte um Geburtenkontrolle nahe. Nicht nur, weil die Menge der Filme beachtlich ist, was die gesellschaftliche Relevanz des Themas widerspiegelt, sondern auch, weil alle Standpunkte anzutreffen

---

[11] Absolut Medien 2014.

sind: von der leidenschaftlichen Verurteilung jeglicher Form der Abtreibung bei Weber und Co. über differenzierte Positionen à la Eisenstein bis hin zur flammenden Verurteilung der als rigide empfundenen Gesetzgebung bei Tintner.

7.2 Gentechnik und Euthanasie

„Ebenso wie die Atomphysik öffnet die Gentechnik dem Menschen sowohl ein Tor zum Himmel als auch zur Hölle. Wer die Geschichte der Menschheit kennt, weiß schon jetzt, durch welches Tor sie letztlich gehen wird." Wolfgang J. Reus (1959–2006)[12]

Gentechnik ist ein Themenkomplex, der für die Medizin in der zweiten Hälfte des 20. Jahrhunderts an Relevanz gewann (man denke an die Entdeckung der Struktur der DNA -Doppelhelix 1953) und in jüngster Zeit immer wieder mit Brisanz diskutiert wurde: Das Klonen des Schafes „Dolly" 1996 oder die Sequenzierung des menschlichen Genoms (komplett entschlüsselt wurde es erst 2021, das Projekt machte jedoch schon 2001 Schlagzeilen) wurden in der breiten Öffentlichkeit kontrovers debattiert. Natürlich ist diese hochtechnisierte Form der Gentechnik im frühen Kino nicht anzutreffen. Dennoch bringt *Alraune* (D 1928, Henrik Galeen) ein interessantes Genexperiment auf die Leinwand: Ein gewisser Professor Brinken versucht durch künstliche Befruchtung herauszufinden, ob der Phänotyp eines Menschen durch seine Gene oder durch seine Umwelt bestimmt wird. Um dieser Frage auf den Grund zu gehen, verwendet er den Samen eines Triebmörders und „befruchtet" damit eine Prostituierte. Das „Ergebnis" ist ein gefühlskaltes und empathieloses Mädchen, Alraune (siehe Abb. 7.4), die nach Rache sinnt, nachdem sie herausfindet, auf welchem Wege sie gezeugt wurde. Rachegelüste und Gefühlskälte verfliegen jedoch rasch, als sie die Liebe entdeckt – das Umfeld siegt gegen die genetische Veranlagung. Dieses Experiment – in seiner Pragmatik an die mendelschen Kreuzungsversuche erinnernd – würde heute natürlich von keiner Ethikkommission genehmigt werden und wirft des Happy Ends zum Trotz die Frage nach der Verantwortung des Forschers auf. Die Tatsache, dass Alraune Rache am Arzt üben will, ist Indiz genug, um sein Vorgehen zu verurteilen. Diese Rolle übernimmt Brinkens Neffe, der dem Chor in der griechischen Tragödie gleichend als eine Art religiös-moralisches Gewissen fungiert und den Forscher wiederholt eindringlich warnt: Das Experiment sei gegen die Natur und ein Frevel an Gott – die Argumente haben sich bis heute wenig gewandelt. Obwohl Alraune die Liebe entdeckt, lastet letztlich die ganze Schuld auf den Schultern des Forschers – seine Strafe: Einsamkeit. Paul Wegener (1874–1948) verkörpert den Wissenschaftler jedoch so gekonnt und menschlich, dass hier nicht von einer einseitig negativen Figurenzeichnung die Rede sein kann – eine durchaus differenzierte Darstellung der Thematik samt der Kernpunkte in all ihrer ethischen Brisanz.

---

[12] Reus 2004.

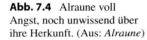

Abb. 7.4 Alraune voll
Angst, noch unwissend über
ihre Herkunft. (Aus: *Alraune*)

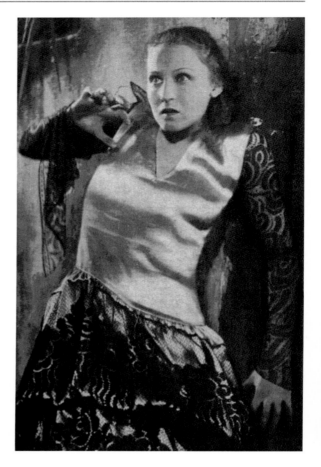

Von Differenziertheit fehlt in *The Black Stork* (USA 1917, Leopold Wharton,
Theodore Wharton) jegliche Spur, was daran liegen mag, dass ein gewisser Dr.
Harry J. Haiselden (1870–1919) das Drehbuch schrieb und den Film als Plattform
sah, um seine persönliche Ideologie zu propagieren. Die Arztfigur Dr. Dickey –
gespielt vom Drehbuchautor selbst – lehnt die lebensrettende Behandlung eines
„defective child" ab, da er „diese Art" Leben für nicht lebenswürdig erachtet. Ein
anderer Mediziner teilt diese Auffassung nicht und rettet das Kind. Die Lebens-
qualität des „defekten" Kindes ist jedoch so gering, dass es im Erwachsenenalter
nach Rache trachtet und den Arzt, der ihn rettete, ermordet. Das Ganze stellt sich
als Albtraum heraus und die träumende Mutter lässt sich und ihren Gatten umgehend testen (insbesondere die Syphilis ist im Film Thema) und bringt „defektfreie" Kinder zur Welt.

Die Frage, ob oder ab wann Leben lebenswert – oder ein Dasein so stark von Qual
dominiert ist, dass man es als nicht lebenswert erachten könnte – ist eine durchaus

legitime Frage. *The Black Stork* geht es aber nicht um eine Debatte, er möchte be-
lehren und propagieren, und dies in einem Duktus, der wie in direkter Linie zum
Gedankengut der Euthanasie der NS-Zeit zu stehen scheint[13]. Eine Szene illustriert
diese Geisteshaltung exemplarisch: Dr. Dickey schaut aus dem Fenster und sieht,
wie ein gehbehinderter Junge (mit Gibbus) von einer Gruppe „gesunder" Kinder ge-
hänselt wird und auf Krücken traurig von dannen zieht. Eine Gehbehinderung und
ein Buckel genügen dem Doktor, um dem betroffenen Jungen ein Recht auf Dasein
abzusprechen und sogleich Schuldige zu suchen. Die Frage nach einem lebens-
werten Leben wird nicht gestellt, höchstens vorgeheuchelt, im Kern geht es hier um
eine „defektfreie" Rasse; ein Mischen von Rassen führe im Übrigen auch zu „defekten Kindern", wie der Film den amerikanischen Teenagern nahebringen will.[14] Die
Presse reagierte entsprechend auf das Machwerk, „sickening and disturbing"[15] sei die
Darstellung der Kinder – diesem Urteil bleibt nichts hinzuzufügen.

Die Grundzüge der später als „Humangenetik" bekannten Disziplin kommen
im frühen Kino demnach nicht gut weg: Einerseits wird die „Einmischung" in die
Natur bzw. Gottes Schöpfung verurteilt, andererseits wird die Eugenik als Mittel
propagiert, das eine reine Rasse produzieren könne – konträre Aussagen, die einen
negativen Beigeschmack beim Rezipienten hinterlassen.

7.3   Homosexualität als Paraphilie?

*„Die Homosexualität aber, die in Scham und Verfolgung trotz aller Hindernisse weiter-
besteht, ist die einzig wahre, die einzige, der bei dem gleichen Wesen eine Verfeinerung im
Geistig-Seelischen entsprechen kann."* Marcel Proust (1871–1922)[16]

Die Liebe zum gleichen Geschlecht galt lange Zeit als krankhafte sexuelle Neigung – als Paraphilie – und wurde mit Störungen wie der Nekrophilie oder Pädo-
philie gleichgestellt. Juristisch wurde beispielsweise in der BRD ein sexueller Akt
mit dem gleichen Geschlecht bis 1973 nach § 175 StGB als „widernatürliche Un-
zucht" strafrechtlich verfolgt. Freilich ist Homosexualität heute in den westlichen
Industriestaaten weitestgehend entkriminalisiert und gilt als Normvariante eines
vollkommen natürlichen Sexuallebens. Zwei deutsche Langfilme beschäftigten
sich ausführlich mit dem Thema der gleichgeschlechtlichen Liebe und bieten die
gesamte Spannbreite des Diskurses.

Einen überraschend toleranten Standpunkt nimmt *Anders als die Andern*
(D 1919, Richard Oswald) ein, in dem ein Violinenvirtuose – herausragend dargeboten durch Conrad Veidt – das Opfer einer Erpressung wird. Der Erpresser
droht, die homosexuelle Neigung des Musikers preiszugeben, und obwohl den

---

[13] Vgl. Klee 2009.

[14] Taylor 2016.

[15] Zit. n. Oveyssi 2015.

[16] Proust 2000, S. 3034.

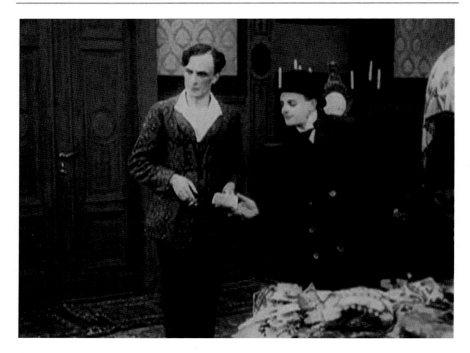

Abb. 7.5 Der Erpresser empfängt sein Schweigegeld. (Aus: *Anders als die Andern*)

Forderungen initial nachgegeben wird, folgen weitere (siehe Abb. 7.5). Der Erpresste sucht Hilfe bei der Justiz und zeigt den Gauner an. Dieser wird zwar für
sein Handeln auch belangt, doch eine Verurteilung zu einer Woche Haft aufgrund
des § 175 (StGB) trifft auch den Kläger. Der Ruf des Violinisten ist ruiniert und
die Scham treibt ihn in den Suizid.

Anders als die Andern gilt als der erste Film, der das Thema Homosexualität
zum zentralen Motiv erhoben hat[17]. Im Verlauf sucht der homophile Protagonist
wiederholt Rat bei Ärzten: Die erste Konsultation endet in einer Hypnotherapie,
die vergeblich versucht, den Patienten „umzupolen". Erst nach dem letzten Besuch, nun bei einem Experten für Sexualwissenschaft, ist der Betroffene mit seiner
Sexualität versöhnt und mit sich im Reinen: „Liebe zum eigenen Geschlechte kann
ebenso rein und edel sein wie die zum anderen Geschlecht. Diese Veranlagung
findet sich bei vielen braven Menschen in allen Bevölkerungsschichten. Nur Un-
wissenheit und Verbohrtheit kann über solche anders Empfindenden den Stab
brechen. Verzagen Sie nicht! Sie können auch als Homosexueller der Menschheit
wertvolle Dienste leisten!". Auch für Eltern von sexuell anders orientierten Kindern hat der Mediziner den Rat, nicht zu verzweifeln und er betont sogleich die

---

[17] Scheugl 1978, S. 204.

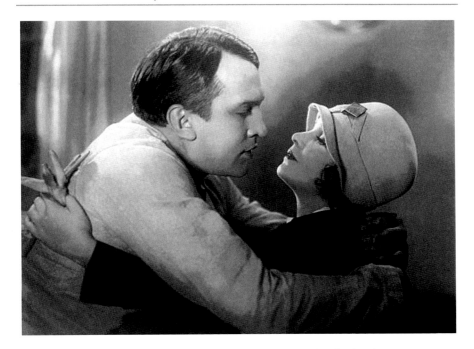

Abb. 7.6 Der Sträfling aus *Geschlecht in Fesseln* darf endlich seine Gattin sehen

Normalität der sexuellen Präferenz. Der progressive Sexualwissenschaftler und Arzt Magnus Hirschfeld (1868–1935) übernahm nicht nur die Rolle des Medizi- ners, er trug auch maßgeblich zum Drehbuch und damit zur toleranten Aussage des Films bei. Ein bahnbrechendes filmisches Manifest für Toleranz, was man von dem folgenden Werk schwerlich behaupten kann.

Geschlecht in Fesseln (D 1928, William Dieterle) stellt Homosexualität als verwerfliche Folge einer zu rigiden Besuchsregelung im Strafvollzug dar. Der Häftling Frank kann aufgrund der spärlich erlaubten und niemals zu Zweisam- keit führenden Besuchen seiner Ehefrau die eigene Sexualität nicht ausleben und verfällt in dieser Notlage den „Verlockungen" des gleichen Geschlechts (siehe Abb. 7.6). Auch die Gattin erliegt der unbefriedigten Libido und wird zur Ehe- brecherin. Als Frank endlich in die Freiheit entlassen wird, lastet die Schande er- drückend schwer auf den Schultern des Paares. Auch wenn das Finale mit Freitod an *Anders als die Andern* erinnert und beide Filme die Aufmerksamkeit lokaler Zensurbehörden weckten[18], könnte die Intention der Lichtspiele kaum stärker ent- gegengesetzt sein. Das Ende im Suizid scheint in beiden Werken als vermeint- liche Konsequenz sexueller Varianz implementiert zu sein und nicht lediglich

---

[18] Deutsches Filminstitut Archiv 2023.

als adäquat tragisches Ende im rein dramaturgischen Sinne. Diese Deutung wird von der Anfangsszene aus *Anders als die Andern* bestärkt, als der Protagonist von einer unerklärlichen Suizidwelle in der Zeitung liest. Zwar stellt das Werk die Verbindung von Homosexualität und jener Suizidwelle nicht explizit her, das Schicksal des Protagonisten wird jedoch ohne Frage vorweggenommen und so mittelbar eine Kausalität hergestellt. In *Geschlecht in Fesseln* ist zudem eine vielsagende Arztszene zu entdecken: Frank stellt sich wegen seiner unerträglichen Libido bei dem Gefängnisarzt vor, doch der Mediziner blickt nur mürrisch über sein Mikroskop und brüllt harsch „SIMULANT" – von der Empathie und Umsicht der Arztfigur aus Oswalds Werk keine Spur.

Geschlecht in Fesseln diffamiert die Homosexualität demnach als vermeintliche wie unheilvolle Konsequenz einer als ungerecht empfundenen Gesetzgebung. Das Werk fordert daher keineswegs die Akzeptanz von Uranismus (so ein zeitgenössischer Terminus), sondern die Möglichkeit der Zweisamkeit von Mann und Frau unter Haftbedingungen, lediglich um diese vermeintlich abnormen Tendenzen schon im Keime zu ersticken. Weshalb argumentiert ein Film, der neun Jahre nach einem leidenschaftlichen Manifest für Toleranz erschien, wieder in Richtung Konservatismus, Ausgrenzung und Pathologisierung? Bedenkt man, welch tragisches Schicksal viele Homosexuelle während der NS-Zeit erleiden mussten, kann diese kinematografische Entwicklung als Spiegel oder Vorwegnahme einer höchst tragischen gesellschaftlichen Entwicklung verstanden werden, die in der Misere der nationalsozialistischen Volkshygiene mündete.

7.4   Sterbehilfe und weitere Sonderfälle

„Ethik ist begriffene Metaphysik." Carl Ludwig Schleich (1859–1922)

Im folgenden Absatz soll ein kurzer Überblick zu kontroversen Themen skizziert werden, die entweder nur einmalig im frühen Kino zu nachzuweisen waren oder nur bedingt zu den klassischen medizinethischen Kontroversen zählen, jedoch durchaus polarisierende Aspekte innehaben. Die Debatte um die Sterbehilfe ist eine höchst lebendige und der assistierte Suizid ist auch im Jahre 2023 noch in vielen Ländern gesetzlich verboten. Eine explizite Nennung von aktiver Sterbehilfe ist im frühen Film nicht anzutreffen, jedoch entwirft *Lucretia Lombard* (USA 1923, Jack Conway) ein Szenario, das aus heutiger Perspektive unweigerlich an die Diskussion um Sterbehilfe erinnert. Ein todkranker und ans Bett gefesselter Mann vertauscht in dem Gerichtsthriller absichtlich zwei Medikamentendöschen. Seine Ehefrau, die ihn pflegt und seine Tabletten anreicht, verabreicht dem Gatten deshalb eine tödliche Überdosis eines ungenannten Wirkstoffes – vermutlich Morphium. Die pflegende Frau wird also zu einen unbewusst assistierten Suizid verleitet, später vor Gericht aber entlastet. In *Mutter Krausens Fahrt ins Glück* wird ein erweiterter Suizid als Notlösung inszeniert, der dem Nachwuchs ein Leben in Elend ersparen soll. Obwohl man also durchaus Figurenkonstellationen bemerken kann, die direkt oder indirekt zur Frage des assistierten bzw. erweiterten Suizids führen, meidet das frühe Kino dieses Thema. Dies könnte Indiz einer geringen gesellschaftlichen Toleranz für aktives Töten auf Wunsch zur Stummfilmzeit sein.

Die Frage, wann ein Spenderorgan einem bestimmten Empfänger zugeteilt werden kann (und darf), sowie welche Voraussetzungen Spender und Empfänger erfüllen müssen, sind ein weiteres bedeutsames Thema für Ethikkommissionen und Medizinethiker. Auch in diesem Fall finden sich nur dem Thema verwandte moralische Probleme, wie in *Orlac's Hände* (siehe Abschn. 4.2), in dem ein Operateur nach erfolgreicher Transplantation nicht nur den heute gültigen Spenderschutz willentlich missachtet, sondern auch absichtlich den wahnhaften Zustand seines Patienten aufrechterhält, um sich private Vorteile zu verschaffen. Eine Erwähnung im medizinhistorischen Kontext verdient auch die Xenophobie bzw. der Rassismus. In den meisten modernen Wertesystemen werden kategorischer Fremdenhass und Rassismus verurteilt und sind kaum noch von Relevanz für medizinethische Debatten. Retrospektiv wurde die Legitimität von Rassismus und Ausgrenzung jedoch regelhaft mit medizinischen Fakten argumentativ untermauert – oder besser gesagt: es wurde versucht, sie zu untermauern. Diese Tendenz ist besonders augenscheinlich in Kolonialdramen der Zeit, beispielsweise in *Mens Pesten raser* (DK 1913, Holger-Madsen), der infektiologische Terminologie missbraucht, um „rassenübergreifende" Liebe zu diffamieren[19]. Diese Art der Kolonialpropaganda wurde zu einem gängigen Motiv im frühen Kino[20,21] – weitere Beispiele sind *Inderpigen* (DK 1914, Robert Dinesen) oder *Tropisk kærlighed* (DK 1912, August Blom) – und ist in summa ein Omen, das vor der Instrumentalisierung von medizinischer Autorität und vermeintlichen Fakten warnt.

Ein weiteres, bereitwillig strapaziertes Stereotyp des frühen Films ist der Asiat: der mit Rauschgift „bewaffnete" Rächer (in *Opium*), der seine Opfer in ein teuflisches Netz lockende Opiumhöhlen-Betreiber (z. B. in *Le rêve d'un fumeur d'opium* [FR 1908, Georges Méliès]), die Opium schmuggelnden Verbrecherbanden (z. B. in *The Fly Cop*) und selbst der harmlose Opiumpfeife rauchende Statist (z. B. in *Broken Blossoms*) – Sie alle bedienen jene stigmatisierende (und regelhaft männliche) Figurzeichnung asiatischer Mitbürger. Im Ergebnis scheint kaum ein „Opiumfilm" ohne jene Zerrbilder auszukommen. Diese verleumdenden Darstellungen des Asiaten wurden derart häufig auf die Leinwand gebracht, dass Filmemacherinnen und Filmemacher Gegendarstellungen inszenierten: *The Tong Man* (USA 1919, William Worthington) ist ein eindrückliches Beispiel, da ein asiatischer Opiumhöhlen-Besitzer als (makelloser) Held der Handlung in Szene gesetzt wird. Was zunächst als willkommener Versuch einer Entstigmatisierung der Asiaten-Figur im Kino imponieren könnte, birgt eine andere Problematik, denn die Idealisierung einer mit Rauschgift handelnden Figur geht unweigerlich

---

[19] Vgl. Gestrich und Henkel 2022.

[20] Pernick 2002.

[21] Tomes 2002.

mit einer Verherrlichung von Drogenkonsum und -handel einher. Diese Dar- und
Gegendarstellung verdeutlichen, wie stark die vermeintliche Verknüpfung von
Opium und dem Asiaten in der Gedankenwelt des westlichen Kinogängers ver-
ankert gewesen sein muss.

Eine andere Art von Klischee kann im frühen Kino ebenfalls verortet werden: die Mikroskopie. Arztfiguren werden im Spielfilm häufig eingeführt, indem
sie beim Blick ins Mikroskop gezeigt werden – Ein Regie-Kniff, der das Instrument zum Symbol bzw. zur Metapher für die Wissenschaft erhebt und so den Zuschauern die nötige Wissenschaftlichkeit von Leinwandmedizinern illustriert. Die
Grenze vom Symbol zum Klischee wird überschritten, wenn selbst Mediziner, die
eigentlich nicht in „Mikroskopie-Fächern" tätig sind, dennoch auf diesem Wege
vorgestellt werden. Ein Beispiel aus dem frühen Kino wäre der fragwürdig agierende Gefängnisarzt aus *Geschlecht in Fesseln* (siehe Abschn. 7.3), der im Strafvollzug schwerlich regelhaft Biopsate oder Abstriche zu mikroskopieren hat.
Diese Überzeichnung des Mikroskops bzw. der Mikroskopie als unumstößlicher
Beweis für Rang und Kompetenz scheint sich durch die weitere Filmgeschichte zu
ziehen: Insbesondere im UFA-Film nimmt das Motiv eine derart gewichtige Rolle
ein, dass es zu einem der drei „topischen Szenen" dieser Filmkategorie erhoben
wurde[22]. Ein tendenziell wohlwollend inszeniertes Klischee, dessen Ursprung der
Stummfilm ist.

7.5   Summa summarum

„Wahre Ethik fängt an, wo der Gebrauch der Worte aufhört." Albert Schweitzer (1875–
1965)[23]

Ein derart heterogenes Feld wie die Medizinethik für den Zeitraum des Stummfilms griffig auf den Punkt zu bringen, ist stets ein schwieriges Unterfangen. Einige Gemeinsamkeiten und Tendenzen lassen sich aus dem Korpus dennoch extrahieren: Der bestimmende Topos ist die Debatte um den Schwangerschaftsabbruch,
gefolgt von der Biotechnik als Sozialtechnik und gesellschaftlich heutzutage weniger spaltenden Themen wie Homosexualität oder Xenophobie. Ergänzt wird das
Potpourri an brisanten Themen mit einzelnen Werken zur Transplantationsmedizin
oder zu Handlungsentwürfen, die indirekt das Dilemma der Sterbehilfe vorwegnehmen. Das medizinethische Kino wurde zwar immer wieder von lokalen Zensoren beanstandet und unter Jugendverbot gestellt, ermöglichte aber dennoch, Raum
für teils diametral entgegengesetzte Standpunkte zu schaffen und so eine reprä-
sentative Blaupause für medizinethische Haltungen der damaligen Gesellschaft zu
entwerfen – was insbesondere im deutschen Kino auf die verheerenden Ideologien
der NS-Zeit vorausweist.

---

[22] Vgl. Schlegelmilch 2017.

[23] Zit. n. Weber 2013, S. 40.

Literatur

1. Tonnemacher, Jan: Kommunikationspolitik in Deutschland – Eine Einführung. Stuttgart 2003.
2. Jütte, Helene: Geschichte der Abtreibung. München 1993.
3. Brownlow, Kevin: Behind the Mask of Innocence. Los Angeles 1990.
4. Ebd.
5. Foster, Gwendolyn Audrey: Women Film Directors: An International Bio-critical Dictionary. London 1995.
6. Sneff, Clara Melanie, Andreas D. Ebert und Matthias David: „Filme sind der Spiegel der bestehenden Gesellschaft" – das Thema Schwangerschaftsabbruch in deutschen Spielfilmen der Jahre 1918 bis 1973. Geburtsh Frauenheilk. 2023;83: 148–151.
7. Filmblatt: Wiederentdeckt 03 Kreuzzug des Weibes (D 1926, Martin Berger), 28.08.1992: https://www.filmblatt.de/1992/08/28/kreuzzug-des-weibes-d-1926-martin-berger/ (zuletzt aufgerufen am 26.05.2023).
8. Thissen, Rolf: Sex verklärt. Der deutsche Aufklärungsfilm. München 1995.
9. Filmportal.de: Frauennot – Frauenglück – Schweiz 1929/1930 Dokumentarfilm mit Spielhandlung (07/23): https://www.filmportal.de/film/frauennot-frauenglueck_4b3b8a87af364b7fa48b-de4a5efced98 (zuletzt aufgerufen am 17.07.2023).
10. Deutsches Filminstitut: Materialien zu Frauennot – Frauenglück: www.difarchiv.deutsches-filminstitut.de/zengut/dt2tb00395i.htm (zuletzt aufgerufen am 26.05.2023).
11. Kiesel, Helmuth: Geschichte der deutschsprachigen Literatur 1918 bis 1933. München 2017.
12. Absolut Medien: Filmarchiv – Cyankali, 2014: https://www.absolutmedien.de/film/3010/Cyankali (zuletzt aufgerufen am 29.05.2023).
13. Reus, Wolfgang J.: Zeit-Zeugnisse. In: Nebelspalter: das Humor- und Satire-Magazin. Band 130, Heft 10; 2004: https://www.e-periodica.ch/cntmng?pid=neb-001:2004:130::876 (zuletzt aufgerufen am 17.07.2023).
14. Klee, Ernst: „Euthanasie" im NS-Staat: Die „Vernichtung lebensunwerten Lebens". Berlin 2009.
15. Taylor, Stephen J.: THE BLACK STORK: EUGENICS GOES TO THE MOVIES (02/2016): https://blog.newspapers.library.in.gov/the-black-stork-eugenics-goes-tothe-movies/ (zuletzt aufgerufen am 29.05.2023).
16. Oveyssi, Natalie: Forgotten Stories ofthe Eugenic Age #4, Part 2: The Black Stork Rises: Dr. Haiselden's Celebrity and Public Controversy. Biopolitical Times (10/2015): https://www.geneticsandsociety.org/biopolitical-times/forgotten-stories-eugenic-age-4-part-2-black-stork-rises-dr-haiseldens-celebrity (zuletzt aufgerufen am 29.05.2023).
17. Proust, Marcel: Auf der Suche nach der verlorenen Zeit. Bände 1–3. Neue Auflage. Frankfurt am Main 2000.
18. Scheugl, Hans: Sexualität und Neurose im Film. Die Kinomythen von Griffith bis Warhol. München 1978.
19. Deutsches Filminstitut Archiv: Materialien zu Geschlecht in Fesseln, 2023: www.difarchiv.deutsches-filminstitut.de/zengut/dt2tb00393i.htm (zuletzt aufgerufen am 30.05.2023).
20. Gestrich, Constanze und Dennis Henkel: Vom Kolonialismus und dem „Fremden". Das Konzept der Ansteckung und der frühe Film. In: Henkel, Dennis und Hans Jürgen Wulff (Hrsg.): Seuchen, Epidemien und Pandemien im Film – Ein kaleidoskopisches Panorama zur Geschichte des Infektionsfilms. Münster 2022, S. 137–151.
21. Pernick Martin S.: Contagion and Culture. American Literary History. 2002;14(4): 858–865.
22. Tomes, Nancy: Epidemie Entertainment: Disease and Popular Culture in Early Twentieth-Century America. American Literary History. 2002;14(4): 686–719.
23. Schlegelmilch, Sabine: Film als medizinhistorische Quelle. Medizinhist J. 2017;52,2/3: 100–115.
24. Weber, Einhard: Das Buch der Albert-Schweitzer-Zitate. München 2013.

> *„Wir glauben die Menschen zu kennen, wenn wir ihre Zeitungen lesen und in die Theater gehen und die Bücher lesen, die gerade Erfolg haben. Falsch. Heute, 1919, müssen wir sie im Kino aufsuchen: da sind sie ganz, da sind sie Mensch, da darf man's sein – da ist Leben und Liebe, Leidenschaft und leichter Sinn – da sind sie ganz."* Kurt Tucholsky [Zit. n. Güttinger (1984), S. 79]

Viele der Vorbehalte, die dem Stummfilm entgegengebracht werden – wie überzogenes Schauspiel, verfälschte Abspielgeschwindigkeit oder Ton- und Farblosigkeit – konnten als Zerrbilder oder Fehlkonzeptionen enttarnt werden. Vielmehr konnten durch die Darstellung der zahlreichen Charakteristika und Besonderheiten der frühen Kinematografie – z. B. dramaturgische Farbcodes, Orchesterbegleitung, Literarisierung oder die Verwendung „reiner Bildsprache" – die künstlerische Autarkie sowie die beispiellosen kreativen Möglichkeiten aufgezeigt werden. Zudem entstand und entwickelte sich die Kunstform in einer Epoche, die von Irrungen, Wirrungen und Umwälzungen geprägt war: Säkularisierung, politische Revolutionen, (Welt-)Kriege, die Weltwirtschaftskrise oder neue Regierungsformen stifteten Unruhe, Fortschrittsskepsis und Zukunftsfeindlichkeit. Gegenläufig zu diesen gesellschaftlichen Inzisuren imponiert die Epoche zugleich mit einem wahren Panorama an Entdeckungen, Erfindungen und technischen Neuerungen – zu denen auch der frühe Film gezählt werden muss –, die eine nie gekannte Amalgamierung von Kunstgattungen und Kunstströmungen befeuerten oder gar initiierten. Dieses zwischen Aufbruchs- und Weltuntergangsstimmung oszillierende Klima spiegelt sich auch in der Medizinwelt der Zeit wider: Viele Fächer erhielten durch bahnbrechende Neuerungen Aufwind – insbesondere dank verbesserter Narkose, mikrobiologischer Erkenntnisse oder neuer diagnostischer Möglichkeiten durch Röntgenstrahlen –, andere hingegen schienen sich aufzuspalten (Nervenheilkunde)

D. Henkel, *Medizin und Krankheit im frühen Kino*,
https://doi.org/10.1007/978-3-662-70240-6_8

oder befanden sich im Kampf um Anerkennung und akademische Etablierung (z. B. die Zahnmedizin oder die Pädiatrie).

Wie stellte der frühe Film all diese Aspekte auf der Kinoleinwand dar? Welches Bild der Heilkunst wird entworfen und weshalb wurde die Medizin so offenherzig als Topos in die Lichtspiele eingebaut? Was reizte Filmemacher an Handlungen um Erkrankte und Ärzte? Welche Besonderheiten zogen die Zuschauer zu den Jahrmarktschaukästen und Kinopalästen? Welche verkannten, vergessenen oder bis dato unentdeckten Filmströmungen offenbarte der Epochenüberblick? Ist ein das gesamte Filmkorpus verbindender Aspekt – ein Leitmotiv – zu eruieren? Bevor Antworten auf diese zentralen Forschungsfragen präsentiert werden, folgt ein Blick auf die statistische Auswertung.

8.1   Cineastische Auswertung

„*Die Zahl ist das Wesen der Dinge.*" Pythagoras von Samos (ca. 570–510 v. Chr.)[1]

Ehe das Augenmerk auf die statistischen Erhebungen gerichtet werden kann, ist eine Erinnerung an die Begrenzungen dieser Studie nötig. Allein der Überlieferungsstatus des frühen Filmschaffens – knapp 80 % gelten als verschollen – erschwerte die Auswertung der erhobenen Zahlen und bedingte eine Unschärfe, die sich nur durch weitere Forschung und Erschließung verschollener Filmquellen reduzieren lässt. Dennoch kann der überlieferte Filmbestand als quantitativ ausreichend eingestuft werden, um ein repräsentatives Bild der Medizindarstellung im frühen Film nachzuzeichnen – zumindest zum Teil.

Die Archivierungserfolge der einzelnen Produktionsländer variieren stark, nahezu alle der erhaltenen Produktionen stammen aus westlichen Industrieländern wie z. B. den USA, Frankreich, Deutschland (siehe Abb. 8.1). Trotz des Fehlens vieler Regionen außerhalb der USA und Europa blicken Länder wie Japan[2] oder China[3] ebenfalls auf einen reichen Schatz an Stummfilmproduktionen zurück. Auch für Indien[4], Südkorea[5] oder den afrikanischen Kontinent – beachtenswert ist hier der tunesische Filmpionier Albert Samama Chikly (1872–1934) und sein Opus *Zohra* (TUN 1922) – kann reges Filmschaffen in der Stummfilmepoche nachgewiesen werden. Daher muss in diesem Fall von einer statistischen bzw. systematischen Verzerrung die Rede sein – eine treffende Benennung wäre „der Archivierungs-Bias" –, die das Ergebnis zugunsten westlicher Industrienationen verfälscht und mehr der bemerkenswerten Archivierungsarbeit in den jeweiligen

---

[1] Zit. n. Schmitt 1988 S. 71.

[2] Vgl. Standish 2006, S. 29–80.

[3] Vgl. Rea 2021, S. 8–45.

[4] Chabira 2013.

[5] Ris 2004, S. 36.

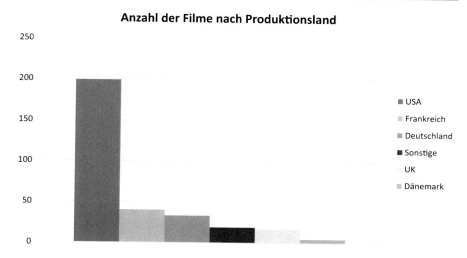

Abb. 8.1 Aufteilung der Produktionen nach Produktionsland

Ländern Rechnung trägt als eine authentische Repräsentation der Vielzahl an Produktionsländern zu ermöglichen.

Der fragmentarische Überlieferungsstatus macht sich auch in der Chronologie der Medizinfilme bemerkbar.

Betrachtet man den Graphen (siehe Abb. 8.2) ohne entsprechende Kontextualisierung, scheinen sich Medizinfilme ab ungefähr 1910 in Hochkonjunktur zu befinden, erreichen ihren produktiven Zenit zum Ende der 1920er Jahre und fallen

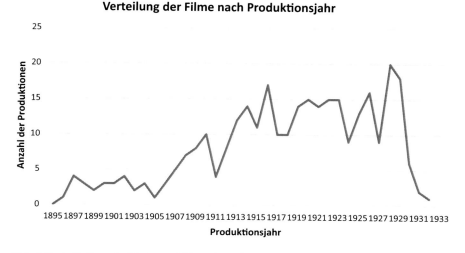

Abb. 8.2 Aufteilung der Werke nach Entstehungsjahr

Abb. 8.3 Verteilung der medizinischen Fachgebiete im frühen Film

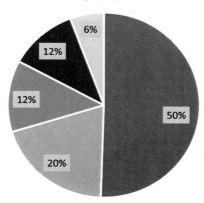

Anzahl der Filme nach Fachgebiet

■ Psychatrie (50%)   ■ Innere Medizin (20%)   ■ Chirurgie (12%)
■ Sonstige (12%)   ■ Neurologie (6%)

zahlenmäßig mit Aufkommen des Tonfilms innerhalb kürzester Zeit steil ab. Zu beachten ist jedoch auch in diesem Fall der Überlieferungsstatus, der umso desolater wird, je früher der Betrachtungszeitraum ist. Man muss sich vergegenwärtigen, wie viele – zum Teil nicht einmal eine Minute lange Filme – in der Anfangsphase der Filmgeschichte produziert wurden (und heute zum Großteil als verschollen gelten). Zur Verdeutlichung: Die Filmpioniere Auguste und Louis Lumière produzierten laut der Filmdatenbank IMDb[6] allein im Jahre 1896 knapp 90 Filme – eine Zahl, die schon 10 Jahre später für Filmregisseure utopisch war, da die Dreharbeiten der sukzessiv länger werdenden Lichtspiele immer zeitaufwendiger wurden. Daher kann ein exponentieller Anstieg der Anzahl von Filmen vor 1910 angenommen werden, setzt man einen lückenlosen Überlieferungsstatus voraus. Ob sich darunter auch verschollene Filme mit medizinischen Motiven befinden würden, ist gewiss hypothetisch, jedoch äußerst wahrscheinlich.

Ein überraschend einseitiges Bild ergibt sich, wenn man die Sammlung nach Fachgebieten aufteilt (siehe Abb. 8.3).

Die Hälfte aller Werke lässt sich dem psychiatrischen Feld zuordnen – eine Dominanz psychopathologischer Topoi, die als Attest für die gesellschaftliche Relevanz des Feldes gelten kann. Man muss anmerken, dass die enorme Anzahl an Suizid- und Drogenfilmen in dieser Kategorie untergebracht wurde, dennoch ist das Ergebnis aufschlussreich und spiegelt das Interesse der Zuschauerschaft unzweideutig wider. Die numerisch folgenden Fachgebiete – die Innere Medizin mit den damals hochrelevanten Infektionskrankheiten und die Chirurgie samt ihrer angsteinflößenden Aura – runden das Bild der kinematografisch „hochfrequent" inszenierten medizinischen Themen ab.

---

[6] Internet Movie Database 2023.

Die Darstellung der relevanten Figuren – Medizinerinnen und Mediziner, Patientinnen und Patienten, Krankenschwestern und Pfleger – zeichnet ein diametral entgegengesetztes Bild (siehe Abb. 8.4): Die Patienten bekommen im Regelfall eine Opferrolle zugesprochen und werden in positivem Lichte in Szene gesetzt. Ausnahmen finden sich primär bei Krankheitsbildern, von denen eine Fremdgefährdung ausgeht (Substanzabusus, Delinquenz oder kontagiöse Erkrankungen) oder bei denen die ethische Brisanz eine besondere Rolle spielt. Alle Statistiken dieses Kapitels sind mit n = 313 erhoben, im Fall der Statistik zur Patientendarstellung weicht diese Zahl jedoch ab, da 42 Werke mehr als eine weibliche oder männliche Figur aufweisen.

Das Bild der Arztfiguren hingegen kann kaum positiv interpretiert werden: Zwar sind fast 100 Darstellungen als positiv zu bewerten – in den meisten Fällen Internisten und plastische Chirurgen –, jedoch finden sich auch zahlreiche diffamierend negativ entworfene Medizinercharaktere in den Lichtspielen. Besonders eklatant ist die enorme Anzahl an erkrankten Figuren, die keine medizinische Hilfe erhalten oder suchen. Dies deutet eine Bedeutungslosigkeit medizinischer Interventionen an und spricht der Medizin Wirkmacht und Kompetenz ab.

In den Fällen, in denen Ärzte zur Tat schreiten und einen Therapieversuch unternehmen, ist das Ergebnis tendenziell positiv (69 zu 27), jedoch sind knapp 20 Fälle zu eruieren, in denen Arztfiguren intervenieren, aber kein Behandlungsergebnis präsentiert wird – auch hier kommt der Verdacht einer Irrelevanz der Medizin auf (Abb. 8.5).

Bemerkenswert erscheinen die alternativen Heilmethoden: in 9/14 Fällen führt religiöse Erbauung zur Genesung – außen vor bleiben dabei jene Werke, die zwar religiöse Propaganda betreiben, aber ohne göttliche Heilung auskommen (man denke an *The Catechist of Kil-Arni* oder *Die Pest in Florenz*). Die fünf übrigen

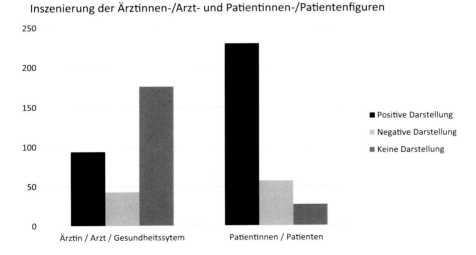

Inszenierung der Ärztinnen-/Arzt- und Patientinnen-/Patientenfiguren

Abb. 8.4 Darstellungsart Ärztin bzw. Arzt/Medizin und Patientinnen/Patient im Vergleich

**Häufigkeit und Ergebnis medizinischer Therapien
und Interventionen**

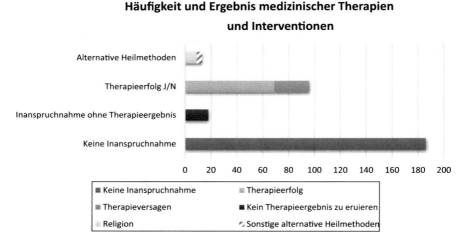

Abb. 8.5   Häufigkeit und Ergebnis der medizinischen Behandlungsversuche

Werke mit alternativen Heilmethoden, in denen nicht Gottes Segen die Restitutio ad integrum herbeiführt, wirken wie ein Panorama von Kunst- und Kulturerzeugnissen: Je einmal können Theater, Musik, Literatur und auch die Filmkunst selbst als Heilmittel imponieren. Ob man die Hypnose zu den alternativen Heilmethoden zählen will, ist diskutabel, an dieser Stelle wird sie jedoch als schulmedizinisches Verfahren gewertet. Erfolg verspricht die Methode auf der Leinwand jedoch kaum, zumeist wird sie in verbrecherischer Absicht missbraucht (z. B. in *Dr. Mabuse, der Spieler* oder *The Criminal Hypnotist* [USA 1909, D. W. Griffith) oder bleibt ohne therapeutischen Effekt (*Anders als die Andern*). Erfolgreich sieht man die Hypnose als Gruppentherapie zur Heilung des Othello-Syndroms in *Schatten*.

Zuletzt sei die Geschlechterverteilung der Arzt- und Patientenfiguren in den Fokus gerückt. Dem patriarchischen Zeitgeist entsprechend bietet das stumme Kino keinen Raum für Medizinerinnen, und wenn doch, dienen die Figuren bloß der Belustigung (6/7) – die einzige Ausnahme stellt *La Mort du soleil* dar. Dieses patriarchische Gesellschafts- und Berufsverständnis könnte auch in gewisser Hinsicht die Verteilung der Patientenfiguren erklären (218 zu 114 zugunsten männlicher Patienten). Zudem seien einige interessante Nebenaspekte der Geschlechterverteilung angeführt: Frauen werden 41/114 Mal zusammen mit männlichen Patientenfiguren in Szene gesetzt, nicht selten als Teil einer anonymen Masse (beispielsweise in Epidemiefilmen), 30 der Patientinnen werden von männlichen Medizinern behandelt, keine von einer Ärztin und im Umkehrschluss behandeln Ärztinnen stets männliche Patienten – zumeist, um das vermeintlich Groteske der Situation auszuschlachten (Abb. 8.6).

Geschlechterverteilung der Mediziner- und Patientenfiguren

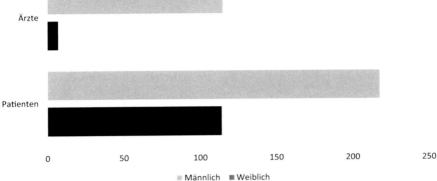

Abb. 8.6 Geschlechterverteilung der Arzt und Patientenfiguren

8.2 Diskussion und Bestandsaufnahme

„Um die Dinge zu kennen, muß man sie in allen Einzelheiten kennen, und da diese fast unendlich sind, so bleiben unsere Kenntnisse stets oberflächlich und unvollständig." François VI. de La Rochefoucauld (1613–1680)[7]

Zweifelsohne kann nun vom Feld psychiatrischer Erkrankungen als zentralem medizinischem Topos des frühen Kinos gesprochen werden, welcher den erkrankten Figuren regelhaft eine Opferrolle zugesteht, zugleich jedoch der Medizinwelt nahezu jegliche Kompetenz abspricht. Insbesondere im Sucht- sowie im Suizidfilm wird der Ärzteschaft eine eklatante Irrelevanz unterstellt, die wenigen schulmedizinischen Heilungen fallen zumeist in das interdisziplinäre Krankheitsbild der Amnesie oder sind als Ausnahmen zu werten. Zu diesem Zerrbild psychiatrischer Wirkmacht gesellt sich ein wahres Konglomerat an Stereotypen, Klischees und Überspitzungen, die hier zum ersten Mal über die Leinwand flackern: Patienten, die sich als Napoleon wähnen, die Figur des debilen aber kindlich-harmlosen Irren, des Asiaten, dem eine scheinbar naturgegebene Affinität zu Opiaten unterstellt wird oder die psychiatrische Anstalt, die zum Horrorkabinett verzerrt wird. Besonders häufig taucht die Figur des uninspirierten Künstlers auf, der seine Muse im Drogenabusus zu finden hofft (z. B. in *Absinthe*, *The Devil's Needle*, *The Racketeer* [USA 1929, Howard Higgin] oder *Narcotica*) und Reminiszenzen

---

[7] Zit. n. Schmitt 1988, S. 111.

an das zweifelhafte Ideal des syphilitischen Künstlers weckt; auch die Kokainbeimischung im populären Erfrischungsgetränk des Hauses Coca-Cola findet Raum
auf der Leinwand.

Zudem wurde ein Arztfigurentypus in *Dr. Dippy's Sanitarium* entworfen, der
im Verlauf der Filmgeschichte zu einem der drei gern genutzten Psychiater-Klischees der Kinematografie avancierte[8]. Diese figurative Blaupause – benannt
nach dem titelgebenden Dr. Dippy – hat zwar zweifelsohne ihren Ursprung in der
Stummfilmepoche, eine Etablierung dieser Figur kann für den frühen Film jedoch
noch nicht nachgewiesen werden. Daher kann dem Figurentypus des Dr. Dippy –
ganz im Gegensatz zu den anderen Klischees des Dr. Wonderful und des Dr. Evil
– für die Epoche keine Stereotypisierung unterstellt werden. Der kauzig-liebevoll,
nicht unfehlbar, aber bemüht charakterisierte Arzt muss somit als Phänomen des
Tonfilms angesehen werden. Neben der Einführung bestimmter Klischees, Figu-
ren- und Rollenstereotypen besticht die Leinwand-Psychiatrie ebenfalls durch die
Anwendung (für die damalige Zeit) moderner, alternativer und ungewöhnlicher
Therapieoptionen: Alle genannten Künste, die als Therapeutikum fungieren (Film,
Literatur, Musik und Theater), stammen aus psychiatrischen Filmen, auch sechs
der neun religiösen Heilungen sind hier zu verorten, ebenso die wenigen erfolgreichen Therapieversuche durch Hypnose und das singuläre Experiment, Abhängigkeit durch Ausschleichen der Droge zu behandeln. Somit schimmert unter
dem Dickicht der ärztlichen Irrelevanz und Inkompetenz auch die eingangs angesprochene Aufbruchsstimmung durch und das Fachgebiet wird in einigen Fällen
als fortschrittlich, offen und experimentierfreudig fiktionalisiert.

Diametral entgegengesetzt wurde der Internist in den Lichtspielen inszeniert,
der stets zur Stelle ist im glorreichen Kampf gegen pathogene Keime, die als an-
tagonistische Erreger zu Entitäten stilisiert werden und deren todbringende Funktion die alles überschattende Eigenschaft auf der Leinwand ist. Die Verklärung
der Internisten-Figur geht so weit, dass vor fabulierten Wundermedikamenten
und abwegigen Heilungsszenarien nicht Halt gemacht wird – selbst bei damals
unheilbaren Pathologien. Dementsprechend ist das Klientel der Internisten, obwohl in den meisten Fällen letztlich als einsichtig in einer Opferrolle aufgehend,
regelhaft der Aufklärung bedürftig und kann als aufklärungsresistenter „Problempatient" umschrieben werden, der Hygiene und Infektionsprophylaxe (zunächst)
kategorisch ablehnt. Neben diesem polarisierten Abbild von Gut (Mediziner) und
Böse (Erreger) kann die Darstellung des Fachgebietes zudem zukünftige Entwicklungen und Probleme vorwegnehmen und ankündigen: Erkrankungen, die
heute als Zivilisationsleiden die Gesellschaft heimsuchen, werden in vielen Fällen
erstmals kinematografisch verarbeitet, ebenso wird schon früh der Ärztemangel in
ländlichen Regionen angeprangert und aus dem filmischen Umgang mit der Jahrhundertpandemie der Spanischen Grippe lassen sich Lehren ziehen – genau genommen ist es weniger der Umgang, sondern sein Fehlen. Denn aktuelle Studien

---

[8] Vgl. Gross 2012, S. 11–12.

zum therapeutischen Benefit implizieren, dass Medienkonsum in pandemischen Zeiten einen kurativen Effekt aufweisen kann – in diesem Licht scheint das frühe Kino eine Chance der therapeutischen und präventiven Intervention verpasst zu haben. Freilich war medizinisch wie gesellschaftlich ein therapeutisches Potenzial von Filmkunst und Serien in den 1920er Jahren kaum bekannt und nicht etabliert – heute ist dies kein Geheimnis mehr. Jedoch selbst aktuell macht die Filmwelt einen Bogen um drängend-aktuelle Pandemiemotive und scheint erneut die Chance zu verpassen – diesmal besseren Wissens zum Trotz –, sich in die Gesundheitsförderung einzubringen.

In diesem Kontext besonders eindrucksvoll ist die ungemein nachhaltige gesellschaftliche Prägung, die dem Tollwutfilm zu verdanken ist. Dieser warnte seit den 1910er Jahren in zahlreichen Produktionen – mit erheblichem Anteil von Familien- und Kinderfilmen – vor rasenden Vierbeinern mit Schaum vor dem Mund (Hypersalivation) als todbringendem Übel. Auf diesem Wege verankerte er ein für den Menschen kaum noch relevantes veterinärmedizinisches Krankheitsbild im kollektiven Gedächtnis ganzer Generationen von Kinobesuchern und etablierte es so in der gesellschaftlichen Symbolwelt – eine enorme Leistung, die in (und wahrscheinlich dank) ihrer Redundanz einen Weg zu langfristiger, wirkungsvoller und anhaltender präventiver Aufklärung aufzeigt.

Während der Tollwutfilm das kollektive Gedächtnis der Gesellschaft infiltrieren und langfristig mit einem „Warnreflex" („Achtung, der Hund hat Schaum vor dem Mund") ausrüsten konnte, litten Fachgebiete wie die Chirurgie unter einer entgegengesetzten Ausgangssituation: Schreckensbilder von unvorstellbar schmerzhaften operativen Eingriffen hatten sich tief in das Gedächtnis eingebrannt, sodass noch zur Zeit des frühen Kinos die Chirurgie untrennbar mit Schmerz assoziiert wurde, obgleich zahlreiche Anästhesieverfahren bereits erfolgreich breite Anwendung fanden. Das Chirurgenbild wurde höchst polar und archetypisch entworfen, die Figuren oszillieren zwischen „Retter mit Skalpell" im Stile des Deus ex machina und blutrünstigem Metzger, der nach dem Leben unschuldiger Patienten trachtet. Zudem wirft das Motiv der „unbezahlbaren Operation" ein unvorteilhaftes Licht auf das Fachgebiet. Die Ausnahme stellt der Plastische Chirurg dar, der in 80 % der Fälle durch positive Darstellungen imponiert und vor allem regelhaft erfolgreich charakterisiert wird.

Das chirurgische Patientenklientel ist zumeist wohlwollend in Szene gesetzt und der Leidensweg durch Funktionsverlust – ob kognitiv, motorisch oder sensorisch – bestimmt. Insbesondere bei den kognitiven Funktionseinschränkungen hat sich – wie beim psychiatrischen Kino – ein absurdes Klischee etabliert: Doppelt hält besser. Dies meint, dass amnestische Figuren regelhaft geheilt werden, indem sie das gleiche Trauma, welches zum Gedächtnisverlust geführt hat, erneut durchleben – zumeist Schädelhirnverletzungen.

Auch die Neurologie definierte sich im Kino über den körperlichen wie geistigen Funktionsverlust – primär mit Krampfanfällen, Amnesie und Querschnittssyndromen –, der Schaudern und Schrecken beim Kinogänger auszulösen vermochte. Dies ging so weit, dass Filme, insbesondere Lehrfilme um die Epilepsie, auf Jahrmärkten und Rummelplätzen zur Befriedigung von Schaulust und

Voyeurismus zweckentfremdet wurden. Ein Klima von Aberglauben und Vorurteilen führte in Folge dieser Instrumentalisierung von Lehrfilmen zu einer diskriminierenden Darstellung (allen voran epileptischer Figuren). Auch weniger häufig dargestellte Fachgebiete hinterließen Fußspuren in der Filmlandschaft. Sowohl Erkrankungen aus der Augen- als auch der Hals-Nasen-Ohrenheilkunde werden als schwere Schicksale inszeniert, hier primär Verluste von Sinnesfunktionen, die zumeist von wohlwollend inszenierten Operateuren restauriert werden können. Disziplinen wie die Kinderheilkunde werden eher als Randerscheinung aufgefasst, die Zahnmedizin oder die Psychosomatik als Mittel zur Belustigung missbraucht und auch einzelne Erkrankungen wie der Somnambulismus werden zum Amüsement in die Werke eingebaut.

Alles andere als humoristisch gingen die Filmemacher an die medizinethisch brisanten Themen heran: Viele Themen mit gesellschaftlicher Sprengkraft – Homosexualität, der Schwangerschaftsabbruch oder die Gentechnik – werden von allen Seiten beleuchtet und das Filmkorpus bietet Raum, um alle Standpunkte abzubilden und die gesamte Debatte der Zeit darzulegen. Dies führt dazu, dass man einerseits der großen Toleranz, Liberalität und Offenheit gewahr wird, zugleich aber auch die Tendenzen erkennt, die Jahre später in nationalsozialistischer Ideologie mündeten und die Spaltung der Gesellschaft demonstrieren.

Nach dieser zusammenfassenden Bestandsaufnahme folgt eine Darstellung der vielen Strömungen, Motive und Trends, die das stumme Medizinkino auszeichnet, bis dato aber nicht erforscht wurden und hier dank neuer Quellenfunde definiert werden: Der „Deutsche Transfusionshorror" offenbart insbesondere für Deutschland eine inhärente Angst vor den Folgen von Bluttransfusionen, der „Subversive Rauschfilm" illustriert, wie stark der eigentlich schädliche Alkohol als Waffe zum Aufbegehren gegen die Oberschicht genutzt wurde – und als Mittel zur Revolution –, der „Weimarer Suizidfilm" rückt die Pein der deutschen Bevölkerung in den 1920er Jahren in ein neues Licht. Das „Röntgenmanie-Kino" verhalf einem bahnbrechenden Verfahren zu mehr Bekanntheit in der breiten Masse und befeuerte regelrecht die Röntgenmanie, sowie die „Funktionelle Ansteckungskomödie", die eine sorglose Wahrnehmung von Ansteckung widerspiegelt, bis die Spanische Grippe diese Sorglosigkeit erstickte.

Ein nicht minder aufschlussreicher Aspekt ist jener, der ab hier „kollektiver mnestischer Atavismus" genannt werden soll, eine Projektion tradierter aber überkommener Gedächtnisinhalte. In diesen Fällen leidet die Darstellung des jeweiligen Fachgebietes: Die Psychiatrie, die Zahnmedizin und die Chirurgie, aber auch die Gynäkologie (hier die nicht mehr ganz zeitgemäße Angst vor Wochenbettfieber) oder die Neurologie (durch Relikte von Aberglauben) – sie alle leiden unter dem Nachhall vergangener Schrecken, die ins kollektive Gedächtnis übergegangen sind. Dieses Phänomen kann als eine Art Umkehr dessen, was der Tollwutfilm bewerkstelligte, verstanden werden (siehe Abschn. 5.3).

Ein wesentlicher Aspekt ist weder auf eine Fachrichtung oder einen Filmtypus zu beschränken und wird oft sogar durch Medizinerfiguren propagiert: Die Urbanisierungskritik. Ein ums andere Mal wird Heilung durch Stadtflucht versprochen und in der idyllischen Harmonie des Landlebens erreicht. Was ohne

Frage als ein Ausdruck der Ablehnung des neuen, rasanten und anonymen Lebensstils in den Metropolen zu verstehen ist, findet jedoch auch Entsprechung in der Medizin der Zeit, man denke z. B. an die vielen Aufenthalte in Freiluftsanatorien und Kuren, durch die man hoffte, Schwindsüchtige zu kurieren.

8.3   Leitmotiv: Kinematografische Iatro- und Pathophobie

> *„Im Auge scheint es mir, es seien nur drei Dinge, die mich noch bewegen können: Angst vor dem Verlust derer, die ich liebe, Angst vor Schmerz, Angst vor dem Tod."* Augustinus von Hippo (354–430 v. Chr.)[9]

Insgesamt konnten 313 Filme identifiziert und gesichtet werden, die eine ebenso breite wie heterogene Palette an Krankheitszuständen, Therapien, Arzt- und Patientenfiguren präsentieren. So vielfältig die einzelnen Werke auch erscheinen, so verbindet alle Filme die Beschäftigung mit dem Thema Medizin. Doch was bewirkte eine derart starke Präsenz medizinischer Themen und Motive im Kino? Welche Aspekte reizten die Filmemacher? Was lockte das Publikum in die Vorführungssäle? Um dieser Frage auf den Grund zu gehen, muss nach einem gemeinsamen Nenner, einer Verbindung gefahndet werden, die diese auffällig häufige Dramatisierung bzw. Fiktionalisierung begründet. Dieser Zusammenhang wird im Folgenden als Leitmotiv für den frühen Medizinfilm herausgearbeitet.

Der zugrunde liegende Gegenstand, aus dem sich das dominierende Motiv herleiten lässt, ist eine Basisemotion: die Furcht. Diese Angst ist weder durch eine singuläre Ursache bedingt noch als diffus bzw. generalisiert zu werten, sondern mannigfaltigen Auslösern geschuldet: der Furcht vor Schmerz, vor Tod – dem eigenen und dem Nahestehender –, vor dem Verlust körperlicher wie geistiger Fähigkeiten, vor Hilflosigkeit und dem Ausgeliefertsein, aber auch der Einbuße von Würde und Integrität. Das Thema der Angst im Kino, insbesondere des Induzierens derselben bei der Zuschauerschaft, ist keine wissenschaftliche Terra incognita. Das Thema wurde bis dato allerdings lediglich im Hinblick auf die „klassischen Angst-Genres" – den Horrorfilm und den Thriller – erforscht[10,11]. Diesen Filmgattungen ist die Intention der Angstinduzierung integral, wenn nicht sogar eine Grundvoraussetzung.

Im Falle des Medizinfilms ist eine vernetzende Funktion der Angst jedoch nicht unmittelbar erkennbar. Zur Verdeutlichung dieses Zusammenhangs, muss die Funktion der Hauptakteure – Mediziner und Erkrankter – unter diesem Gesichtspunkt genauer analysiert werden. Weitaus häufiger als Ärzte wurden Patienten bzw. Kranke auf die Leinwand gebracht. Wie schon ausgeführt, wurde diesen

---

[9] Zit. n. Beier 1997, S. 42.
[10] Sopuck 2021.
[11] Hanich 2010.

Figuren regelhaft eine Opferrolle zugestanden. Dies allein ist im Grunde schon ein ausreichendes Indiz, um den Schluss zur Angstinduktion in den Zuschauerräumen zu ziehen – denn es ist anzunehmen, dass die wenigsten Rezipienten den Opferstatus als willkommenes Ziel sehen und die meisten sich vor einem Opferdasein fürchten. Betrachtet man die überproportional häufige Darstellung gravierender Krankheiten, tritt die Intention der Filmemacher noch deutlicher hervor: Pathologien wurden stets in ihren schwersten Formen in die Kinosäle gebracht und weniger gravierende Krankheiten nahezu komplett vermieden. Man könnte behaupten, dieser Umstand sei naheliegend, da schwere Erkrankungen ein größeres dramaturgisches Potenzial bieten; diese Erklärung wäre jedoch grob simplifizierend. Um diesen Punkt zu verdeutlichen, sollten einige der dargestellten Leiden – sowie jene, die es nicht auf die Leinwand geschafft haben – ins Gedächtnis gerufen werden. Zuallererst des populärsten medizinischen Feldes des frühen Films, der Psychiatrie: Abhängigkeit wird in nahezu allen Fällen als todbringendes Übel zur Schau gestellt, das Existenzen und ganze Familien zerstört. Auch Wahn-Erkrankungen führen in den meisten Fällen zu Suizidalität der Wahnhaften oder zu Fremdgefährdung. Der Suizidfilm bietet per definitionem schwerste Schicksalsschläge, die das Leben als lebensunwert erscheinen lassen. Selbst die nicht als letal dargestellte Neurasthenie bringt stets familiäre Gefüge ins Wanken und die Hämatophobie aus dem „Deutschen Transfusionshorrorfilm" lässt die Angst vor artfremden Blutspenden zu verheerenden Wahnbildern ausarten. Selbst der subversive Rauschfilm, der die Trunksucht als legitimes Instrument zum gesellschaftlichen Aufbegehren nutzt, spielt mit der Sorge des (zumeist proletarischen) Zielpublikums, ein Dasein in sozialer Bedeutungslosigkeit fristen zu müssen. Andere psychiatrische Krankheitsbilder, die durchaus Potenzial für Tragik bieten, fanden jedoch keinen Raum: Zwangsstörungen, die das private Leben der Patienten zum Stillstand bringen oder Melancholie bzw. Depressionen (ob uni- oder bipolar), die Menschen – bis zum katatonen Zustand – handlungsunfähig werden lassen. Selbst die zur damaligen Zeit populäre Hysterie ist lediglich Randerscheinung im stummen Psychiatriefilm – doch weshalb? Diese Krankheitsbilder waren schlicht nicht fatal genug, um zum Kern der Plots zu avancieren. Anders ausgedrückt: Sie konnten bei den Zuschauern keine existenziellen Ängste schüren.

Dieser Aspekt zieht sich wie ein roter Faden durch alle Disziplinen: Die kinematografische Repräsentation der Neurologie wartet mit invalidisierenden Einschränkungen und dem Verlust mnestischer Funktionen sowie motorischer Willkürsteuerung auf, die so verstörend auf das Publikum gewirkt haben müssen, dass selbst medizinische Lehrfilme zweckentfremdet und auf Jahrmärkten als Kuriosum präsentiert wurden – nicht selten mit der Intention, Schaulust zu wecken oder abergläubische Weltbilder zu bestätigen. Auch in diesem Medizinbereich ist kein Raum für potenziell hochdramatische, jedoch kaum fatale Krankheitsbilder: Man denke an die vielen zermürbenden Kopfschmerzerkrankungen, an Schwindelbilder oder chronische Nervenschmerzen – insbesondere chronische Lumboischialgien –, die vielen Menschen das Leben massiv erschweren. Gleiches kann von den internistischen Pathologien behauptet werden. Sind Infektionen das Thema, dann meist mit tödlichem Ausgang oder als Epidemie (oder Pandemie), welche die Gesellschaft aus den Fugen zu heben droht. Selbst bei den wenigen Inszenierungen von Zivilisationserkrankungen – ob internistische wie das Herzleiden oder neurologische wie der Schlaganfall – ist der Ausgang nicht mit dem Leben vereinbar. Das Muster lässt sich lückenlos weiterverfolgen: Keine geplatzten Blinddärme oder Gallenblasenresektionen, obwohl potenziell lebensbedrohlich, keine Knochen- oder Leistenbrüche in der Chirurgie, dafür Querschnittssyndrome und Traumata, die mit einschneidenden Wesensveränderungen einhergehen. Die Gynäkologie wiederum erzeugt Schrecken mit Wundbettfieber und Blutvergiftungen, die Zahnmedizin mit den großen Schmerzen bei der zahnärztlichen Intervention oder die Augen- und Hals-Nasen-Ohrenheilkunde mit dem Verlust existenzieller Sinnesfunktionen – auch hier keine Handlungen um z. B. Teenager, die sich an ein Leben mit Brille gewöhnen müssen oder um ältere Mitmenschen, die ein Dasein mit Presbyakusis (ohne Hörgeräte) fristen müssen. Zudem kann das Fehlen von Krankheiten anderer Fachdisziplinen – man denke an die äußerlich entstellenden Effloreszenzen dermatologischer Erkrankungen – als weiteres Indiz für die eindeutige Dominanz fatalistischer Krankheitsdarstellungen herangezogen werden. In der Zusammenschau bleibt kein Zweifel: Das frühe Kino implementierte Krankheiten nur dann in ihre Werke, wenn die Konsequenz der Tod oder ein ähnlich gewichteter Schicksalsschlag für die Protagonisten war. Das Publikum sollte vor Entsetzen schaudern und die Gefahr, selbst einer dieser Erkrankungen zum Opfer zu fallen, ins Mark der Zuschauer eindringen. Dies ist freilich ein Zerrbild, welches sich als so bedeutsam erweist, dass es einer eigenen Definition bedarf: Die Krankheitsdarstellung, mit dem Ziel, eine gerichtete Angstreaktion – eine Pathophobie – im Zuschauerraum zu erwirken, überspitzt die Schwere von Erkrankungen bis zum Äußersten. Diese Instrumentalisierung wird hier folglich als „kinematografischer Fatalismus" in Bezug auf die Abbildung von Pathologien im frühen Kino definiert.

Um das bisherige Ergebnis zu einem umfassenden Gesamtbild zu verdichten, ist die Analyse der Arztfiguren nicht minder bedeutsam. Grundsätzlich lassen sich die Figurentypen in drei Klassen unterteilen: idealisiert, irrelevant oder dämonisiert. Die Irrelevanz, die durch fehlende Inanspruchnahme impliziert wird, kann als negative Darstellung gewertet werden. Somit ist das Arztbild ein höchst polarisiertes, das keinen Raum für differenzierte, vielschichtige oder ambivalente Arztfiguren – mit der Ausnahme des „Dr. Dippy" – lässt, die zwischen Gut und Böse angesiedelt wären: Man sieht keine Darstellungen, in denen die Medizin als Erfüllung oder Berufung interpretiert wird, nie erscheint die Profession als Aufgabe, an der man wächst. Das Arztdasein wird nicht als höheres Ziel, Ideal oder als Weg zu einem von Glück erfüllten Leben inszeniert.

Der idealisierte Leinwandarzt, insbesondere in der Chirurgie und der Inneren Medizin, fungiert als „Retter aus dem Nichts" – als Deus ex machina – und wendet völlig unerwartet desaströse Schicksale zum Guten. Diese Darstellungsweise ist ohne Umschweife mit den gesetzten Begriffen der „Pathophobie" und des „kinematografischen Fatalismus" zu erklären. Die Dämonisierung der Arztfigur hingegen ist nicht ohne weiteres mit dem intendierten Auslösen von Furcht bei der Zuschauerschaft zu erklären. Nichtsdestotrotz bleibt auch hier das Motiv der Angst bestimmend, jedoch nicht bloß auf die Furcht vor Krankheit und Tod gerichtet – zumindest nicht direkt. Bevor dieser Aspekt beleuchtet wird, muss nochmal verdeutlicht werden, wie unheilvoll, soziopathisch und zum Teil sadistisch Mediziner in den Lichtspielen agieren: Ärzte agieren als Dealer (z. B. in *The Worldly Madonna* oder *El puño de hierro*), Hochstapler (*Greed*), Drogenabhängige und Konsumenten (z. B. *Opium* oder *High and Dizzy*) oder als moralisch verwerfliche Randalierer (*Where Are My Children?*). In den schlimmsten Ausartungen geht von den Medizinerfiguren unerbittlicher, zum Tode führender Psychoterror (*The Scarlet Letter*), Nötigung zum Suizid (*Der Gang in die Nacht*) oder arglistige, ebenfalls in Suizid mündende Täuschung aus (*Zweimal gelebt*). Das Berufsethos wird regelhaft mit Füßen getreten, z. B. wenn gefährliche Paranoia bewusst aufrechterhalten wird (*Orlac's Hände*) oder Operateure versuchen, ihre Patienten willentlich zu entstellen (*The Broken Mask*) oder durch Kunstfehler Kinder derart schädigen, dass diese zu einem Leben in der Unterwelt verdammt werden (*The Penalty*). Die Maximalform dieser diffamierenden Zerrbilder ist der mordlüsterne wahnsinnige Chirurg (*The Monster*), der sein anatomisches und medizinisches Wissen missbraucht, um Unschuldige zu meucheln.

Zu dem dargelegten filmischen Euphemismus bezüglich der Patientenfigur gesellt sich demnach ein Dysphemismus, der sich auf die Arztfigur bezieht. Indirekt ist hier auch die Pathophobie wegweisend: Der Schrecken, den Leinwandmediziner bei Rezipienten verursachen, gründet im Schaden, zu dem medizinische Expertise missbraucht werden kann. Direkt interpretiert ist dieser Wesenszug jedoch als Iatrophobie zu werten, als Angst vor Ärzten, bzw. dem, was Mediziner im schlimmsten Fall anrichten können. Es besteht also eine Überschneidung bzw. Interaktion von Pathophobie und Iatrophobie, die darüber hinaus auch das positive Arztbild einschließt. Um diesen Punkt in Gänze zu erfassen, muss man sich vergegenwärtigen, weshalb der Arzt so oft als Heros ohne Fehl und Tadel entworfen wird: Das Vertrauensverhältnis, das Arzt und Patient eingehen, ist ein spannungsgeladenes, höchst prekäres und ungleiches. Agiert ein Arzt fehlerhaft oder gar böswillig, können die Konsequenzen verheerend sein. Daher braucht der Zuschauer – der sich in der Regel mit der Rolle des Erkrankten identifiziert – eine Arztfigur, die jeden Zweifel über deren Gesinnung und Tugendhaftigkeit im Keime erstickt, um als positiv wahrgenommen bzw. als Vertrauensperson akzeptiert zu werden. Demnach sind selbst die heldenhaft gezeichneten Arztfiguren, die primär durch das Motiv der Pathophobie bedingt sind, zugleich auf die Iatrophobie zurückführen. Ob bzw. inwiefern apotheotische Arztfigurenzeichnung diese phobische Dualität transzendieren, ja negieren kann, sollte Gegenstand zukünftiger Forschung werden. Das bestimmende und vernetzende Motiv, das den frühen medizinischen Lichtspielen inhärent ist, imponiert somit als Dualismus, der sich bedingt, der interagiert und dessen Komponenten nicht klar voneinander zu trennen sind. Bringt man schließlich diese Herleitung eines Leitmotivs des frühen Medizinfilms auf einen Nenner, muss im Ergebnis der Begriff der „kinematografischen Iatro- und Pathophobie" definiert werden.

8.4   Summa summarum

„Die Angst ist die Begierde nach dem, wovor man sich fürchtet..." Søren Kierkegaard
(1813–1855)[12]

Kino ist Kunst, Zeitzeuge, eine zeit- wie medizinhistorische Quelle, Spiegel der
Gesellschaft und zugleich ein Massenmedium, das Denken und Handeln der Kinogänger beeinflussen kann. Trotz des desolaten Überlieferungsstatus konnten alle
diese Attribute auch für den frühen Film nachgewiesen werden, der bei fehlender
einheitlicher Zensurregulation als noch authentischer zu werten ist als späteres
Filmschaffen. Zudem fällt die Stummfilmzeit in eine sozial- wie kulturhistorische
Epoche, die von Unruhen und Unsicherheit (Nervosität wurde als charakteristi-
sches Leiden für die wilhelminische Gesellschaft Zeit gedeutet[13]), aber auch von
Innovationen und Entdeckungen geprägt war – Film wurde zum Schmelztiegel von
Kunstströmungen und -gattungen. Die Darstellung der medizinischen Disziplinen
ist dominiert von Pathologien der Psychiatrie (bzw. der Nervenheilkunde), gefolgt
von der Inneren Medizin und den operativen Fächern. Die Patientenfiguren wurden
regelhaft als Opfer von schwerwiegenden Erkrankungen inszeniert – selbst bei psychiatrischen Erkrankungen wie der Sucht, die nicht selten das Stigma des Selbstverschuldeten mit sich bringen –, wohingegen Medizinern zumeist eine geringe
Wirkungsmacht, nicht selten sogar Niedertracht und Gefährlichkeit unterstellt wird.
Die wohlwollenden Arztdarstellungen sind in den meisten Fällen Internisten, die den
Erregern im Kampf gegen ein Massensterben entgegengestellt werden, oder Chirurgen, die als Deus ex machina zur Rettung eilen – in der Regel heroisiert bis zur sinn-
bildlichen Apotheose. Ebenfalls erweist sich der Stummfilm als Diskursfläche, die
ethisch brisante Themen – allen voran den Diskurs um Schwangerschaftsabbrüche
und die Pathologisierung von Homosexualität – aus unterschiedlichen Gesichts-
punkten darstellt und so die zeitgenössischen Debatten nahezu umfassend abbildet.
    Weitere Erkenntnisse konnten durch die Definition identifizierter Filmströmungen
gewonnen werden, die allesamt spezifische Funktionen erfüllen und film- wie medizinhistorisch zuvor nicht beschrieben worden sind: der „Weimarer Suizidfilm", der die
Strapazen der deutschen Bevölkerung der 1920er Jahre neu bewertet, der „Subversive
Rauschfilm", der Drogen als Mittel zur Revolte präsentiert und das Minderwertigkeits-
gefühl der Unterschicht spiegelt sowie das „Röntgenmanie-Kino", das die bildgebende
Diagnostik in ihrer Geburtsstunde in der breiten Masse popularisierte. Außerdem
wurde die „Funktionelle Ansteckungskomödie" eingeführt, die Ansteckung in der Zeit
vor der Spanischen Grippe komödiantisch auffasste und eine unerwartete Gelassenheit
der Bevölkerung im Umgang mit dem Thema offenbart. Mit der Angst vor Bluttransfusionen wirkte die Strömung des „Deutschen Transfusionshorrors" bis nach Übersee
und weist auf eine generelle Skepsis gegenüber medizinischen Interventionen hin.

---

[12] Zit. n. Racculia 2015, S. 1.
[13] Vgl. Radkau 1998.

Die Darstellungen von Krankheitsbildern sind geprägt von einem Fatalismus, der Krankheit als regelhaft tödlich oder schwer invalidisierend entwirft und in Zusammenschau mit der Figurendarstellung das bestimmende Leitmotiv des frühen Medizinfilms offenbart: „Die Iatro- und Pathophobie". Wie Kierkegaard im oben genannten Aphorismus veranschaulicht, kann diese Angst des Publikums zugleich eine Begierde sein, die Filmschaffende mit Überspitzung, Stereotypisierung und Schwarz-Weiß-Malerei für ihre Zwecke instrumentalisierten und so ein Zerrbild der Medizinwelt etablierten.

Zusammenfassend versteht sich diese Darstellung des frühen Medizinfilms als Grundlagenforschung im Bereich der Medical Humanities, die nicht nur neue Erkenntnisse gewinnt, sondern auch weitere Forschungsaspekte bzw. offene Fragen herausarbeitet. Allem voran sollte in zukünftigen Arbeiten untersucht werden, ob die dargestellten Aspekte durch die Medizinfilmgeschichte weiterzuverfolgen sind oder Besonderheiten des frühen Kinos sind. Ein Vorhaben, das dank Übersichtsarbeiten von Gottgetreu[14] bis Wijdicks[15] eine solide Forschungsgrundlage aufweist. Sabine Gottgetreu (*1966) konnte in „Der Arztfilm: Untersuchung eines filmischen Genres" die akuten lebensbedrohlichen Gefährdungen des menschlichen Körpers als integralen Bestandteil des deutschen Tonfilms (1936–1991) nachweisen und so indirekt zeigen, dass der „kinematografische Fatalismus" in dieser Filmsparte fortbestand. Zudem bleibt zu prüfen, ob Hollywood und Co. das Thema COVID-19-Pandemie genauso standhaft meiden, wie es bei der Spanischen Grippe geschah, und damit therapeutisches Potenzial der Filmkunst verspielt wird – was umso mehr verdeutlichen würde, wie wichtig es ist, Erkenntnisse der Stummfilmforschung zu beachten. Des Weiteren besteht die Hoffnung, dass in Zukunft die Bestände von Filmarchiven rund um den Globus ausgewertet werden können und so weitere, heute als verschollen geltende Werke ein noch repräsentativeres Bild ermöglichen als es der jetzige Überlieferungsstand vermag.

Zuletzt soll eine Frage aufgeworfen werden, die den Einfluss der kinematografischen Repräsentation medizinischer Disziplinen auf die gesellschaftliche Wahrnehmung derselben behandelt. Es konnte dargelegt werden, wie es dem Tollwutfilm gelang, das kollektive Gedächtnis ganzer Generationen zu prägen. Dies wirft die Frage auf, inwiefern die frühe Kinematografie das Bild prägte, welches viele Zuschauerinnen und Zuschauer von den einzelnen medizinischen Fachgebieten haben. Es fällt auf, dass viele Konnotationen – das negative Bild der Psychiatrie, die Skepsis gegenüber den operativen Fächern oder das über jeden Zweifel erhabene Bild der Inneren Medizin – auch heute noch Bestand zu haben scheinen. Ob sich dies auf Parameter wie Therapieerfolge zurückführen lässt, ist fraglich, insbesondere wenn man bedenkt, dass Internisten in Zeiten vor der Entdeckung der Antibiose kaum über Mittel zur Heilung verfügten – die Behandlung war in der Regel symptomatisch. Leider fehlen zur Klärung dieser Frage

---

[14] Gottgetreu 2001.
[15] Wijdicks 2020.

belastbare empirische Daten, sowohl entsprechende Umfragen zur repräsentativen Meinung zu Fachgebieten in der Bevölkerung als auch eine umfassende Darstellung der Repräsentationen von Medizin und Ärzteschaft in der Tonfilmzeit. Demnach kann die Hoffnung geäußert werden, dass weitere Forschungsprojekte diesen und weiteren Fragen auf den Grund gehen werden, um das Bild der kinematografischen Repräsentation von Medizin, das in dieser Arbeit begonnen wurde, zu erweitern und komplettieren.

Literatur

1. Güttinger, Fritz: Der Stummfilm im Zitat der Zeit. Frankfurt am Main 1984.
2. Schmitt, Walter: Aphorismen, Sentenzen und anderes, nicht nur für Mediziner. Leipzig 1988.
3. Standish, Isolde: A New History of Japanese Cinema: A Century of Narrative Film. New York 2006.
4. Rea, Christopher G.: Chinese Film Classics, 1922–1949. New York 2021.
5. Chabria, Suresh: Light of Asia: Indian Silent Cinema 1912–1934. New Delhi 2013.
6. Ris, Peter Harry: Jayu Manse / Hurrah! for Freedom. In: Bowyer, Justin (Hrsg.): The Cinema of Japan & Korea. London 2004, S. 33–41.
7. Internet Movie Database (IMDb): https://www.imdb.com (zuletzt aufgerufen am 22.01.2023).
8. Gross, Rainer: Der Psychotherapeut in Film. Lindauer Beiträge zur Psychotherapie und Psychosomatik. Stuttgart 2012.
9. Beier, Brigitte: Harenberg Lexikon der Sprichwörter & Zitate. Dortmund 1997.
10. Sopuck, Forrest Adam: Fear in the Cinema and the Definition of Horror. 2021. In: Sopuck, Forrest Adam (Hrsg.): The Aesthetics of Horror Films A Santayanan Perspective. Cham 2021, S. 51–65.
11. Hanich, Julian: Cinematic emotion in horror films and thrillers: The aesthetic paradox of pleasurable fear. New York 2010.
12. Racculia, Kate: Willkommen im Bellweather Hotel. München 2015.
13. Radkau, Joachim: Das Zeitalter der Nervosität. Deutschland zwischen Bismarck und Hitler. München 1998.
14. Gottgetreu, Sabine: Der Arztfilm. Untersuchung eines filmischen Genres. Bielefeld 2001.
15. Wijdicks, Eelco F. M.: Cinema, MD. New York 2020.

Filmografie „Medizin im Stummfilm"

9

Die nachfolgende Filmografie ist ausdrücklich nicht nur als Auflistung von Filmen zu verstehen, die im Text angeführt wurden (hierfür siehe Kap. 11). Vielmehr handelt es sich um eine eigenständige Forschungs- bzw. Übersichtsarbeit, in der ebenfalls Produktionen berücksichtigt wurden (insbesondere aus dem Bereich des Epidemiefilms[1]), die abweichende Einschlusskriterien aufweisen. Auf das in allen zugrunde liegenden Arbeiten (sowie in den statistischen Erhebungen dieser Monografie) obligate Kriterium der Beschaffbarkeit bzw. der Möglichkeit einer Sichtung wurde zugunsten eines verlässlichen Nachweises über Literatur- bzw. Datenbankrecherche verzichtet. Auf diesem Wege konnten mittels Recherche – genutzt wurden zumeist vertrauenswürdige nationale Filmdatenbanken wie die des AFI (American Film Institute) oder BFI (British Film Institute) – auch Filme nachgewiesen werden, die nicht zu beschaffen waren bzw. als verschollen gelten. Dies führte automatisch zu einer Inklusion von verschollenen Filmen und zeichnet so – für die entsprechende Filmkategorie – einen noch akkurateren Querschnitt der frühen Filmlandschaft. Hieraus erklären sich die diskrepanten Zahlenangaben zwischen Werken, die in die statistische Auswertung eingeflossen sind (n = 313, siehe Kap. 8) und jenen der folgenden Filmografie (n = 458). Die Zuordnung der Fachbereiche wurde angesichts der vielen Überschneidungen möglichst einfach gehalten und richtet sich primär nach der Nennung der Filme in den jeweiligen Kapiteln. Wenn zwei oder mehrere Disziplinen in einem Werk ähnlich großen Raum einnehmen (z. B. *Orlac's Hände*, in dem ein psychiatrisches Wahnbild durch einen chirurgischen Eingriff ausgelöst wurde), musste auf Kosten der Genauigkeit auf die Aufzählung sekundärer, aber wichtiger Disziplinen verzichtet werden. Die Kinderheilkunde wurde aufgrund der Präsentation zum Fachgebiet der Inneren Medizin gezählt.

---

[1] Vgl. Henkel 2020(b).

#	Originaltitel	Land	Jahr	Regie	Fachgebiet
1	X-Ray Cinematography of Frog´s Legs	UK	1896	John Macintyre	Radiologie
2	Admiral Cigarette	USA	1897	William Heise	Psychiatrie
3	Chirurgien américain	FR	1897	Georges Méliès	Chirurgie
4	Dr. Macintyre´s X-Ray Film	UK	1897	John Macintyre	Radiologie
5	The X-Rays	UK	1897	George Albert Smith	Radiologie
6	L´aveugle fin de siécle	FR	1898	Alice Guy-Blaché	HNO
7	L´Utilité des rayons x	FR	1898	Alice Guy-Blaché	Radiologie
8	Le squelette joveux	FR	1898	Louis Lumière	Radiologie
9	Les rayons Röntgen	FR	1898	Georges Méliès	Radiologie
10	L´affaire Dreyfus	FR	1899	Georges Méliès	Psychiatrie
11	The X-Ray Mirror	USA	1899	Wallace McCutcheons	Radiologie
12	Chirurgie fin de siécle	FR	1900	Alice Guy-Blaché	Chirurgie
13	Le malade hydrophobe	FR	1900	Georges Méliès	Innere Medizin
14	Le savant et le chimpanze	FR	1900	Georges Méliès	Chirurgie
15	Kansas Saloon Smashers	USA	1901	Edwin S. Porter, George S. Fleming	Psychiatrie
16	Manchester Band of Hope Procession	UK	1901	Sagar Mitchell, James Kenyon	Psychiatrie
17	Why Mr. Nation Wants a Divorce	USA	1901	Edwin S. Porter, George S. Fleming	Psychiatrie
18	Buy your own Cherries!	UK	1902	Robert W. Paul	Psychiatrie
19	Les victimes de l´alcoolisme	FR	1902	Ferdinand Zecca	Psychiatrie
20	Revolver et absinthe	FR	1902	Georges Mandel	Psychiatrie
21	The Burlesque Suicide, No.2	USA	1902	George S. Fleming, Edwin S. Porter	Psychiatrie
22	Une indigestion	FR	1902	Georges Méliès	Chirurgie
23	Cayenne Pepper in a Street Cab	USA	1903	unbekannt	Innere Medizin
24	The Sick Kitten	UK	1903	George Albert Smith	Veterinärmedizin
25	Maniac Chase	USA	1904	Edwin S. Porter, George S. Fleming	Psychiatrie
26	The Escaped Lunatic	USA	1904	Wallace McCutcheon	Psychiatrie
27	Epileptic seizures, Nos. 1–8	USA	1905	Walter G. Chase	Neurologie
28	L´alcool engendre la tuberculose	FR	1905	Ferdinand Zecca	Innere Medizin

#	Originaltitel	Land	Jahr	Regie	Fachgebiet
29	Dream of a Rarebit Fiend	USA	1906	Edwin S. Porter, Wallace Mc Cutcheons	Psychiatrie
30	Dr. Dippy´s Sanitarium	USA	1906	unbekannt	Psychiatrie
31	Le Pendu	FR	1906	Max Linder	Psychiatrie
32	Beim Zahnarzt	DE	1907	unbekannt	Zahnmediziin
33	Erreur de pharmacien	FR	1907	unbekannt	Innere Medizin
34	That Fatal Sneeze	UK	1907	Lewin Fitzhamon	Innere Medizin
35	Laughing Gas	USA	1907	Edwin S. Porter	Zahnmediziin
36	Le bailleur	FR	1907	Segundo de Chomón	Innere Medizin
37	Le mari de la doctoresse	FR	1907	Max Linder	Innere Medizin
38	An All-Wool Garment	USA	1908	Gilbert M. Anderson	Innere Medizin
39	Il y a un dieu pour les ivrognes	FR	1908	Georges Méliès	Psychiatrie
40	La neuropatologia	IT	1908	Camillo Negro	Neurologie
41	Le rêve d´un fumeur d´opium	FR	1908	Georges Méliès	Innere Medizin
42	Oh! What Lungs	USA	1908	unbekannt	Innere Medizin
43	The Fresh-Air Fiend	USA	1908	unbekannt	Innere Medizin
44	The Scarlet Letter	USA	1908	Sidney Olcott	Innere Medizin
45	A Contagious Nervousness	FR	1908	unbekannt	Innere Medizin
46	Un tic nerveux contagieux	FR	1908	Max Linder	Innere Medizin
47	Une dame vraiment bien	FR	1908	Romeo Bosetti, Louis Feuillade	Innere Medizin
48	A Drunkard´s Reformation	USA	1909	D. W. Griffith	Psychiatrie
49	A Home at Last	USA	1909	unbekannt	Innere Medizin
50	Camille	IT	1909	Ugo Falena	Innere Medizin
51	Dr. Macintyre´s X-Ray Cabinet	UK	1909	John Macintyre	Psychiatrie
52	Grin and Win; or Converted by a Billikan	USA	1909	Charles Brabin	Radiologie
53	Princess Nicotine; or The Smoke Fairy	USA	1909	J. Stuart Blackton	Psychiatrie
54	The Criminal Hypnotist	USA	1909	D. W. Griffith	Neurologie
55	The Country Doctor	USA	1909	D. W. Griffith	Innere Medizin
56	The Lonely Villa	USA	1909	D. W. Griffith	Innere Medizin
57	What Drink Did	USA	1909	D. W. Griffith	Psychiatrie

#	Originaltitel	Land	Jahr	Regie	Fachgebiet
58	A Child´s Faith	USA	1910	D. W. Griffith	Innere Medizin
59	A Flirty Affiction	USA	1910	Gilbert M. Anderson	Innere Medizin
60	Frankenstein	USA	1910	J. Searle Dawley	Neurologie
61	His Second Wife	USA	1910	Harry Solter	Innere Medizin
62	Hydrothérapie fantastique	FR	1910	Georges Méliès	Innere Medizin
63	Le songe d´un garçon de café	FR	1910	Émile Cohl	Psychiatrie
64	Love in Quarantine	USA	1910	Frank Powell	Innere Medizin
65	Pillole portentose	IT	1910	Giuseppe Gambardella	Psychiatrie
66	Seven Days	USA	1910	unbekannt	Psychiatrie
67	The Heroic Coward	USA	1910	unbekannt	Innere Medizin
68	The Lady Doctor	USA	1910	unbekannt	Innere Medizin
69	The Mad Dog Scare	USA	1910	unbekannt	Innere Medizin
70	The Userer	USA	1910	D. W. Griffith	Psychiatrie
71	Thou Salt Not	USA	1910	D. W. Griffith	Innere Medizin
72	Une vie gaspillée	DK	1910	unbekannt	Psychiatrie
73	Wild Bill´s Defeat	USA	1910	unbekannt	Innere Medizin
74	Matrimonial Epidemic	FR	1911	unbekannt	Innere Medizin
75	Max victime du quinquina	FR	1911	Max Linder	Psychiatrie
76	The Awaking of John Bond	USA	1911	Ocsar Apfel, Charles J. Brabin	Innere Medizin
77	The Miser's Heart	USA	1911	D. W. Griffith	Innere Medizin
78	The Scarlet Letter	USA	1911	Joseph W. Smiley, George Loane Tucker	Innere Medizin
79	When Love Was Blind	USA	1911	Lucius J. Henderson	Chirurgie
80	A Curable Disease	USA	1912	unbekannt	Innere Medizin
81	Bébé a la peste	FR	1912	Louis Feuillade	Innere Medizin
82	Cupid vs. Cigarettes	USA	1912	unbekannt	Innere Medizin
83	Doctor Bridget	USA	1912	Frederick A. Thomson	Innere Medizin
84	Dr. Russell´s Lie	USA	1912	A. E. Coleby	Innere Medizin
85	Falling Leaves	USA	1912	Alice Guy-Blaché	Innere Medizin
86	For His Son	USA	1912	D. W. Griffith	Psychiatrie
87	Hope, a Red Cross Seal Story	USA	1912	Charles Brabin	Innere Medizin
88	How a Mosquito Operates	USA	1912	Winsor McCay	Psychiatrie

#	Originaltitel	Land	Jahr	Regie	Fachgebiet
89	Le mystére des roches de Kador	FR	1912	Léonce Perret	Innere Medizin
90	Lulu´s Doctor	USA	1912	Van Dyke Brooke	Innere Medizin
91	On the Trail of the Germs	USA	1912	William V. Mong	Innere Medizin
92	Red Saunders' Sacrifice	USA	1912	Francis J. Grandon	Innere Medizin
93	The Doctor's Duty	USA	1912	unbekannt	Innere Medizin
94	The Musketeers of Pig Alley	USA	1912	D. W. Griffith	Psychiatrie
95	Tropisk kærlighed	DK	1912	August Blom	Innere Medizin
96	Zweimal gelebt	DE	1912	Max Mack	Neurologie
97	Absinthe	USA	1913	George Edwards -Hall	Psychiatrie
98	Cubid in a Dental Parlor	USA	1913	Henry Lehrmann	Zahnmedizin
99	Death Marathon	USA	1913	D. W. Griffith	Psychiatrie
100	Der Andere	DE	1913	Max Mack	Neurologie
101	Fantômas	FR	1913	Louis Feuillade	Psychiatrie
102	L´Ennui de vivre	FR	1913	unbekannt	Innere Medizin
103	Marc´ Antonio e Cleopatra	IT	1913	Enrico Guazzoni	Innere Medizin
104	Mens Pesten raser	DK	1913	Holger-Madsen	Innere Medizin
105	The Deaf Mute	USA	1913	Allen Ransey	HNO
106	The House of Darkness	USA	1913	D. W. Griffith	Psychiatrie
107	The Lady Doctor	USA	1913	unbekannt	Innere Medizin
108	The Mothering Heart	USA	1913	D. W. Griffith	Innere Medizin
109	The Price of Human Lives	USA	1913	Richard Ridgely	Innere Medizin
110	The Return of Tony	USA	1913	King Baggot	Innere Medizin
111	The Scarlet Letter	USA	1913	David Miles	Innere Medizin
112	The Tramp Dentists	USA	1913	Allen Curtis	Zahnmedizin
113	Le système du docteur Goudron et du professeur Plume	FR	1913	Maurice Tourneur	Psychiatrie
114	A Fool There Was	USA	1914	Frank Powell	Psychiatrie
115	A Snakeville Epidemic	USA	1914	Roy Clements	Neurologie
116	Cabiria	IT	1914	Giovanni Pastrone	Psychiatrie
117	Cruel, Cruel Love	USA	1914	Charles Chaplin	Psychiatrie
118	Damaged Goods	USA	1914	Tom Ricketts	Venerologie
119	Das Vaterland ruft	DE	1914	unbekannt	Krankenpflege

#	Originaltitel	Land	Jahr	Regie	Fachgebiet
120	Hearts and Diamonds	USA	1914	George D. Baker	Neurologie
121	Hearts of Oak	USA	1914	Wray Bartlett Physioc	Innere Medizin
122	His Favorite Pasttime	USA	1914	Gerorge Nichols	Psychiatrie
123	Inderpigen	DK	1914	Robert Dinesen	Innere Medizin
124	Mabel's Married Life	USA	1914	Mack Sennett	Psychiatrie
125	Max et la doctoresse	FR	1914	Max Linder	Psychiatrie
126	Laughing Gas	USA	1914	Charles Chaplin	Psychiatrie
127	The Avenging Conscience; or Thou Shalt Not Kill	USA	1914	D. W. Griffith	Psychiatrie
128	The Epidemic	USA	1914	Langdon West	Innere Medizin
129	The Fresh Air Cure	USA	1914	Doty Hobart	Innere Medizin
130	The Good-for-Nothing	USA	1914	Gilbert M. Anderson	Innere Medizin
131	The Lady Doctor	USA	1914	Phillips Smalley	Innere Medizin
132	The Mystery of the Hidden House	USA	1914	Ulysses Davis	Psychiatrie
133	The Squaw Man	USA	1914	Cecil B. DeMille	Psychiatrie
134	The Toll of Mammon	USA	1914	Harry Handworth	Innere Medizin
135	The Temple of Moloch	USA	1914	Langdon West	Innere Medizin
136	Winky Causes a Smallpox Panic	UK	1914	Cecil Birch	Innere Medizin
137	A Birth of a Nation	USA	1915	D. W. Griffith	Psychiatrie
138	A Night Out	USA	1915	Charles Chaplin	Psychiatrie
139	A Woman's Past	USA	1915	Frank Powell	Innere Medizin
140	Beulah	USA	1915	Bertram Bracken	Innere Medizin
141	Die Rache des Blutes	DE	1915	Emil Albes	Innere Medizin
142	Forbidden Fruit	USA	1915	Ivan Abramson	Innere Medizin
143	Ghosts	USA	1915	George Nichols, John Emersen	Venerologie
144	His Wife	USA	1915	George Foster Platt	Innere Medizin
145	La folie du Docteur Tube	FR	1915	Abel Gance	Innere Medizin
146	Regeneration	USA	1915	Raoul Walsh	Psychiatrie
147	Right of Way	USA	1915	John W. Noble	Chirurgie
148	Santa Claus vs. Cupid	USA	1915	Will Louis	Innere Medizin
149	The Golden Chance	USA	1915	Cecil DeMille	Psychiatrie
150	The Italian	USA	1915	Reginald Barker	Innere Medizin
151	The Lone Game	USA	1915	Edward C. Taylor	Innere Medizin

#	Originaltitel	Land	Jahr	Regie	Fachgebiet
152	The Silent Voice	USA	1915	William J. Bowman	HNO
153	The Unfaithful Wife	USA	1915	J. Gordon Edwards	Innere Medizin
154	The White Terror	USA	1915	Stuart Paton	Innere Medizin
155	Charity	USA	1916	Frank Powell	Innere Medizin
156	Das Tagebuch des Dr. Hart	DE	1916	Paul Leni	Innere Medizin
157	Die Stumme von Portici	DE	1916	Arthut Günsburg	HNO
158	I´m Insured	USA	1916	Harry Palmer	Innere Medizin
159	If My Country Should call	USA	1916	Joseph De Grasse	Innere Medizin
160	Intolerance	USA	1916	D. W. Griffith	Psychiatrie
161	Mixed Blood	USA	1916	Charles Swickard	Innere Medizin
162	Nach dem Tode	UdSSR	1916	Yevgeny Bauer	Psychiatrie
163	Number 16 Martin Street	USA	1916	Lloyd B. Carleton	Psychiatrie
164	One A. M	USA	1916	Charles Chaplin	Psychiatrie
165	The Beggar of Cawnpore	USA	1916	Charles Swickard	Innere Medizin
166	The Cycle of Fate	USA	1916	Marshall Neilan	Innere Medizin
167	The Devil´s Needle	USA	1916	Chester Withey	Psychiatrie
168	The Dumb Girl of Portici	USA	1916	Phillips Smalley, Lois Weber	HNO
169	The Eternal Grind	USA	1916	John B. O´Brien	Innere Medizin
170	The Inner Struggle	USA	1916	Edward Sloman	Innere Medizin
171	The Invisible Enemy	USA	1916	William Stoermer	Innere Medizin
172	The Isle of Life	USA	1916	Burton George	Innere Medizin
173	The Martyrdom of Nurse Cavell	USA	1916	John Gavin, C. Post Mason	Krankenpflege
174	The Microscope Mystery	USA	1916	Paul Powell	Innere Medizin
175	The Mystery of the Leaping Fish	USA	1916	John Emerson	Psychiatrie
176	The Ocean Waif	USA	1916	Alice Guy-Blaché	Psychiatrie
177	The Struggle	USA	1916	John Ince	Innere Medizin
178	The Unattainable	USA	1916	Lloyd B. Carleton	Innere Medizin
179	The Victory of Conscience	USA	1916	Frank Reicher, George, Melford	Neurologie
180	The Wasted Years	USA	1916	Robert Broadwell	Innere Medizin

#	Originaltitel	Land	Jahr	Regie	Fachgebiet
181	The Woman in Politics	USA	1916	Eugene Moore	Innere Medizin
182	War Brides	USA	1916	Herbert Brenon	Psychiatrie
183	Where Are My Children?	USA	1916	Lois Weber, Phillips Smalley	Gynäkologie
184	Easy Street	USA	1917	Charles Chaplin	Psychiatrie
185	The Black Stork	USA	1917	Leopold Wharton, Theodore Wharton	Humangenetik
186	The Cure	USA	1917	Charles Chaplin	Psychiatrie
187	Oh Doctor!	USA	1917	Roscoe Arbuckle	Psychiatrie
188	The Hand That Rocks the Cradle	USA	1917	Phillips Smalley, Lois Weber	Gynäkologie
189	Money Magic	USA	1917	William Wolbert	Innere Medizin
190	Musty´s Vacation	USA	1917	Louis Myll	Chirurgie
191	Princess of the Dark	USA	1917	Charles Miller	Innere Medizin
192	Sands of Sacrifice	USA	1917	Edward Sloman	Innere Medizin
193	The Bottle Imp	USA	1917	Marshall Neilan	Innere Medizin
194	The Courage of Silence	USA	1917	William P. S. Earle	Innere Medizin
195	The Great White Trail	USA	1917	Leopold Wharton, Theodore Wharton	Neurologie
196	The Scarlet Letter	USA	1917	Carl Harbaugh	Innere Medizin
197	Undo the End	USA	1917	Harrish Ingraham	Innere Medizin
198	Whatsoever a Man Soweth	UK	1917	Joseph Best	Venerologie
199	When Love Was Blind	USA	1917	Frederick Sullivan	Chirurgie
200	Zahnarzt wider Willen	DE	1917	unbekannt	Zahnmedizin
201	A Woman´s Fool	USA	1918	John Ford	Psychiatrie
202	Cupid in Quarantine	USA	1918	Scott Sidney	Innere Medizin
203	Danger Within	USA	1918	Rae Berger	Innere Medizin
204	De Luxe Annie	USA	1918	Roland West	Neurologie
205	Die Augen der Mumie Ma	DE	1918	Ernst Lubitsch	Psychiatrie
206	Field of Honor	USA	1918	Ralph Ince	Innere Medizin
207	Good Night, Nurse!	USA	1918	Roscoe Arbuckle	Chirurgie
208	Her Body in Bond	USA	1918	Robert Z. Leonard	Innere Medizin
209	I Love You	USA	1918	Walter Edwards	Innere Medizin
210	I Opiumets Magt	DK	1918	Robert Dinesen	Psychiatrie
211	Opium	DE	1918	Robert Reinert	Psychiatrie
212	Stella Maris	USA	1918	Marshall Neilan	Neurologie

#	Originaltitel	Land	Jahr	Regie	Fachgebiet
213	Lægen	DK	1918	Fritz Magnussen	Innere Medizin
214	Loves´s Law	USA	1918	Francis J. Grandon	Innere Medizin
215	Pay Day	USA	1918	Mrs. Sidney Drew	Innere Medizin
216	Paying His Debt	USA	1918	Clifford Smith	Innere Medizin
217	Pour résister á la tuberculose	FR	1918	Marius O´Galop	Innere Medizin
218	Santa Claus vs. Cupid	MEX	1918	Luis Peredo	Innere Medizin
219	Sündige Mütter	DE	1918	Richard Oswald	Gynäkologie
220	The Fly God	USA	1918	Clifford Smith	Innere Medizin
221	The King of Diamonds	USA	1918	Paul Scardon	Innere Medizin
222	The Landloper	USA	1918	George Irving	Innere Medizin
223	The Light Within	USA	1918	Laurence Trimble	Innere Medizin
224	The Scarlet Trail	USA	1918	John S. Lawrence	Venerologie
225	The Shuttle	USA	1918	Rollin S. Sturgeon	Innere Medizin
226	Trois films de prévention	FR	1918	Marius Rossillon	Psychiatrie
227	Women´s Weapon	USA	1918	Robert G. Vignola	Innere Medizin
228	Alkohol	DE	1919	Ewald André Dupont, Alfred Lind	Psychiatrie
229	A Man´s Country	USA	1919	Henry Kolker	Innere Medizin
230	Anders als die Andern	DE	1919	Richard Oswald	Psychiatrie
231	Broken Blossoms	USA	1919	D. W. Griffith	Psychiatrie
232	Bobby Bumps' Pup Gets the Flea-enza	USA	1919	Earl Hurd	Innere Medizin
233	Deliverance	USA	1919	George Foster Platt	HNO
234	Die Pest in Florenz	DE	1919	Otto Rippert	Innere Medizin
235	Dr. Wise on Influenza	UK	1919	Joseph Best	Innere Medizin
236	Feline Follies	USA	1919	Otto Messmer	Psychiatrie
237	Fit to Win	USA	1919	Edward H. Griffith, Lewis Milestone	Venerologie
238	Fräulein Zahnarzt	DE	1919	Joe May	Zahnmedizin
239	Halbblut	DE	1919	Fritz Lang	Psychiatrie
240	Harakiri	DE	1919	Fritz Lang	Psychiatrie
241	Karlchen beim Zahnarzt	DE	1919	Emil Albes	Zahnmedizin
242	Kitty Kelly, M.D	USA	1919	Howard Hickman	Innere Medizin
243	Malaria. Urlaub vom Tode	DE	1919	Rochus Gliese	Innere Medizin
244	Open Your Eyes	USA	1919	Gilbert P. Hamilton	Venerologie

#	Originaltitel	Land	Jahr	Regie	Fachgebiet
245	Ring Up the Curtain	USA	1919	Alfred J. Goulding, Hal Roach	Psychiatrie
246	The Boomerang	USA	1919	Bertram Bracken	Innere Medizin
247	The End of The Road	USA	1919	Edward H. Griffith	Venerologie
248	The Fear Woman	USA	1919	J. A. Barry	Psychiatrie
249	The Homesteader	USA	1919	Oscar Micheaux, Jerry Mills	Psychiatrie
250	The Lady of Red Butte	USA	1919	Victor Schertzinger	Innere Medizin
251	The Man Beneath	USA	1919	William Worthington	Innere Medizin
252	The Tong Man	USA	1919	William Worthington	Psychiatrie
253	Vendetta	DE	1919	Georg Jacoby	Krankenpflege
254	Dämon Blut	DE	1920	Fred Sauer	Psychiatrie
255	Das Cabinet des Dr. Caligari	DE	1920	Robert Wiene	Psychiatrie
256	Die Todeskarawane	DE	1920	Joseph Stein	Innere Medizin
257	Dinty	USA	1920	John McDermott, Marshall Neilan	Innere Medizin
258	Get Out and Get Under	USA	1920	Hal Roach	Psychiatrie
259	High and Dizzy	USA	1920	Hal Roach	Psychiatrie
260	Haunted Spooks	USA	1920	Alfred J. Goulding, Hal Roach	Psychiatrie
261	Isobel or the Trail's End	USA	1920	Edwin Carewe	Innere Medizin
262	Madame Paecock	USA	1920	Ray C. Smallwood	Innere Medizin
263	Man and His Woman	USA	1920	J. Stuart Blackton	Innere Medizin
264	Nurse Marjorie	USA	1920	William Desmond	Innere Medizin
265	Pollyanna	USA	1920	Paul Powell	Neurologie
266	Romeo und Julia im Schnee	DE	1920	Ernst Lubitsch	Innere Medizin
267	Stronger Than Death	USA	1920	Herbert Blaché, Charles Bryant	Innere Medizin
268	Two Kinds of Love	USA	1920	B. Reeves Eason	Innere Medizin
269	The Dippy Dentist	USA	1920	Alfred J. Goulding	Zahnmedizin
270	The Fly Cop	USA	1920	Mort Peebles	Psychiatrie
271	The Mid-Channel	USA	1920	Harry Garson	Psychiatrie
272	The Scarecrow	USA	1920	Edward F. Cline, Buster Keaton	Innere Medizin
273	The Scarlet Letter	USA	1920	unbekannt	Innere Medizin
274	The Girl of My Heart	USA	1920	Edward LeSaint	Innere Medizin

#	Originaltitel	Land	Jahr	Regie	Fachgebiet
275	The Penalty	USA	1920	Wallace Worsley	Chirurgie
276	A Giant of His Race	USA	1921	unbekannt	Innere Medizin
277	Der müde Tod	DE	1921	Fritz Lang	Psychiatrie
278	Der Gang in die Nacht	DE	1921	F. W. Murnau	Innere Medizin
279	El Dorado	FR	1921	Marcel L´Herbier	Psychiatrie
280	Emil hat Zahn-schmerzen	DE	1921	Albert Lastmann	Zahnmedizin
281	Hamlet	DE	1921	Svend Gade, Heinz Schall	Psychiatrie
282	Hard Luck	USA	1921	Edward F. Cline, Buster Keaton	Psychiatrie
283	Körkarlen	SW	1921	Viktor Sjöström	Innere Medizin
284	Madame X und die 'Schwarze Hand'	DE	1921	Fred Sauer	Psychiatrie
285	Never Weaken	USA	1921	Fred C. Newmeyer	Psychiatrie
286	Príchozí z temnot	CSSR	1921	Jan S. Kolár	Innere Medizin
287	The Ace of Hearts	USA	1921	Wallace Worsley	Psychiatrie
288	The Affairs of Anatol	USA	1921	Cecil B. DeMille	Innere Medizin
289	The Blazing Trail	USA	1921	Robert Thornby	Neurologie
290	The Case of Becky	USA	1921	Chester M. Franklin	Innere Medizin
291	The Conquering Power	USA	1921	Rex Ingram	Psychiatrie
292	The Man from Lost River	USA	1921	Frank Lloyd	Innere Medizin
293	The Reward of Courage	USA	1921	unbekannt	Innere Medizin
294	The Soul of the Cypress	USA	1921	Dudley Murphy	Psychiatrie
295	Vergiftetes Blut	DE	1921	Fred Sauer	Psychiatrie
296	Wenn Zahnarzt Krause spazieren geht	DE	1921	unbekannt	Zahnmedizin
297	Without Benefit of Clergy	USA	1921	James Young	Innere Medizin
298	Back Pay	USA	1922	Frank Borzage	Chirurgie
299	Crusade of the Innocent	USA	1922	unbekannt	Innere Medizin
300	Danse macabre	USA	1922	Dudley Murphy	Innere Medizin
301	Dr. Jack	USA	1922	Fred C. Newmeyer	Psychiatrie
302	Dr. Mabuse, der Spieler	DE	1922	Fritz Lang	Psychiatrie
303	Foolish Wives	USA	1922	Erich von Stroheim	Psychiatrie
304	For His Sake	USA	1922	John S. Lawrence	Innere Medizin
305	Häxan	SW	1922	Benjamin Christensen	Neurologie
306	La mort du soleil	FR	1922	Germaine Dulac	Innere Medizin

#	Originaltitel	Land	Jahr	Regie	Fachgebiet
307	Nosferatu – Eine Symphonie des Grauens	DE	1922	F. W. Murnau	Innere Medizin
308	Minnie	USA	1922	Marshall Neilan, Frank Urson	Chirurgie
309	On the High Seas	USA	1922	Irvin Willat	Innere Medizin
310	Othello	USA	1922	Dimitri Buchowetzki	Psychiatrie
311	Skin Deep	USA	1922	Lambert Hillyer	Chirurgie
312	The Man Who Married His Own Wife	USA	1922	Stuart Paton	Chirurgie
313	The Worldly Madonna	USA	1922	Harry Garson	Psychiatrie
314	The Toll of the Sea	USA	1922	Chester M.Franklin	Psychiatrie
315	The Young Rajah	USA	1922	Phil Rosen	Psychiatrie
316	Your Best Friend	USA	1922	William Nigh	Innere Medizin
317	A Chapter in Her Life	USA	1923	Lois Weber	Psychiatrie
318	A Woman of Paris: A Drama of Fate	USA	1923	Charles Chaplin	Psychiatrie
319	As a Man Lives	USA	1923	J. Searle Dawley	Chirurgie
320	Defying Destiny	USA	1923	Louis Chaudet	Chirurgie
321	Day by Day in Every Way	USA	1923	Paul Terry	Innere Medizin
322	Human Wreckage	USA	1923	John Griffith Wray	Psychiatrie
323	Kız Kulesinde Bir Facia	TR	1923	Muhsin Ertuğrul	Innere Medizin
324	Lucretia Lombard	USA	1923	Jack Conway	Psychiatrie
325	No Noise	USA	1923	Robert F. McGowan	Chirurgie
326	Pasteur	FR	1923	Jean Benoît-Lévy, Jean Epstein	Innere Medizin
327	The Catechist of Kil-Arni	IND	1923	Thomas Gavin Duffy, R. S. Prakash	Innere Medizin
328	The Greatest Menace	USA	1923	Albert S. Rogell	Psychiatrie
329	The Message of Hope	USA	1923	M. Murphy	Innere Medizin
330	The Nth Commandment	USA	1923	Frank Borzage	Innere Medizin
331	The Ten Commandments	USA	1923	Cecil B. DeMille	Innere Medizin
332	The Untameable	USA	1923	Herbert Blaché	Psychiatrie
333	Three Ages	USA	1923	Edward F. Cline, Buster Keaton	Psychiatrie
334	Schatten	DE	1923	Arthur Robison	Psychiatrie
335	Why Worry?	USA	1923	Fred C. Newmeyer	Psychiatrie

#	Originaltitel	Land	Jahr	Regie	Fachgebiet
336	Dante´s Inferno	USA	1924	Henry Otto	Neurologie
337	Die Nibelungen	DE	1924	Fritz Lang	Psychiatrie
338	Feet of Mud	USA	1924	Harry Edwards	Psychiatrie
339	Greed	USA	1924	Erich von Stroheim	Zahnmedizin
340	Hot Water	USA	1924	Fred C. Neymeyer, Sam Taylor	Psychiatrie
341	Narcotica	AT	1924	Leopold Niernberger	Psychiatrie
342	Orlac´s Hände	AT	1924	Robert Wiene	Chirurgie
343	Ten Dollars or Ten Days	USA	1924	Del Lord	Psychiatrie
344	The Back Trail	USA	1924	George Marshall, Clifford Smith	Neurologie
345	The Hansom Cabman	USA	1924	Harry Edwards	Psychiatrie
346	The Last Man on Earth	USA	1924	John G. Blystone	Innere Medizin
347	Young Ideas	USA	1924	Robert F. Hill	Innere Medizin
348	A Man Must Live	USA	1925	Paul Sloane	Innere Medizin
349	Alice Solves the Puzzle	USA	1925	Walt Disney	Psychiatrie
350	Beauty an the Bad Man	USA	1925	William Worthington	Innere Medizin
351	Ben Hur	USA	1925	Fred Niblo	Innere Medizin
352	Counsel for the Defense	USA	1925	Burton L. King	Innere Medizin
353	Lovers in Quarantine	USA	1925	Frank Tuttle	Innere Medizin
354	Never the Twain Shall Meet	USA	1925	Maurice Tourneur	Innere Medizin
355	Scar Hanan	USA	1925	Ben F. Wilson, Edward Linden	Chirurgie
356	Seven Days	USA	1925	Scott Sidney	Innere Medizin
357	Seven Sinners	USA	1925	Lewis Milestone	Innere Medizin
358	Share and Share Alike	USA	1925	Whitman Bennett	Innere Medizin
359	Soul-Fire	USA	1925	John S. Robertson	Innere Medizin
360	Ridin' Wild	USA	1925	Leon De La Mothe	Innere Medizin
361	Rotfuchs	FR	1925	Julien Duvivier	Psychiatrie
362	Wolf Blood: A Tale of the Forest	USA	1925	George Chesebro, Bruce Mitchell	Psychiatrie
363	Oh, Doctor!	USA	1925	Harry A. Pollard	Psychiatrie
364	One Way Street	USA	1925	John Francis Dillon	Chirurgie
365	Parisian Love	USA	1925	Louis J. Gasnier	Psychiatrie
366	Poil de carotte	FR	1925	Julien Duvivier	Psychiatrie
367	The Monster	USA	1925	Roland West	Chirurgie

#	Originaltitel	Land	Jahr	Regie	Fachgebiet
368	The Pleasure Garden	UK	1925	Alfred Hitchcock	Psychiatrie
369	The Prairie Pirate	USA	1925	Edmund Mortimer	Psychiatrie
370	The Red Kimono	USA	1925	Walter Lang, Dorothy Davenport	Krankenpflege
371	A Swell Affair	USA	1926	Slim Summerville	Innere Medizin
372	Crazy Like a Fox	USA	1926	Leo McCarey	Innere Medizin
373	Mat	UdSSR	1926	Wsewolod I. Pudowkin	Psychiatrie
374	Faust: Eine deutsche Volkssage	DE	1926	Friedrich Wilhelm Murnau	Innere Medizin
375	Geheimnisse einer Seele	DE	1926	G. W. Pabst	Psychiatrie
376	Gigolo	USA	1926	William K. Howard	Chirurgie
377	Klovnen	DK	1926	A. W. Sandberg	Psychiatrie
378	Kreuzung des Weibes	DE	1926	Martin Berger	Gynäkologie
379	Kurutta Ippēji	JP	1926	Kinugasa Teinosuke	Psychiatrie
380	La Bohéme	USA	1926	King Vidor	Innere Medizin
381	La coquille et le clergyman	FR	1926	Germaine Dulac	Psychiatrie
382	Mighty Like a Moose	USA	1926	Leo McCarey	Chirurgie
383	Nana	FR	1926	Jean Renoir	Innere Medizin
384	Six et Demi, Onze	FR	1926	Jean Epstein	Psychiatrie
485	Tell It to the Marines	USA	1926	George W. Hill	Innere Medizin
386	The Blonde Saint	USA	1926	Svend Gade	Innere Medizin
387	The Rainmaker	USA	1926	Clarence G. Badger	Innere Medizin
388	The Scarlet Letter	USA	1926	Victor Sjöström	Innere Medizin
389	The Strong Man	USA	1926	Frank Capra	Psychiatrie
390	The Temptress	USA	1926	Fred Niblo, Mauritz Stiller	Psychiatrie
391	Children of Divorce	USA	1927	Frank Lloyd, Josef von Sternberg	Psychiatrie
392	Children of Fate	USA	1927	Roy Calnek	Innere Medizin
393	El puño de hierro	MEX	1927	Gabriel García Moreno	Psychiatrie
394	Fashions for Women	USA	1927	Dorothy Arzner	Chirurgie
395	Laster der Menschheit	DE	1927	Rudolf Meinert	Psychiatrie
396	London after Midnight	USA	1927	Tod Browning	Psychiatrie
397	One Woman to Another	USA	1927	Frank Tuttle	Innere Medizin
398	Pitfalls of Passion	USA	1927	Leonard Livingstone	Innere Medizin
399	Quarantined Rivals	USA	1927	Archie Mayo	Innere Medizin

#	Originaltitel	Land	Jahr	Regie	Fachgebiet
400	The Lodger	UK	1927	Alfred Hitchcock	Psychiatrie
401	The Scar of Shame	USA	1927	Frank Peregini	Psychiatrie
402	The Unknown	USA	1927	Tod Browning	Psychiatrie
403	Three Miles Up	USA	1927	Bruce M. Mitchell	Chirurgie
404	Underworld	USA	1927	Josef von Sternberg	Psychiatrie
405	Alraune	DE	1928	Henrik Galeen	Humangenetik
406	Easy Virtue	USA	1928	Alfred Hitchcock	Psychiatrie
407	Frauenarzt Dr. Schäfer	DE	1928	Jakob Fleck, Luise Fleck	Gynäkologie
408	Geschlecht in Fesseln	DE	1928	William Dieterle	Psychiatrie
409	Laugh, Clown, Laugh!	USA	1928	Herbert Brenon	Psychiatrie
410	Leave 'Em Laughing	USA	1928	Clyde Bruckman	Zahnmedizin
411	Our Dancing Daughters	USA	1928	Harry Beaumont	Psychiatrie
412	Romance of the Underworld	USA	1928	Irving Cummings	Psychiatrie
413	Sadie Thompson	USA	1928	Raoul Walsh	Psychiatrie
414	Spione	DE	1928	Fritz Lang	Psychiatrie
415	Schmutziges Geld	DE	1928	Richard Eichberg	Chirurgie
416	The Broken Mask	USA	1928	James P. Hogan	Chirurgie
417	The Crowd	USA	1928	King Vidor	Psychiatrie
418	The Gallopin´ Gaucho	USA	1928	Ub Iwerks	Psychiatrie
418	The Hawk´s Nest	USA	1928	Benjamin Christensen	Chirurgie
420	The Mating Call	USA	1928	James Cruze	Psychiatrie
421	The Pace That Kills	USA	1928	Willliam A. O'Connor, Norton S. Parker	Psychiatrie
422	The Road To Ruin	USA	1928	Norton S. Parker	Psychiatrie
423	West of Zanzibar	USA	1928	Tod Browning	Neurologie
424	Woos Whoopee	USA	1928	Otto Messmer	Psychiatrie
425	Chemi bebia	GE	1929	Kote Mikaberidze	Psychiatrie
426	Chinatown Nights	USA	1929	William A. Wellmann	Psychiatrie
427	Finis Terrae	FR	1929	Jean Epstein	Innere Medizin
428	Frühlings Erwachen	DE	1929	Richard Oswald	Gynäkologie
429	Gardiens de phare	FR	1929	Jean Grémillon	Innere Medizin
430	Bolnye nervy	UdSSR	1929	Noi Galkin	Neurologie
431	Mocny czlowiek	PL	1929	Henryk Szaro	Psychiatrie
432	Mutter Krausens Fahrt ins Glück	DE	1929	Phil Jutzi	Psychiatrie
433	Our Modern Maidens	USA	1929	Jack Conway	Psychiatrie

#	Originaltitel	Land	Jahr	Regie	Fachgebiet
434	Piccadilly	UK	1929	Ewald André Dupont	Psychiatrie
435	Saba	UdSSR	1929	Mikheil Chiaureli	Psychiatrie
436	Square Shoulders	USA	1929	E. Mason Hopper	Psychiatrie
437	Tagebuch einer Ver-lorenen	DE	1929	G. W. Pabst	Psychiatrie
438	Tarzan The Tiger	USA	1929	Henry MacRae	Neurologie
439	The Devil´s Apple Tree	USA	1929	Elmer Clifton	Innere Medizin
440	The Drake Case	USA	1929	Edward Laemml	Psychiatrie
441	The Racketeer	USA	1929	Howard Higgin	Psychiatrie
442	To What Red Hell	UK	1929	Edwin Greenwood	Neurologie
443	Un chien andalou	USA	1929	Luis Buñuel, Salvador Dalí	Psychiatrie
444	Zhivoy trup	UdSSR	1929	Fyodor Otsep	Psychiatrie
445	Zwischen vierzehn und siebzehn	DE	1929	E. W. Emo	Gynäkologie
446	Blotto	USA	1930	James Parrott	Psychiatrie
447	Cyankali	DE	1930	Hans Tintner	Gynäkologie
448	Frauennot – Frauen-glück	CH	1930	Sergei M. Eisenstein, Eduard Tisse	Gynäkologie
449	La famille Chardonnois	CH	1930	Jean Brocher	Innere Medizin
450	Le Sang d´un poéte	FR	1930	Jean Cocteau	Psychiatrie
451	Sinister Harvest	USA	1930	Dwain Esper	Psychiatrie
452	Any Evening After Work	UK	1931	Mary Field	Venerologie
453	How To Tell	UK	1931	unbekannt	Venerologie
454	Tao hua qi xue ji	CN	1931	Wancang Bu	Gynäkologie
455	The Struggle	USA	1931	D. W. Griffith	Psychiatrie
456	Weekend im Paradies	DE	1931	Robert Land	Zahnmedizin
457	Freaks	USA	1932	Tod Browning	Neurologie
458	Tôkyô no onna	JP	1933	Yasujirô Ozu	Psychiatrie

Literatur

1. Henkel, Dennis: Der Seuchenfilm: Epidemien und virale Infektionen im Film. Teil I: Früher Seuchenfilm / Seuchen im Stummfilm. Eine Filmographie der Darstellung von Infektions-krankheiten im Stummfilm. In: Wulff, Hans Jürgen und Ludger Kaczmarek (Hrsg.): Medien-wissenschaft: Berichte und Papiere 192. Themenheft: „Epidemiefilm". Westerkappeln 2020(b).

Fachbegriffe-Glossar

Die folgenden Glossareinträge, zumeist aus den Fachbereichen der Medizin und Filmwissenschaften, basieren auf den Datenbankeinträgen des Pschyrembels[1] (medizinisch) und dem Lexikon der Filmbegriffe[2] (filmwissenschaftlich). Falls für einzelne Einträge alternative Quellen verwendet wurden, sind diese separat angegeben.

A

- **Abdominell:** den Bauchraum (das Abdomen) betreffend.
- **Absintheur:** eine Person, die gern und häufig Absinth genießt.
- **Abszess**: eingekapselte und zumeist bakterielle (eitrige) Entzündung.
- **Anästhesie**: medikamentös induzierte Ausschaltung des Schmerzempfindens.
- **Angina pectoris**: anfallsartiges „Brustenge"-Gefühl mit linksseitigen Brustschmerzen (z. B. bei Belastung oder nach üppigen Mahlzeiten), das oft Vorbote eines Herzinfarktes ist.
- **Agar-Kontrolle**: Wachstumskontrolle von Mikroorganismen auf einem Nährboden (Agar). Der Agar kann unterschiedliche Zusammensetzungen aufweisen, z. B. Blut im „Blutagar".
- **Agonie**: Todeskampf bzw. ugs. ein Zustand stärksten Leidens.
- **Amnesie**: Unfähigkeit, Erinnerungsinhalte (des Kurz- u./o. Langzeitgedächtnisses) abzurufen. Die Gedächtnisstörung wird oft durch ein Trauma oder neurodegenerative Prozesse ausgelöst. Sie wird u. a. in retrograde (vor dem Ereignis) und anterograde (nach dem Ereignis) Amnesie unterteilt.

---

[1]Psychrembel online 2023.

[2]Christian-Albrechts-Universität zu Kiel 2023.

- **Anathema**: auch Kirchenbann oder Bannfluch, ist eine kirchliche Verurteilung, die einer Exkommunikation entspricht.
- **Animationsfilm**: heterogener Oberbegriff für Filme, die (zu relevantem Teil) mit einem Animationsverfahren arbeiten (z. B. der Zeichentrick oder die Computeranimation).
- **Antisepsis:** Maßnahme zur Wachstumshemmung, irreversiblen Inaktivierung oder Abtötung von Mikroorganismen unter Verwendung chemischer Substanzen.
- **Anxiolytisch**: Angst und Anspannung reduzierend bzw. lösend.
- **Apotheose**: Vergöttlichung, Erhebung in den Status eines Gottes oder Halbgottes.
- **Arc de cercle**: von Jean-Martin Charcot beschriebene Körperhaltung, bei der sich der (krampfende) Patient kreisbogenartig aufbäumt. Sie galt als typisch für die Hysterie bzw. den hysterischen Krampfanfall.
- **Arterielle Hypertonie**: Bluthochdruck.
- **Arthrose**: Gelenkerkrankung, die durch Abnutzung, Verschleiß, oder Alterung zu Schmerzen und Bewegungseinschränkungen führt. Grund ist ein (oft altersbedingter) Schaden bzw. Abbau (Degeneration) des jeweiligen Gelenkknorpels.
- **Atavismus**: Wiederauftreten von Merkmalen (eines Organismus), die sich (evolutionär) eigentlich schon zurückgebildet haben.
- **Ataxie**: Störung der Haltungs- und Bewegungskoordination, die neben der „Ataxie bei Zielbewegungen" in „Gang-", „Stand-" und „Rumpfataxie" unterteilt wird, häufig als Folge von Erkrankungen des zentralen Nervensystems.
- **Atonal**: atonale Musik nutzt eine Kompositionstechnik, bei der die Regeln der Tonalität und Harmonik gebrochen werden und ein dissonantes Klangergebnis entsteht[3].
- **Avantgarde**: künstlerische Strömung oder Bemühung, die üblicherweise ihrer Zeit voraus ist und in Opposition zum etablierten „Mainstream" steht. Formale Experimentierfreudigkeit und tabubrechende Inhalte sind ihre wesentlichen Merkmale.
- **Ätiologie**: Ursache für das Entstehen von Erkrankungen.
- **Ätiologisch**: die Ätiologie (siehe Glossareintrag) betreffend.

B

- **Belcanto**: virtuoser Gesangsstil der italienischen Oper (vorherrschend ca. vom 17. bis ins 19. Jahrhundert), der besondere Betonung auf die Schönheit von Klang und Melodie legt[4].
- **Benshi**: auch: katsuben, ist eine spezifisch japanische Form des stummfilmbegleitenden Erzählers, Erklärers, Kommentators und Musikers.

---

[3]Musiklexikon.info 2024.
[4]Duden 2023.

- **Biopsat**: wird bei einer Biopsie (Gewebeprobe) entnommen und zur weiteren Diagnostik verwendet.
- **Burnout-Syndrom**: uneinheitlich definierte Gruppe psychischer Störungen mit Erschöpfungszuständen und Depression, die als Folge von Stress und/oder Überforderung im Beruf auftreten.

C

- **Camera obscura**: dunkle Kammer oder Kasten (dann: Lochkamera) mit einem Loch in der Vorderwand, durch welches Licht einer illuminierten Szenerie ein (auf den Kopf stehendes) Abbild jener Szene auf die Rückwand projiziert. Die Filmmuseen in Düsseldorf und Frankfurt besitzen eine Camera obscura.
- **Cineast**: Verehrer der Filmkultur, ein Kenner der Filmgeschichte und der künstlerischen Qualitäten des Kinos.
- **Cineastisch**: von Cineastik (auch Cineasmus oder Cinephilie), die Liebe zu Filmkunst und -kultur.
- **Circulus vitiosus**: wechselseitige Beeinflussung von Körperfunktionen (positive Rückkopplung), die eine Erkrankung dauerhaft verstärkt oder aufrechterhalten kann, ugs. „Teufelskreis".
- **Computertomografie**: auf Röntgentechnik basierendes Schnittbildverfahren, das ein 3D-Bild der untersuchten Körperregion erzeugt.
- **COVID-19**: Akronym von „**co**rona**vi**rus **d**isease 2019", eine respiratorische Infektionserkrankung ausgelöst durch das SARS-CoV-2 Virus, die 2019 zu einer schweren Pandemie führte.

D

- **Dadaismus**: Kunstströmung, die Kausalität und Logik trotzte und mit dem Credo der Sinnlosigkeit eine Ideologie der Antikunst entwarf.[5]
- **Delinquenz**: die (nicht per se pathologische) Neigung, straffällig zu werden.
- **Delir**: akute (und zumeist reversible) Wesensänderung mit Verwirrungszuständen, Störungen des Bewusstseins, der vegetativen Funktionen und der Kognition. Operationen, Traumata oder schwere Krankheitsverläufe sind häufige Ursachen.
- **Delirant**: Zustand eines Patienten im Delirium bzw. Delir.
- **Dentist**: in Deutschland bis 1953 eine Berufsbezeichnung für Zahnheilkundige, die entgegen Zahnärzten keine akademische Ausbildung absolviert hatten.
- **Deontologisch**: von Deontologie (auch: Pflichtethik), ein Begriff der Praktischen Philosophie, der Theorien umschreibt, denen gemein ist, dass der Handlung an sich ein positiver bzw. negativer Wert zugesprochen wird. Das Ziel / die Absicht

---

[5]University of Michigan 2023.

der Handlung ist hier nicht relevant für die Bewertung (vgl. Glossareintrag „Teleologie").

- **Depression**: psychische Störung mit u. a. gedrückter Stimmungslage, reduziertem Antrieb, Grübelneigung und Minderung des Selbstwertgefühls. Schwere Formen zeigen eine erhöhte Suizidwahrscheinlichkeit bei den Betroffenen.
- **Dermatologie**: medizinisches Fachgebiet, das sich mit Erkrankungen der Haut beschäftigt.
- **Detailaufnahme**: (Kamera-)Einstellungsgröße, die kleinste Details aus nächster Nähe (oft bildfüllend) filmt. Oft werden so wesentliche Teile der Filmhandlung hervorgehoben, die dem Zuschauer sonst verborgen geblieben wären.
- **Deutscher Autorenfilm**: Filmströmung der 1910er Jahre, die u. a. dramatische oder epische Vorlagen namhafter Literaten adaptierte, um das Kino „salonfähig" zu machen.
- **DNA-Doppelhelix**: das gewundene Erscheinungsbild der DNA/DNS (Desoxyribonukleinsäure).

E

- **Effloreszenzen**: dermatologischer Oberbegriff für krankhafte Hauterscheinungen, die nach optischen Kriterien unterteilt werden.
- **Elektrotherapie**: therapeutischer Einsatz niederfrequenter Stromformen zur Behandlung von z. B. chronischen Schmerzzuständen oder degenerativen Leiden.
- **Epidemie**: Auftreten und Verbreitung einer ansteckenden Erkrankung in einem begrenzten Gebiet.
- **Epidemiologisch**: von Epidemiologie, einem medizinischen Fachgebiet, das die Ursachen, die Verbreitung und die Folgen von Krankheit untersucht.
- **Epilepsie**: Oberbegriff für Erkrankungen und Syndrome, die (häufig) anfallsartige motorisch-krampfhafte Entäußerungen („epileptischer Anfall") – oft infolge von Narben oder anderen Läsionen des Gehirns – zur Folge haben. In den meisten Fällen ist das Krampfgeschehen selbstlimitierend. Die Anfallsbilder werden grob in generalisiert (mit Bewusstseinsverlust) und fokal (ohne Bewusstseinsverlust) eingeteilt.
- **Erweiterter Suizid**: Selbstmord, der mit der Tötung mindestens einer weiteren Person einhergeht.
- **Euthanasie**: durch die Verwendung zur Zeit des Nationalsozialismus negativ konnotierter Begriff (veraltet für „Sterbehilfe"), der „verbrecherisches Töten kranker Menschen" meint.
- **Extrahieren**: etwas herausfiltern (den „Extrakt") oder herausziehen (einen Zahn ziehen = Zahnextraktion).
- **Experimentalfilme**: Sammelbegriff für experimentierfreudige Filmwerke, die sich der herkömmlichen kommerziellen Filmsprache verweigern und oft nicht den Sehgewohnheiten der Rezipienten entsprechen.

- **Exploitation**: von Exploitation-Film, Filme, die ein Thema in reißerischer Manier „ausbeuten", um die Sensationslust des Publikums – oft mit drastischen Bildern – zu befriedigen. Zumeist in Bezug auf Gewalt- bzw. Horrorfilme verwendet.
- **Expressionismus**: Kunstrichtung um die Zeit des ersten Weltkriegs, die zum Ziel hatte, das innerste Erleben des Künstlers auszudrücken (lat. expressio = Ausdruck). Farbsymbolik und die Verfremdung von Formen sind wesentliche Merkmale des Expressionismus[6].

F

- **Fauvismus**: Kunststil aus Frankreich, der oft dem Postimpressionismus zugeordnet wird und sich durch expressive Farbe, texturierte Pinselstriche und nicht-naturalistische Darstellungen auszeichnet[7].
- **Film d'Art**: französisches Pendant und Vorbild für den Deutschen Autorenfilm (siehe Glossareintrag „Deutscher Autorenfilm").
- **Framerate**: z. Dt: Bildrate; die Widerholgeschwindigkeit in (Film-)Bildern pro Sekunde (B/S).
- **Fulminant**: ungewöhnlich schnell und schwer verlaufend, medizinisch zumeist in Bezug auf Krankheitsverläufe gebraucht.
- **Funktionell**: Funktionseinschränkung eines oder mehrerer Organe, ohne dass morphologische Schäden am Organ nachgewiesen werden können. Oft (unscharf) auch synonym zu „psychogen" gebraucht.
- **Futurismus**: Kunststil aus Italien, der die Dynamik von Geschwindigkeit und Bewegung abbilden wollte und sich technikaffin und kriegsbegeistert gab. Urbanisierung, Industrialisierung und Kriege waren die beliebtesten Sujets der Futuristen und wurden programmatisch idealisiert[8].

G

- **Gallenblasenresektion**: operative Teilentfernung der Gallenblase. Im klinischen Sprachgebrauch synonym zur kompletten Entfernung der Gallenblase (Cholezystektomie) verwendet.
- **Gangataxie**: siehe Glossareintrag zu „Ataxie".
- **Genese**: Entstehung bzw. Entwicklung.
- **Gesamtinzidenz**: siehe Glossareintrag zu „Inzidenz".

---

[6]Literaturwelt 2023.

[7]Rise Art 2023.

[8]Zentrum für Kunst und Medien Karlsruhe 2023.

- **Gesprächstherapie:** auch Gesprächspsychotherapie, ist eine Form der Psychotherapie, die sich durch ihre klientenzentrierte Form der Gesprächsführung charakterisiert ist. Begründet wurde sie durch den US-amerikanischen Psychologen Carl R. Rogers (1902–1987).
- **Gibbus:** Eine konvex nach hinten verlaufende Krümmung der Wirbelsäule (Kyphose) – zumeist der Brustwirbelsäule –, die optisch zu einem Buckel (ugs. „Hexenbuckel") führt.
- **Gynäkologie:** Frauenheilkunde.

H

- **H1N1-Subtyp:** Subtyp des Influenza-Virus, der für schwere Grippewellen wie z. B. die der Spanischen Grippe (1918-1920), der Schweinegrippe (1976) oder der Pandemie H1N1 (2009/10) verantwortlich war.
- **Halbtotale:** (Kamera-)Einstellungsgröße, die den Bildinhalt mit Fokus auf bestimmte Aspekte des Handlungsraums wählt (z. B. Gruppen, ein Haus) und nicht den gesamten Handlungsraum der Szene abbildet (wie bei der Einstellungsgröße „Totale").
- **Handkolorierung:** aufwendige, manuelle Bemalung der Einzelbilder einer Filmrolle mit feinen Haarpinseln.
- **Hays-Code:** auch „Production Code", war eine zunächst freiwillige Selbstbeschränkung (Selbstzensur) von Filmproduktionsfirmen in den USA, die ab 1934 verpflichtend wurde.
- **Hämatophobie:** krankhafte Furcht vor Blut.
- **Hämorrhagie:** Blutung.
- **Hämorrhagisch:** siehe Glossareintrag zu „Hämorrhagie".
- **Hedonismus:** Gruppe von Theorien bzw. philosophischen Auffassungen, denen gemeinsames Zeil die Steigerung von Genuss bzw. Lust und die Verminderung von Schaden bzw. Schmerz ist.
- **Hemikraniektomie:** einseitige operative Eröffnung der Schädeldecke, häufig als Notfalleingriff zur Druckentlastung z. B. bei Hirnblutungen.
- **Hinlauftendenz:** früher „Weglauftendenz" genannt, ein pathologisches Wanderverhalten (oft) ohne erkennbares Ziel, häufig bei dementiellen Entwicklungen und eine Art der „Poriomanie".
- **Herzinfarkt:** Untergang von Herzmuskelzellen infolge einer Sauerstoffunterversorgung.
- **Hydrophobie:** krankhafte Furcht vor Wasser.
- **Hydrotherapie:** auch Wasserheilkunde, ist die therapeutische Anwendung von Wasser gegen Krankheit, insbesondere gegen chronisches Leiden.
- **Hypästhesie:** Sensibilitätsstörung mit herabgesetzter Druck- und Berührungsempfindung („Taubheit").
- **Hypersalivation:** übermäßiger Speichelfluss.

- **Hypnose**: durch bestimmte Reize (klassisch: Schwingen eines Pendels) hervorgerufener Zustand höchster Suggestibilität, der in ausgeprägter Form schlafähnlich und mit posthypnotischer Amnesie einhergeht. Bei vorbestehender Suggestibilität als psychotherapeutische Maßnahme praktiziert.
- **Hypochondrie**: psychosomatische Erkrankung, die durch einen nicht korrigierbaren Glauben an ein nicht objektivierbares Leiden gekennzeichnet ist. Sie wird zu den somatoformen Störungen gerechnet.

I

- **Iatros**: (ἰατρός), griechisch für „Arzt".
- **Iktal**: während eines (epileptischen) Krampfanfalls.
- **Impressionismus**: eine Stilrichtung der Kunst des 19. Jahrhunderts, die (mit damals ungewohnt grobem Pinselstrich) Abbilder flüchtiger Momentaufnahmen erzeugen wollte. Die Künstler wollten primär ihre subjektive Wahrnehmung / ihr Erleben, weniger die (objektive) Realität abbilden[9].
- **Infektiologie**: medizinisches Fachgebiet, das sich mit Infektionserkrankungen beschäftigt.
- **Influenza**: akute Infektionserkrankung der Atemwege, saisonal, ausgelöst durch das Influenzavirus. Im Volksmund „Grippe" genannt.
- **Injektion**: Verabreichung von Medikamenten mit einer Spritze, zumeist in eine Vene (intravenös) oder in einen Muskel (intramuskulär).
- **Inkubationsphase**: auch Inkubationszeit, ist die Zeit zwischen einer Infektion mit einem Erreger und dem Auftreten erster Symptome.
- **Inspektion**: medizinische Betrachtung und (visuelle) Untersuchung eines Patienten.
- **Intrauterin**: innerhalb der Gebärmutter.
- **Intrakraniell**: innerhalb des Schädels.
- **Intubationsnarkose**: Narkose mit Intubation, der Einführung eines Tubus (Schlauchs) in die Atemwege.
- **Inzidenz**: die Anzahl neu aufgetretener Erkrankungen für eine bestimmte Population in einem bestimmten Zeitraum.
- **Ischämie**: eine reduzierte oder gänzlich fehlende Durchblutung von Gewebe, die zu einem Sauerstoffmangel der Zellen führen kann. Folgen sind u. a. Herzinfarkte oder Schlaganfälle.
- **Ischämisch**: siehe Glossareintrag zu „Ischämie".

---

[9]Kunsthaus ARTES 2023.

J

- **Jun'eigageki-undô**: filmtheoretische, national orientierte Reformbewegung mit dem Ziel eines „Reinen Japanischen Films".

K

- **Kalium chloratum**: chemischer Bestandteil von Medikamenten, heute noch in homöopathischen Arzneimitteln enthalten.
- **Kardiovaskulär**: das Herz- und Gefäßsystem betreffend.
- **Katatonie**: psychiatrisches Krankheitsbild mit Störung der (Willkür-)Motorik, verkrampfter Körperhaltung und psychomotorischer Hemmung, oft mit mehrwöchigem Verlauf.
- **Katharsis**: ein von psychischen Konflikten befreiender Effekt, der durch emotionales Erleben erreicht wird. Ursprünglich aus der Poetik des Aristoteles wurde dieser Begriff für die emotional „reinigende" Wirkung des antiken Trauerspiels definiert.
- **Kinematographie**: Aufzeichnen von Bewegung.
- **Klaustrophobisch**: von Klaustrophobie, der krankhaften Angst vor dem Aufenthalt in engen bzw. geschlossenen Räumen.
- **Kleptomanie**: Impulskontrollstörung, die durch zwanghafte Diebstähle gekennzeichnet ist. Das Tatmotiv ist der Vorgang des Stehlens selbst.
- **Klonen**: Prozess mit dem Ziel der Erzeugung genetisch identischer Organismen.
- **Kongenital**: im Mutterleib erworben bzw. aufgrund einer Erbanlage angeboren.
- **Koniotomie**: operatives Durchtrennen der Membran zwischen Schild- und Ringknorpel, um an die Luftröhre zu gelangen. Notfallmaßnahme bei Erstickungsgefahr, vgl. Glossareintrag zu „Tracheotomie".
- **Kontagiös**: ansteckend.
- **Kubismus**: Stilrichtung der Kunst, die das Abgebildete auf geometrische Formen – z. B. auf die Quadrat- oder Kugelform – reduziert[10].
- **Kubisten**: siehe Glossareintrag zu „Kubismus"

L

- **Laterna magica**: Leuchtkasten, der prinzipiell aus vier Teilen besteht: einer Lichtquelle, einem Objektiv, einem Dia aus Glas und einem weiteren Objektiv zur Bildvergrößerung. Ähnelt dem Aufbau eines modernen Diaprojektors.

---

[10]Galerie Orlando 2023.

- **Leitmotiv**: ein sich wiederholendes Motiv, das häufig symbolisch mit Figuren, Gegenständen, Orten oder Handlungsaspekten verknüpft ist.
- **Letal**: zum Tode führend.
- **Lumboischialgie**: Rückenschmerzen im unteren („lumbalen") Rücken, im Volksmund „Hexenschuss" genannt.

M

- **Magnetresonanztomografie**: auch Kernspintomografie, ein bildgebendes (Schnittbild-)Verfahren, das auf dem Einsatz von Magnetfeldern beruht.
- **Malignom**: bösartige Krebserkrankung, die Tochtergeschwülste (Metastasen) absiedeln („streuen") kann.
- **Medizinische Unterdruckkammer**: Kammer mit bestimmten Druckverhältnissen, in der man den Brustkorb von Patienten öffnen konnte, ohne dass dieser aufgrund des natürlichen Unterdrucks in der Körperhöhle kollabiert. Ermöglichte erstmals chirurgische Eingriffe am Brustkorb.
- **Megalomanie**: mentale Störung, die durch Selbstüberhebung bzw. Selbstüberschätzung gekennzeichnet ist; ugs. auch „Größenwahn".
- **Melancholie:** Gemütszustand, der durch Schwermütigkeit, Trauer, Depressivität und Niedergeschlagenheit charakterisiert wird. Vor dem 20. Jahrhundert als medizinischer Begriff für Krankheitszustände verwendet, die heute zum Formenkreis der depressiven Erkrankungen (Depression) gezählt werden.
- **Meningitis**: bakterielle oder virale Entzündung der Hirnhäute (Meningen). Das Leitsymptom ist die Nackensteifheit.
- **Minimal Music**: heterogener Musikstil der Neuen Musik (siehe entsprechenden Glossareintrag), die durch repetitive Strukturen, Kontinuität und tonale Musiksprache charakterisiert wird[11].
- **Mise-en-scène**: beschreibt alles, was für bestimmte Szenen im gefilmten Bild (zumeist vom Regisseur) arrangiert wurde und umfasst jedes Detail der filmischen Gestaltung.
- **Mnestisch**: das Gedächtnis betreffend.
- **Monumentalfilm**e: großzügig budgetierte und aufwendig gestaltete Werke, die in Länge, Ausstattung und Besetzung die Norm sprengen. Oft mit vielen Massenszenen und in historischen oder antiken Settings.
- **Morbus Parkinson**: neurodegenerative Erkrankung mit den Leitsymptomen Tremor (Zittern), Rigor (Steifigkeit) und Akinese (Bewegungsarmut). Oft treten im Verlauf dementielle Symptome hinzu.

---

[11]Misch 2000.

N

- **Narkose:** pharmakologisch induzierter, reversibler Zustand, der Operationen mittels Ausschaltung von Bewusstsein und Schmerzempfinden erleichtert/ermöglicht.
- **Narkotisierung:** siehe Glossareintrag zu „Narkose".
- **Nekrose:** bezeichnet abgestorbenes Gewebe (Zelltod) bzw. den Vorgang des Absterbens von Zellen selbst.
- **Nekrotisch:** siehe Glossareintrag zu „Nekrose".
- **Neorealismus:** linkspolitisch motivierte Filmströmung aus Italien, die den Fokus auf die Arbeiterklasse legte und oft – mit halbdokumentarischer Filmsprache – das Leiden der Unterschicht in den Fokus rückte.
- **Neue Musik:** heterogene Gruppe von Kunstmusik-Strömungen (ca. 1910 bis zur Gegenwart), denen gemeinsam ist, radikale Neuerungen musikalischer Mittel und Formen anzustreben, die oft mit Konventionen brechen[12].
- **Neue Sachlichkeit:** Kunststil, der sich als Reaktion auf die Avantgarde der 1910er und 20er Jahre – insbesondere den Expressionismus – verstand und sich durch Realität, Nüchternheit und sachlichen (Mal-)Stil definierte.
- **Neurasthenie:** Zustand vorübergehender Erschöpfung des Nervensystems, die zur Wende vom 19. ins 20 Jahrhundert Modeerkrankung war. Heute weitestgehend durch Krankheitskonzepte wie „Depression" und „Burn-out" ersetzt.
- **Neurose:** uneinheitlich definierter und veralteter Begriff, der psychogene Erkrankungen beschrieb, die weniger schwerwiegend als Psychosen eingestuft wurden. Heute noch durch die Herzneurose (auch Kardiophobie: die unbegründete Angst einen Herzinfarkt zu erleiden) im klinischen Sprachgebrauch geläufig.
- **Neurotiker:** Jemand, der an einer Neurose leidet. Siehe Glossareintrag zu „Neurose"; ugs. eine Person, die emotional labil ist und häufig extrovertiert auftritt.
- **Nickelodeon:** auch Groschenkino oder Ladenkino. Frühe, primitiv ausgestattete Filmvorführungsräume, in denen für niedrige Eintrittspreise (einen Nickel) Filmunterhaltung präsentiert wurde. Das Zielpublikum waren Arbeiter und Immigranten.
- **Nihilismus:** Weltanschauung, die in groben Zügen auf der kategorischen Verneinung aller Wertesysteme, Ordnungen und Sinnhaftigkeit des Lebens basiert. Philosophisch wird der metaphysische, der ethische und der logische Nihilismus unterschieden[13].
- **Non-Compliance:** fehlende Bereitschaft eines Patienten, sich an therapeutische Maßnahmen und/oder Absprachen zu halten bzw. bei diesen mitzuwirken.

---

[12]Barthelmes 2008.

[13]Kraus 1982/83.

- **Non-finito**: Bezeichnung aus der Bildhauerei, die eine (zumeist absichtlich) nicht fertiggestellte Skulptur beschreibt.
- **Nouvelle Vague/Neue Welle**: Sammelbergriff für seit den späten 1950ern, in unterschiedlichen Filmnationen vorkommende avantgardistische Filmströmungen, die sich gegen die etablierten Produktionsstudios formierten und ästhetisch wie politisch anspruchsvolles Kino zu mehr als nur zu Unterhaltungszwecken schufen.

O

- **Okulär**: das Auge betreffend.
- **Opiate**: Arzneimittel, die Opiumalkaloide und deren direkte Derivate als Wirkstoff enthalten. Bekannte Beispiele sind Codein oder Morphin.
- **Opioide**: strukturell dem Opium bzw. Opiumalkaloiden (z. B. Morphin) verwandte Substanzen, die an Opioidrezeptoren binden bzw. wirken.
- **Ophthalmologie**: Augenheilkunde.
- **Othello-Syndrom**: Eifersuchtswahn, häufig infolge von langjährigem Alkoholmissbrauch oder nach Frontalhirnschädigungen.

P

- **Pandemie**: globales Auftreten einer ansteckenden Erkrankung.
- **Parallelmontage**: Filmmontagetechnik, bei der die aufeinanderfolgenden Einstellungen zwischen zwei oder mehr Handlungssträngen hin und her springen. Zumeist genutzt, um Spannung zu erzeugen.
- **Paralyse**: vollständige Lähmung eines Muskels bzw. Muskelgruppe.
- **Paranoia**: krankhafte Wahnbildung, häufig mit Verfolgungswahn, die als Symptom bei psychiatrischen Erkrankungen wie der (paranoiden) Schizophrenie auftreten können.
- **Pädiatrie**: Kinderheilkunde.
- **Pathognomonisch**: pathognomonisch ist ein Symptom, das für eine bestimmte Krankheit kennzeichnend oder charakterisierend ist.
- **Pathographie**: Erforschung der Bedeutung und Auswirkung von Krankheiten im Leben und Wirken bedeutender Persönlichkeiten.
- **Peripetie**: unerwartete und plötzliche Wendung im Schicksal / Glück eines epischen Helden. Sowohl die Wendung zum Guten (in der Komödie) als auch zum Schlechten (in der Tragödie) sind möglich. Geht auf die aristotelische Poetik zurück.
- **Phänotyp**: Erscheinungsbild bzw. die sichtbaren Merkmale eines Organismus.
- **Phonophobie**: krankhafte Furcht vor (bestimmten) Geräuschen. Auch als Synonym für „Geräuschüberempfindlichkeit" gebraucht.

- **Piktorialismus**: kunstfotografische Stilrichtung, die durch ihre metaphorische Motivwahl und Interaktion mit anderen Künsten – insbesondere der Malerei – bekannt ist.
- **Pointillismus**: auch „Punktierstil" genannt, ist ein Malstil des Postimpressionismus, der auf Pinselstriche verzichtet und ausschließlich mit Farbpunkten bzw. Tupfer malt[14].
- **Poliomyelitis**: auch Kinderlähmung, ist eine virale Erkrankung des Kindesalters, die durch Lähmungen und Muskelschwund charakterisiert wird
- **Pop Art**: Kunstrichtung, die in den USA und dem Vereinigten Königreich der 1950er Jahre entstand und triviale Motive bzw. Aspekte der modernen Popkultur – oft in knalligen Farben – isolierten und neu kontextualisierten[15].
- **Poriomanie**: auch „Fugue", ist eine Impulskontrollstörung, die durch zwanghaftes Weglaufen ohne erkenntlichen Grund bzw. klares Ziel gekennzeichnet ist.
- **Postexpositionsprophylaxe**: Maßnahmen nach Kontakt mit ansteckenden Krankheitserregern, die einen Krankheitsausbruch verhindern bzw. den Verlauf abmildern sollen.
- **Postimpressionismus**: heterogene Gruppe von Stilrichtungen der Malerei, die in Zeiten der Jahrhundertwende (ca. 1880–1905) auf den Impressionismus folgten; u. a. der Pointillismus (siehe entsprechende Glossareinträge) oder die Werke von Vincent van Gogh.
- **Präimplantationsdiagnostik**: genetische In-vitro-Untersuchung von künstlich befruchteten Zellen, die nach der Diagnostik in die Gebärmutter eingepflanzt werden können.
- **Pränataldiagnostik**: vorgeburtliche Untersuchungen am Fötus bzw. einer schwangeren Frau.
- **Präraffaeliten**: Malergruppierung aus dem Vereinigten Königreich, die sich Ende des 19. Jahrhunderts formierte und den vorherrschenden akademischen Malstil ablehnte. Die Präraffaeliten sahen in der Kunst vor der Renaissance (vor ca. 1420) ihre Muse und wählten oft mittelalterliche Motive[16].
- **Prävalenz**: Häufigkeit von Krankheit bzw. Symptomen in einer Bevölkerung zu einem definierten Zeitpunkt.
- **Prävention**: vorbeugende Maßnahme zur Verhinderung, Verzögerung und Verminderung von Krankheit. Wird in primäre, sekundäre und tertiäre Prävention unterteilt.
- **Presbyakusis**: Altersschwerhörigkeit.
- **Pseudo-Dokumentarfilm**: Spielfilme, die sich der Mittel des Dokumentarfilms bedienen, um das Dargebotene realer und authentischer wirken zu lassen.
- **Pseudodokumentarisch**: siehe Glossareintrag zu „Pseudo-Dokumentarfilm".

---

[14]Südwest Galerie 2023.

[15]Designlexikon International 2023.

[16]Google Arts & Culture 2023.

- **Psychogen**: durch die Psyche verursacht bzw. bedingt.
- **Psychosomatik**: Krankheitslehre, die das Zusammenspiel von Körper (Somatik), Psyche und Umfeldfaktoren betrachtet. Ein häufiges psychosomatisches Krankheitsbild ist die „somatoforme Störung".
- **Ptosis**: vollständiges oder partielles Herabhängen eines Augenoberlieds. Beidseitiges Vorkommen möglich; häufig als Folge von Schlaganfällen, Muskelerkrankungen (z. B. der Myasthenia gravis) oder als Alterserscheinung.

Q

- **Querschnittssyndrom**: Syndrom-Komplex mit Ausfall motorischer (Lähmungen), vegetativer und sensibler Funktionen unterschiedlichen Schweregrades unterhalb einer Rückenmarksschädigung.

R

- **Refluxösophagitis**: Entzündung der Speiseröhrenschleimhaut aufgrund eines Kontaktes mit Magensäure (Reflux = Sodbrennen).
- **Restitutio ad integrum:** vollständige Abheilung einer Erkrankung ohne Folgeschäden.
- **Russische Montagekino**: Schule des Filmschnitts, die der konstruktivistischen Montagetheorie Sergej M. Eisensteins basiert, welche durch das Aneinanderschneiden von Bildern Denkprozesse beim Zuschauer anregen soll. Dies soll durch Kollision elementarer Bedeutungen von Bildinhalten und dem daraus entstehenden Konflikt der Bildassoziationen beim Rezipienten erfolgen.

S

- **Sadismus**: Störung der Sexualpräferenz, bei der ein sexueller Lustgewinn durch das Leiden anderer ausgelöst wird.
- **Scharlach:** bakterielle (Streptokokken-)Infektionserkrankung, die mit einer Rachenentzündung, Fieber und einem Hautausschlag einhergeht. Charakteristisch ist das Symptom der „Himbeerzunge" und das Vorkommen im Kindesalter.
- **Schizophrenie**: psychische Erkrankung aus der Gruppe der Psychosen, die mit Störungen im Bereich des Erlebens, der Wahrnehmung und des Realitätsbezugs einhergeht. Oft mit wahnhafter Symptomatik, dann „paranoide Schizophrenie" genannt.
- **Schule von Barbizon**: Gruppe von Landschaftsmalern, die Freiluftmalerei (auch: „Pleinairmalerei") praktizierten und maßgeblichen Einfluss auf den Impressionismus ausübten.

- **Serial**: kurze (ca. 30 min) Fortsetzungs- oder Serienfilme, die von ca. 1912 bis in die 1940er Jahre populär waren und mit dem Aufkommen des Fernsehens (und TV-Serienformats) verschwanden.
- **Serienfotografie**: mehrere Fotografien, die versetzt aufgenommen werden und in Reihe oder Serie gesetzt (für das menschliche Auge) zu einer Bewegung fusionieren.
- **Sepsis**: Verteilung von Krankheitserregern innerhalb des gesamten Körpers, zumeist über die Blutbahn, oft mit Befall von Organen. Die resultierende systemische Infektion kann lebensbedrohlich verlaufen und ist ugs. als „Blutvergiftung" bekannt.
- **Sequenzierung**: genauer „DNA-Sequenzierung", die Bestimmung der Abfolge der Basen in der Desoxyribonukleinsäure (DNS).
- **Serum**: hier ist das „Blutserum" gemeint, der flüssige Anteil des Blutes.
- **Sexuelle Präferenz**: auch „Sexualpräferenz", sexuelle Neigungen und Vorlieben.
- **Shinkankakuha**: Japanische Schriftstellergruppe der 1920er Jahre, die sich mit linkspolitischen Botschaften gegen den vorherrschenden japanischen Naturalismus wandte.
- **Simulation**: absichtliches Vortäuschen von Krankheit und/oder Symptomen.
- **Slapstickkomödie**: vom Begriff „Slapstick", ursprünglich eine Bezeichnung für Trommelschlegel aus der Theatertradition der „Commedia dell'Arte", die im Film eine derbe, anarchistische und zerstörerische Form der Komödie beschreibt und deren Merkmale Prügeleien, Hetzjagden, Tortenschlachten und Explosionen sind.
- **Sodom**: mythologische Stadt im Alten Testament (Genesis 1, Buch Mose), die von Gott (zusammen mit der Stadt „Gomorrha") wegen sündhafter Ausschweifungen der Bevölkerung zerstört wurde.
- **Somatisch**: „körperlich", oft unscharf als Atonym zu „psychisch" verwendet.
- **Somnambulismus**: unbewusstes und nicht erinnerliches Umherwandern (und z. T. auch Handeln) während des Schlafes. Der Dämmerzustand wird auch „Schlafwandeln" genannt.
- **Sonographie**: Anwendung von Ultraschall zur bildgebenden Diagnostik.
- **Soziopathie**: Störung des Sozialverhaltens, häufig ohne die Fähigkeit Empathie zu empfinden.
- **Spätromantik**: Letzte Phase (ca. 1820–1850) der kunsthistorischen Epoche der Romantik, die sich mehr dem Mystischen und Mysteriösen zuwandte.
- **Status epilepticus**: epileptischer Anfall, der nicht innerhalb von 5 min unterbrochen werden kann (bzw. von allein sistiert) oder eine Serie von kurz aufeinanderfolgenden Krampfanfällen.
- **Strahlenspätfolgen**: pathologische Folgeerscheinungen von ionisierender Strahlung („Radioaktivität"), die sich häufig in Form von Bindegewebsschäden oder Krebsarten wie der Leukämie („Blutkrebs") äußern.
- **Substanzabusus**: Drogenmissbrauch.
- **Suizid**: Selbstmord.

- **Surgical anxiety**: Angst vor chirurgischen Eingriffen und deren potenziellen Folgeschäden.
- **Surrealismus**: aus dem Dadaismus hervorgegangener Kunststil, der sich von Rationalität und Logik abwandte und Unbewusstes, Trauminhalte und Phantastisches abbildete. Sigmund Freuds Psychoanalyse und Traumdeutung waren wesentliche Einflussfaktoren[17].
- **Symbolismus**: heterogene Kunstströmung der Wende von 19. ins 20. Jahrhundert, die vorwiegend Motive aus der Antike und Religion wählten und das symbolhafte dieser Sujets hervorhoben.
- **Synkope**: plötzlicher Bewusstseinsverlust, der oft zu Stürzen führt und besonders bei älteren Menschen mit Kreislaufschwäche vorkommt.

T

- **Teleologie**: philosophischer Begriff, der Theorien umschreibt, denen gemein ist, dass in dem Ziel / der Absicht bzw. Zweck einer Handlung das entscheidende Kriterium gesehen wird, um die Handlung positiv oder negativ zu bewerten. Der Vorgang der Handlung selbst ist hier nicht relevant für die Bewertung (vgl. Glossareintrag zu „Deontologie")
- **Teleologisch**: siehe Glossareintrag zu „Teleologie".
- **Tetanus**: auch „Wundstarrkrampf", eine bakterielle (Wund-)Infektion, die nach Befall des Nervensystems zu (u. a.) lebensbedrohlichen Muskelkrämpfen führt.
- **Thujon(e)**: psychoaktiv (u. a. halluzinatorisch) wirkender Extrakt aus den Blättern des Wermutkrauts (Folia absinthii), der Bestandteil der Spirituose Absinth ist.
- **Tinting**: siehe Glossareintrag zu „Viragierung".
- **Tondichtung**: auch Sinfonische Dichtung, ist ein musikalisches Stück für Orchester, das im Gegensatz zur Absoluten Musik versucht, durch musikalische Mittel außermusikalische Inhalte wiederzugeben.
- **Toning**: siehe Glossareintrag zu „Viragierung".
- **Tracheotomie**: operatives Eröffnen der Luftröhre. Etablierte Notfallmaßnahme bei Erstickungsgefahr.
- **Trance:** (1) potenziell reversibler psychologischer Zustand, der mit dem Verlust der Identitäts- und Umgebungswahrnehmung einhergeht. (2) Höchst suggestibeler Zustand, der (bei entsprechender Prädisposition des Patienten) durch Hypnose herbeigeführt werden kann.
- **Traumdeutung**: psychoanalytische Interpretation von Traumbildern und halten mit dem Ziel, unbewusste Konflikte und Motive aufzudecken. Grundlage ist Sigmund Freuds gleichnamige Publikation von 1900.
- **Tray**: Ablageschale für zahnärztliche Instrumente.

---

[17]Art-Affair 2023.

- **Tremor:** unwillkürliches Zittern eines (oder mehrerer) Körperteile, das in Ruhe (Ruhetremor) oder bei Bewegung (Aktionstremor) auftreten kann. Häufig bei Morbus Parkinson, dem essenziellen Tremor oder nach Schädigungen des Kleinhirns.

U

- **UFA-Film:** Universum Film Aktiengesellschaft, gegründet 1917, ist eine der ältesten und bedeutsamsten Filmunternehmen der deutschen Filmgeschichte.
- **Unbewusstes:** von Sigmund Freud geprägter Begriff für einen nicht erkennbaren Persönlichkeitsteil, der Ursache für krankhaftes Verhalten sein kann.
- **Uranismus:** veralteter Begriff für Homosexualität unter Männern, der auf dem Beinamen („Urania") der griechischen Liebesgöttin Aphrodite verweist.
- **Urbanisierung:** auch Landflucht, ist die „Flucht" (zumeist aus ökonomischen Gründen) der Bevölkerung aus ländlichen Regionen in Städte/Ballungsgebiete, die oft zu weiterer Verstädterung sowie der sukzessiven Ausbreitung und Verdichtung städtischer Lebensformen führt.
- **Urologie:** medizinischer Fachbereich, der sich mit den ableitenden Harnwegen, der Blase, dem männlichen Genital und z. T. der Niere beschäftigt.
- **Uterus:** Gebärmutter.

V

- **Varieté:** Varietétheater ist ein gemischtes Programm für artistische, tänzerische, akrobatische und musikalische Vorstellungen, häufig mosaikartig zusammengesetzt. In Frankreich nennt man diesen Aufführungsstil „Music Hall", in den USA „Vaudeville".[18]
- **Venerologie:** Lehre von den sexuell übertragbaren Erkrankungen,
- **Veterinärmedizin:** Tiermedizin.
- **Viragierung:** Färbung von Filmkopien, entweder werden (zumeist Teile von) Schwarzweißkopien in Bädern mit organischen Farbstoffen „gebadet", was je nach Verfahren die transparenten („tinting") bzw. die dunklen Bereiche der Bilder („toning") einfärbt. Die Methoden lassen sich kombinieren.
- **Voyeurismus:** Sexualpräferenz, dessen sexueller Stimulus das heimliche Beobachten (zumeist) sexueller Handlungen ist. Im weiteren Sinne die übersteigerte Lust am Betrachten als sensationell empfundener Objekte, Personen oder Ereignisse (z. B. „Gaffer")

---

[18]Wikipedia 2023.

W

- **Wassermann-Test**: obsoletes Nachweisverfahren von Antikörpern (in Blutserum und Nervenwasser) zur Diagnosestellung einer Syphilisinfektion.

X

- **Xenophobie**: Fremdenfeindlichkeit.

Z

- **Zentralperspektive**: Methode zur Darstellung von Räumlichkeit bzw. räumlicher Objekte (Dreidimensionalität) in zweidimensionalen Bildern unter Verwendung eines Fluchtpunktes.[19]
- **Zivilisationskrankheiten**: (oft chronische) Krankheiten, die aller Wahrscheinlichkeit nach durch die Lebensgewohnheiten bzw. Lebensverhältnisse verursacht werden, die in Industrieländern vorherrschen.
- **Zoonose**: Erkrankungen, die wechselseitig zwischen Menschen und Tieren übertragen werden können.
- **Zweite Wiener Schule**: Gruppe von Musikern um Arnold Schönberg, die sich von der klassischen Harmonik bzw. Tonalität weg zur Atonalität und der Zwölftonmusik entwickelte. Wegbereiter der Neuen Musik.[20]
- **Zwischentitel**: Texttafeln, die zwischen die Bilder/Szenen geschnitten/eingefügt wurden, um die Handlung bzw. Dialoge/Monologe im Stummfilm zu illustrieren. Es werden die Grundfunktionen „Sprechtitel" („dialogue intertitle") und „erklärender Titel" („expository titles") unterschieden.
- **Zwölftonmusik**: auch Zwölftontechnik oder Dodekaphonie, ist ein kompositorisches Verfahren – entwickelt vom Wiener Kreis um Arnold Schönberg –, das mit nur 12 aufeinander bezogenen Tönen arbeitet und reglementierter als die freie Atonalität ist[21].

---

[19]Digitales Wörterbuch der deutschen Sprache 2023.
[20]Österreichisches Musiklexikon Online 2023.
[21]Ernst Krenek Institut 2023.

Literatur und Quellenverzeichnis

1. Psychrembel online 2023. Pschyrembel Klinisches Wörterbuch: https://www.pschyrembel. de/ (zuletzt aufgerufen am 07.11.2023).
2. Christian-Albrechts-Universität zu Kiel: Lexikon der Filmbegriffe: https://filmlexikon.uni-kiel.de (zuletzt aufgerufen am 07.11.2023).
3. Musiklexikon, Musikbegriff „atonal": https://www.musiklexikon.info/musiklexikon/atonal (zuletzt aufgerufen am 07.09.2024).
4. Duden: Belcanto (11/23): https://www.duden.de/rechtschreibung/Belcanto (zuletzt aufgerufen am 08.11.2023).
5. University of Michigan: Der Ursprung des Dadaismus und seine (nicht existierenden) Ziele (11/23): https://sites.lsa.umich.edu/schriftlich-german-journal/der-ursprung-des-dadaismus-und-seine-nicht-existierenden-ziele/ (zuletzt aufgerufen am 08.11.23).
6. Literaturwelt 2023: Epoche: Expressionismus (11/23): https://www.literaturwelt.com/expressionismus/ (zuletzt aufgerufen am 08.11.2023).
7. Rise Art: Was ist Fauvismus? (11/23): https://www.riseart.com/de/leitfaden/2410/was-ist-fauvismus#:~:text=Der%20Fauvismus%20ist%20eine%20Kunstströmung,zu%20Beginn%20des%20letzten%20Jahrhunderts (zuletzt aufgerufen am 08.11.2023).
8. Zentrum für Kunst und Medien Karlsruhe: Der Italienische Futurismus (11/23): https://zkm.de/de/der-italienische-futurismus (zuletzt aufgerufen am 08.11.23).
9. Kunsthaus ARTES 2023: Was ist Impressionismus? (11:23): https://www.kunsthaus-artes.de/magazin-blog/was-ist-impressionismus/#:~:text=Der%20Impressionismus%20ist%20eine%20Stilrichtung,anfingen%20ihre%20Wahrnehmung%20zu%20beobachten (zuletzt aufgerufen am 08.11.2023).
10. Galerie Orlando: Was man über den Kubismus wissen muss (11/23): https://www.orlando-gmbh.ch/wiki/kubismus/#:~:text=Der%20Begriff%20Kubismus%20stammt%20vom,eine%20Kugel%20oder%20Pyramiden%20vollzogen (zuletzt aufgerufen am 08.11.2023).
11. Misch, Imke: Minimal music. In: (Hrsg): Hans Heinrich Eggebrecht und Albrecht Riethmüller: Handwörterbuch der musikalischen Terminologie. Bd. 4, Stuttgart 2000: https://daten.digitale-sammlungen.de/~db/0007/bsb00070512/images/index.html?fip=193.174.98.30&seite=123&pdfseitex= (zuletzt aufgerufen am 08.11.2023).
12. Barthelmes, Barbara: Was ist eigentlich Neue Musik? Kulturstiftung des Bundes, Magazin 11: https://www.kulturstiftung-des-bundes.de/de/magazin/magazin_11/was_ist_eigentlich_neue_musik.html (zuletzt aufgerufen am 20.01.2023).
13. Kraus, Wolfgang: Nihilisus -- aktuell? Wissenschaftskolleg zu Berlin, 1982/83: https://www.wiko-berlin.de/fileadmin/Dateien_Redakteure/pdf/Jahrbuecher/Wiko-JB-1982-83.pdf (zuletzt aufgerufen am 12.05.2023).
14. Südwest Galerie: Pointillismus (11/23): https://www.suedwestgalerie.de/kunstlexikon/kunstgeschichte/pointillismus#kunstgeschichte (zuletzt aufgerufen am 08.11.2023).

15. Designlexikon International: Fachbegriffe Pop Art: www.designlexikon.net/Fachbegriffe/P/popart.html (zuletzt aufgerufen am 08.11.2023).

16. Google Arts & Culture: Präraffaeliten 1848 bis 1855 (11/23): https://artsandculture.google.com/entity/m0q245?hl=de (zuletzt aufgerufen am 08.11.2023).

17. Art-Affair: WAS IST SURREALISMUS? (11/23): https://art-affair.net/surrealismus-kunst/#:~:text=Surrealismus%20Kunst%20ist%20eine%20Kunstbewegung,Impuls%20des%20Imaginären%20und%20Irrationalen (zuletzt aufgerufen am 10.05.2023).

18. Wikipedia: Eintrag zu Varieté (08/23): https://de.wikipedia.org/wiki/Varieté#:~:text=Varieté%20bzw.,tänzerische%2C%20akrobatische%20und%20musikalische%20Vorstellungen (zuletzt aufgerufen am 08.11.23).

19. Digitales Wörterbuch der deutschen Sprache: Zentralperspektive (11/23): https://www.dwds.de/wb/Zentralperspektive (zuletzt aufgerufen am 08.11.2023).

20. Österreichisches Musiklexikon Online: Wiener Schule (Zweite): https://www.musiklexikon.ac.at/ml/musik_W/Wiener_Schule.xml (zuletzt aufgerufen am 29.05.2023).

Filmtitelregister

Personenregister